TRAITÉ PRATIQUE & RAISONNÉ

DE

PHARMACIE

GALÉNIQUE

(COURS PROFESSÉ A L'ÉCOLE DE MÉDECINE & DE PHARMACIE DE RENNES)

PAR

M^{ie} MACÉ

Pharmacien de première classe,
Professeur à l'École de médecine et de pharmacie de Rennes,
Ex-Interne des Hôpitaux de Paris,
Lauréat de plusieurs Congrès pharmaceutiques.

Prix : 14 fr.

A RENNES

CHEZ L'AUTEUR

RUE DE TOULOUSE, 4

1879

AF250106

Te 146
209

TRAITÉ PRATIQUE & RAISONNÉ

DÉ

PHARMACIE GALÉNIQUE

TOUS DROITS RÉSERVÉS

TRAITÉ PRATIQUE & RAISONNÉ

DE

PHARMACIE

GALÉNIQUE

(COURS PROFESSÉ A L'ÉCOLE DE MÉDECINE & DE PHARMACIE DE RENNES)

PAR

M^{le} MACÉ

Pharmacien de première classe,
Professeur à l'École de médecine et de pharmacie de Rennes,
Ex-Interne des Hôpitaux de Paris,
Lauréat de plusieurs Congrès pharmaceutiques.

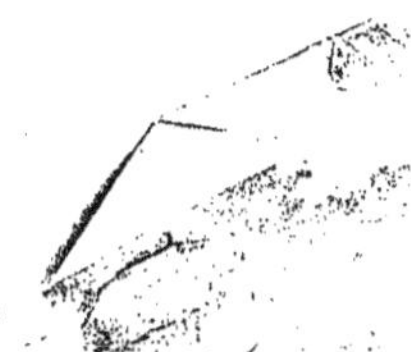

A RENNES

CHEZ L'AUTEUR

RUE DE TOULOUSE, 4

1879

BIBLIOTHÈQUE NATIONALE R.F.

INTRODUCTION

Nous nous attachons particulièrement dans ce cours, à faire l'étude de la pharmacie galénique, c'est-à-dire à décrire et à expliquer, sous un point de vue général, les préparations officinales et magistrales de la pharmacie. Néanmoins, nous avons dû, à l'occasion, pénétrer dans le domaine de la chimie organique et de la matière médicale; étudier certaines questions qui rentrent directement dans le cadre que nous nous sommes tracé, comme les fermentations, l'amidon, les sucres, les corps gras; et pensant que l'intelligence des opérations pharmaceutiques n'est possible qu'à la condition de posséder des notions sérieuses en chimie, nous avons jugé utile de commencer par donner un exposé succint des équivalents chimiques, dans le but de faciliter aux élèves l'étude de cette science.

Si dans plusieurs cas, l'expérience nous a conduit à modifier le *modus operandi* du formulaire légal, nous conservons pour nous l'excuse d'obtenir des produits qui ne le cèdent en rien, au point de vue de la valeur médicamenteuse, aux produits obtenus d'après le Codex, et qui, entre autres avantages, se présentent sous un plus bel aspect et jouissent d'une meilleure conservation. Du reste, les prescriptions du Codex ne peuvent être acceptées comme représentant le dernier degré de perfection, et nous ne sommes raisonnablement astreint à les exécuter fidèlement qu'en ce qui concerne les proportions des substances premières, afin de maintenir, dans toutes les officines, aux médicaments, l'identité de composition. Et puis, il ne faut pas croire que le Codex soit infaillible, nous n'en voulons pour preuve que le procédé incroyable de préparation qu'il donne de la pepsine, et qui, pour cause, n'est suivi par personne.

Ce cours n'est, à vrai dire, que la reproduction d'observations saisies sur les faits pendant vingt années de pratique; il est destiné surtout à faciliter aux élèves l'étude de la pharmacie; il sera profitable encore, nous l'espérons, aux pharmaciens en exercice, qui ont à cœur la dignité professionnelle, l'amour-propre du devoir, l'envie de bien faire. Il ne peut convenir à ceux d'entre nous qui, transformant la pharmacie en un commerce de simple détail, ne se préoccupent nullement de la qualité des produits qu'ils préparent ou qu'ils achètent, mais uniquement du gain qu'ils en retirent, en d'autres termes, de l'exploitation du public par l'appât d'un bon marché factice.

Nous passons sous silence les manipulations mystiques de l'homœopathie, parce que, à notre avis, il répugne au bon sens de s'en occuper, à l'honnêteté de les pratiquer.

Que si la rédaction de ce travail laisse à désirer, l'on voudra bien nous tenir compte des circonstances défavorables où nous avons dû l'entreprendre, nous voulons dire des veilles que seules il nous a été loisible d'y consacrer. Nous acceptons, du reste, sans nous émouvoir, le reproche qu'on pourra nous adresser sous ce rapport : ne tenant nullement à honneur d'appartenir au monde qui phrase, nous nous contenterions bien volontiers d'appartenir au monde qui pense et qui observe.

NOTIONS PRÉLIMINAIRES

ÉQUIVALENTS CHIMIQUES (système dualistique).

On donne la dénomination d'équivalents chimiques aux *nombres* qui représentent la quantité pondérable des corps simples ou composés, pouvant se remplacer mutuellement dans les combinaisons, sans changer la constitution des corps que l'on considère.

Équivalents des corps simples. — Pour arriver à fixer les équivalents des corps simples connus, l'on a dû rapporter ces derniers à un corps simple spécial pris pour terme de comparaison ; ce corps est l'oxygène. Conventionnellement, l'on a appelé 100^{gr} d'oxygène l'équivalent chimique de ce gaz ; et, au moyen de l'analyse ou de la synthèse, l'on a déterminé la quantité pondérable des autres corps simples, qui, combinés avec cette même quantité d'oxygène, forment un protoxyde ou la première combinaison chimique. Les quantités ont été représentées par des nombres ; les nombres sont les équivalents des corps soumis à l'expérience.

Exemples. — L'équivalent de l'hydrogène a été fixé à 12,50, parce que $12^{gr}50^{c}$ de ce gaz se combinent exactement avec 100^{gr} d'oxygène pour former l'eau ; et l'on a donné à ce composé le symbole (formule) HO (H représentant l'hydrogène et O l'oxygène).

L'équivalent de l'azote a été fixé à 175^{gr}, parce que l'analyse a démontré que ce même poids d'azote se combine exactement avec 100^{gr} d'oxygène pour former le protoxyde d'azote ; et le composé a reçu pour symbole AzO (Az représentant l'azote et O l'oxygène).

L'équivalent du soufre a été fixé à 200^{gr}, parce que cette quantité de soufre se combine exactement avec 100^{gr} d'oxygène pour former l'acide hyposulfureux, qui est la première combinaison du soufre avec l'oxygène ; et l'on a donné à ce corps pour symbole $S^{2}O^{2}$, représentant deux équivalents de soufre unis à deux équivalents d'oxygène.

Le carbone a reçu pour équivalent le nombre 75^{gr}, et son protoxyde pour symbole CO ; — le potassium le nombre 490, et son protoxyde pour symbole KO, d'après les considérations mentionnées ci-dessus, etc., etc.

Quand il se présente de trop grandes difficultés pour effectuer directement la première combinaison d'un corps simple avec l'oxygène, comme cela arrive lorsqu'il s'agit des métaux appartenant aux deux dernières sections, ou encore de métalloïdes, comme le phosphore, l'arsenic, etc., on commence par combiner le corps simple, dont on cherche à fixer l'équivalent, avec un autre corps simple pour lequel il a une grande affinité et dont l'équivalent est d'avance connu, soit avec le chlore; puis l'on déduit du chlorure formé l'équivalence recherchée. Dans la pratique, pour opérer plus facilement, l'on remplace le chlore par un chlorure soluble, par l'acide chlorhydrique, par exemple.

Soit à déterminer, en suivant ce dernier procédé, l'équivalent de l'argent, métal dont l'oxyde jouit d'une faible stabilité. — Prendre un poids déterminé d'argent chimiquement pur; faire dissoudre dans l'acide azotique; précipiter l'argent par l'acide chlorhydrique; filtrer; dessécher convenablement le précipité de chlorure d'argent; en prendre le poids exact; retrancher de ce poids celui de l'argent employé. La différence est égale au poids du chlore qui est entré en combinaison avec l'argent.

Poser la proportion :

Poids du chlore trouvé (ou Cl) : poids ou équivalent du chlore (ou Cl = 443,2) : : poids de l'argent employé (ou Ag) : X,

d'où X = le poids ou l'équivalent de l'argent (Ag) par rapport à l'équivalent du chlore. Or l'équivalent du chlore ayant été rapporté à 100^{gr} d'oxygène, l'équivalent de l'argent se trouve être rapporté à 100^{gr} d'oxygène.

Tous les nombres auxquels l'on a donné la dénomination d'équivalents chimiques des corps simples s'équivalent en effet, puisqu'ils représentent la quantité pondérable de ces corps, qui a été rapportée au même terme de comparaison; d'où il résulte que les équivalents des corps simples peuvent se remplacer mutuellement dans les combinaisons chimiques sans changer la constitution du corps composé.

Exemples. — Soit considérée la formule (symbole) ClO (acide hypochloreux), dont l'équivalent est fixé à la somme des nombres 443,2 pour le chlore et 100 pour l'oxygène = 543,2. — Si nous pouvons remplacer le poids 443,2 de chlore par le poids 75 de carbone, par exemple, nous obtiendrons l'oxyde de carbone, ayant pour formule CO, dont la constitution sera exactement la même que celle de l'acide hypochloreux; c'est-à-dire que, dans les deux cas, les 100^{gr} d'oxygène seront exactement combinés sous l'état de protoxyde, et que chlore ou carbone sera complétement absorbé.

Si au lieu du chlore, nous expulsons de la composition ClO les 100^{gr} d'oxygène pour les remplacer par le poids 12,50 d'hydrogène ou son équivalent, le chlore sera encore complétement absorbé, et réciproquement; et la constitution de ce nouveau composé chimique, qui est l'acide chlorhydrique (Hcl), sera exactement la même que ClO.

Équivalents des corps composés. — Les équivalents des corps composés ont été, de même que les équivalents des corps simples, fixés par l'analyse ou par la synthèse. Pour s'en rendre compte, dans une formule chimique, il suffit d'additionner les nombres représentant les équivalents des corps simples dont ils sont formés, en tenant compte des exposants, s'il en existe; c'est-à-dire en multipliant par le chiffre exposant l'équivalent chimique qui en est affecté.

Exemples. — L'équivalent de l'oxyde de potassium, représenté par la formule KO, est $490 + 100 = 590$.

potassium. oxygène. oxyde de potass:

L'équivalent de l'acide sulfurique anhydre, qui a pour formule SO^3, est 500, ce symbole indiquant que l'acide sulfurique renferme un équivalent de soufre $S = 200 + 3$ équivalents d'oxygène $O^3 = 300$; total $= 500$.

L'équivalent de l'ammoniaque est 325, parce que dans la composition de ce corps composé, AzH^3, HO ou HzH^4O, existe un équivalent d'azote $Az = 175 + 4$ équivalents d'hydrogène $H^4 = 12,50 \times 4 = 50 +$ un équivalent d'oxygène $O = 100$; total $= 325$.

On s'y prendrait de la même manière, si l'on voulait se rendre compte d'une formule chimique plus compliquée : du sulfate de soude NaO,SO^3, du sucre de canne $C^{12}H^{11}O^{11}$, etc., etc.

Les équivalents des corps composés comme les équivalents des corps simples, se remplacent mutuellement dans les combinaisons chimiques, sans rien changer à la constitution de ces dernières.

Exemples. — Soient considérées les formules KO, AzO^5 et NaO, SO^3, dont KO représente un équivalent d'oxyde de potassium et AzO^5 un équivalent d'acide azotique; NaO un équivalent d'oxyde de sodium et SO^3 un équivalent d'acide sulfurique anhydre.

Nous pouvons mettre à la place de KO ou du poids de son équivalent 590, NaO ou le poids de l'équivalent de ce corps 387,2. — De même, nous pouvons mettre à la place de AzO^5 ou du poids de son équivalent 675, SO^3 ou le poids de l'équivalent de ce dernier acide 500; et la constitution des nouveaux corps chimiques KO, SO^3—NaO, AzO^5 restera exactement la même que celle qui existait sous les premières formules KO, AzO^5—NaO, SO^3.

Remarque. — Il ne faut pas confondre la constitution des corps chimiques avec leurs propriétés physiques et chimiques.

Par constitution, l'on entend exclusivement la façon d'être des corps; par propriétés, leur couleur, leur densité, leur malléabilité, leur dureté, etc.

Dans un but de simplification, l'on a rapporté tous les équivalents chimiques obtenus par rapport à 100 d'oxygène, à l'équivalent d'hydrogène, qu'on a fixé conventionnellement à 1^{gr} au lieu de 12,50. L'on a opéré ainsi une véritable division arithmétique dont le diviseur a été le même pour tous les équivalents des corps simples, 12,50, et dont, par conséquent, tous les quotients s'équivalent.

Exemples. — Pour fixer l'équivalent de l'oxygène par rapport à celui de l'hydrogène, l'on a posé la proportion :

$$12,50 : 100 :: 1 : X$$

d'où $\qquad X = \frac{100}{12,50} = 8$, nombre qui a été pris pour l'équivalent de l'oxygène.

Pour fixer l'équivalent du soufre, par rapport à 1^{gr} d'hydrogène, l'on a encore posé la proportion :

$$12,50 : 200 :: 1 : X$$

d'où $\qquad X = \frac{200}{12,50} = 16$, nombre qui a été pris pour l'équivalent du soufre, par rapport à 1^{gr} pris pour l'équivalent d'hydrogène, etc., etc.

Il existe actuellement une école dont les partisans mettent de côté la théorie des équivalents chimiques pour lui substituer la théorie dite *atomique*. D'après leur système, les corps considérés à l'état de vapeur réagiraient entre atomes ; et le nombre des atomes employés aux réactions chimiques resterait d'ailleurs déterminé invariablement, c'est-à-dire soumis aux lois des proportions multiples et définies. Ce système nous apparaît comme une exagération dans la science chimique, c'est pourquoi nous adoptons, en principe, la théorie des équivalents.

A notre avis, cette dernière exprime mieux, que ne le fait la théorie atomique, la manière d'être des corps simples et composés dans un composé chimique, c'est-à-dire la condition respective qu'ils occupent d'éléments ou de groupes d'éléments électro-positifs et électro-négatifs, ainsi que l'action chimique à laquelle chacun de ces éléments prend part dans les doubles échanges.

Par exemple : mettons en présence le sulfate d'ammoniaque et le chlorure de baryum, et représentons les réactions d'après le système des équivalents :

$$AzH^4O, SO^3 + Ba\,Cl = BaO, SO^3 + AzH^4Cl$$

- L'on voit par l'expression des signes que la condition des éléments positifs, AzH^4O, BaO, et des éléments négatifs SO^3, Cl, est parfaitement tranchée dans ces deux composés, et l'on saisit d'ailleurs facilement la réaction qui se passe ou l'action chimique à laquelle les uns et les autres de ces éléments prennent part pour engendrer, selon leurs affinités, les nouveaux composés. Ainsi, nous concevons que l'affinité de Ba pour O, et réciproquement, s'exerce et détermine la combinaison BaO avant la combinaison (BaO, SO³), et que la constitution du sulfate de baryte existe bien réellement telle qu'elle est représentée, selon que le prouve le premier effet de l'action des courants électriques sur les sels.

D'un autre côté, si nous représentons la constitution des mêmes corps et leurs réactions d'après les symboles atomiques :

$$SO^4 \left\{ \begin{array}{l} AzH^4 \\ AzH^4 \end{array} \right. + BaCl^2 = SO^4 \left\{ Ba \right. + \begin{array}{l} Cl \\ Cl \end{array} \left. \right\} \begin{array}{l} AzH^4 \\ AzH^4 \end{array}$$

les deux éléments électro-négatifs, SO⁴, Cl², y sont aperçus comme agissant seuls dans le double échange, et les éléments électro-positifs, (AzH⁴)², Ba, comme supportant l'action de ces derniers à la façon des corps mobiles inertes qu'une puissance étrangère met en mouvement et substitue les uns aux autres. En d'autres termes, la puissance chimique (l'activité) semble appartenir exclusivement dans la réaction aux éléments négatifs, tandis que la passivité serait le propre des éléments positifs, ce qui est assurément contraire à la réalité.

On pourrait, ce nous semble, faire accorder ces deux théories en modifiant comme suit le premier terme de la dernière équation :

$$SO^3 \left\{ \begin{array}{l} AzH^4, O^{1/2} \\ AzH^4, O^{1/2} \end{array} \right.$$

De cette façon, l'on associerait au groupe (AzH⁴)² l'élément électronégatif O, qui lui appartient nécessairement, au lieu de l'associer avec O³, élément électro-négatif de S. Dès lors, en généralisant, nous pensons que la véritable constitution des corps chimiques serait respectée, et l'action réciproque de leurs éléments dans les doubles décompositions rendue plus manifeste et plus exacte.

NOTICE SUR LES FERMENTATIONS

Rien n'est éternel dans la nature; dès lors, l'on conçoit que dans les tissus et les organes des êtres, à côté des éléments propres à entretenir leur existence, coexistent les éléments propres à provoquer leur destruction et à l'accomplir, c'est-à-dire les *germes ferments*. Quant à l'origine de ces germes, l'on conçoit encore qu'ils puissent pénétrer de l'air dans l'organisme, ou qu'ils sont innés, ou qu'ils sont engendrés par l'organisme même.

Définition. — Par fermentation, l'on entend le dédoublement, ou les métamorphoses, ou les décompositions que subissent les substances neutres, les principes immédiats, les organes des êtres appartenant aux classes supérieures des règnes organiques, en présence d'agents particuliers dits *ferments*, appartenant aux classes inférieures de ces mêmes règnes, ou bien sous l'influence des *substances protéiques qui se putréfient*.

Dans le premier cas, selon l'expression de M. Pasteur, les fermentations sont *des actes corrélatifs de la vie et de la reproduction des ferments*, ou pour mieux dire, sont le résultat d'un phénomène vital physiologique (phénomène de nutrition) appartenant aux ferments mêmes.

Dans le second cas, les fermentations sont produites à la suite d'un ébranlement moléculaire partant de la substance protéique en putréfaction et se répercutant sur la substance neutre : *véritable mouvement communiqué de Liebig*.

Ainsi les substances neutres : sucres, fécules, gommes, etc..., donnent de l'alcool tantôt en présence de la levûre, tantôt en l'absence de ce ferment; mais, dans ce dernier cas, il existe constamment dans le milieu une substance protéique d'origine animale qui se putréfie.

Ferments. — Les ferments sont des êtres organisés, *animalcules* ou *végétaux microscopiques*, ou simplement des *cellules* à propriétés électives spéciales, de composition quaternaire azotée. Ils sont doués, comme tous les êtres organisés, de la faculté de conserver leur existence et de se reproduire. Ils tiennent le milieu entre la nature vivante et la nature morte. Leurs espèces sont nombreuses et encore loin d'être toutes connues.

Rôle des ferments. — Le rôle des ferments consiste à désorganiser, ou à dédoubler, ou à décomposer complétement les organes, les substances neutres, les principes immédiats des êtres appartenant aux classes supérieures, et à les ramener en dernière fin aux composés chimiques les plus simples, de telle sorte qu'ils puissent rentrer immédiatement sous cet état dans l'un des trois règnes de la nature; ou bien le rôle des ferments s'arrête à ébranler profondément la stabilité de combinaison des corps neutres par des transformations qu'ils leur font subir, de façon à rendre plus facile et plus prompte l'action comburante de l'oxygène sur ces dernières substances. Dans ce dernier cas, l'achèvement de la décomposition de la matière organique et sa rentrée définitive dans le règne minéral, par exemple, est l'œuvre de l'oxygène de l'air.

Certaines fermentations ne font, pour ainsi dire, que dédoubler les corps neutres; mais une ou plusieurs autres se succèdent et réagissent sur les produits d'une première désorganisation; ceux-ci sont dès lors ramenés à des formes chimiques très-simples : ainsi, la fermentation acide succède à la fermentation alcoolique; la fermentation butyrique remplace la fermentation lactique.

Où commence l'action des ferments. — Les ferments germent et entrent en fonction aussitôt que la force vitale est éteinte; souvent même pendant la vie, ils livrent combat à celle-ci, et il n'est pas rare de voir plus d'un organe des êtres vivants tomber sous l'action de leur puissance destructive; c'est le cas des accidents et de certaines maladies auxquels sont sujets les individus.

Nourriture des ferments. — La base de l'alimentation des ferments est toute substance protéique. Nous verrons plus loin qu'ils s'assimilent aussi une certaine quantité de la substance neutre qui subit leur action et une certaine quantité de la substance alcalino-minérale que renferme le milieu où ils opèrent.

On peut établir en principe et d'après les faits observés qu'une nourriture de nature végétale convient au ferment végétal, et qu'une nourriture animalisée convient au ferment animalcule.

Le ferment lactique ferait exception, s'il était démontré positivement qu'il est un végétal microscopique analogue à la levûre de bière, ce qui n'est pas; et puis le ferment lactique peut encore être considéré, dans l'incertitude où l'on est touchant sa constitution, comme occupant le point de démarcation qui sépare le ferment végétal du ferment animal. On peut en dire autant du ferment visqueux.

D'après les expériences de M. Pasteur, la présence du gaz oxygène semble favoriser plutôt le développement du ferment végétal que ne le fait celle du gaz carbonique; le contraire a lieu chez les végétaux des classes supérieures. La présence d'un excès d'oxygène nuit au développement du ferment animalcule ou même l'anéantit ; le contraire est observé encore à l'égard des animaux.

Reproduction des ferments. — Quand le ferment est végétal, il semble se reproduire par bourgeonnement ; quand il est animal, par ovule.

Conditions nécessaires au développement des ferments. — Trois conditions sont nécessaires à la germination des germes ferments et à leur développement : *l'humidité*, une *moyenne température*, *l'air*.

Humidité. — Les substances protéiques, seules ou mélangées à d'autres substances fermentescibles sous l'état de parfaite dessiccation, se conservent indéfiniment au contact de l'air et à la température ordinaire.

Chaleur. — Les mêmes substances dissoutes ou mélangées dans un milieu liquide et glacé ou maintenu très-froid, ne fermentent pas davantage, lors même qu'elles aient le contact de l'air.

Air. — Les sucs de fruits exprimés dans le vide se conservent indéfiniment, comme le prouve l'expérience exécutée par Gay-Lussac. Ce chimiste, après avoir rempli de mercure deux éprouvettes, de façon à en priver l'intérieur totalement d'air, y fit pénétrer du suc de raisins, dont le fruit fut exprimé sous le mercure même et par conséquent soustrait au contact de l'air. Dans l'une des éprouvettes, il introduisit une bulle d'air, le suc fermenta avec dégagement d'acide carbonique. L'autre éprouvette fut maintenue privée d'air, le suc s'y conserva sans fermentation apparente.

Gay-Lussac conclut en outre de cette même expérience que la continuité des phénomènes de la fermentation est, pour un même milieu, indépendante de la quantité d'air en contact. Il observa, en effet, qu'après l'introduction de la bulle d'air, le gaz intérieur acquit un volume de plus en plus considérable.

Toutefois, l'on constate en répétant cette expérience que la fermentation alcoolique est infiniment plus active au contact de l'atmosphère ordinaire qu'au contact de quelques bulles d'air, la température restant la même dans les deux cas ; ainsi du suc de groseilles exposé à l'air ordinaire achève sa fermentation alcoolique dans l'espace de cinq à six jours, tandis que le même suc exprimé sous le mercure qui renferme visiblement quelques bulles d'air, ne commence à fermenter sensiblement qu'après plusieurs jours, et la fermentation se continue pendant plusieurs mois, selon que l'indique l'accroissement progressif du gaz carbonique. Des expériences nombreuses nous enlèvent toute idée de doute sur l'exactitude du fait.

De plus, l'on reconnaît que la décomposition de la substance sucrée ne commence qu'au contact même des bulles d'air. Nous disposons l'expérience comme suit :

A la surface du mercure de la cuve, récemment bouilli, nous versons une couche épaisse d'alcool à 80° ; nous faisons macérer dans ce liquide quelques grappes intactes de groseilles renfermées dans un nouet de soie claire ; puis avec la main, trempée elle-même dans l'alcool, nous faisons pénétrer le nouet et son contenu à l'intérieur de la cuve. Au bout de cinq minutes, nous exprimons sous des éprouvettes qui ont été antérieurement remplies avec du mercure très-chaud (1). Cette partie de l'expérience terminée, nous introduisons une bulle d'air à l'intérieur d'une des éprouvettes. Bientôt l'on voit, au contact de celle-ci, se creuser dans la pulpe du fruit de petites cavités qui s'étendent peu à peu et se remplissent de gaz carbonique ; la substance organique y est dévorée au fur et à mesure que le ferment agit et se reproduit ; un liquide limpide s'en échappe, tandis que les bulles gazeuses parviennent à se détacher et à gagner le sommet de l'éprouvette.

Évidemment les ferments apportés par la bulle d'air ou résidant dans l'organisme du fruit sont les agents qui déterminent la décomposition de la matière sucrée, et si, sous le mercure, ils opèrent aussi lentement, cela tient à ce que chaque portion de la substance ne peut être décomposée que par des générations successives et multipliées de ces êtres.

Il en est différemment quand le milieu fermentescible est frappé en tous points par l'air atmosphérique : la germination, la vie, la reproduction des ferments impressionnent uniformément et presque instantanément toute la masse, et il n'y aurait même rien d'étonnant à ce que l'oxygène et peut-être l'azote contribuassent, par une action spéciale (action stimulante exercée sur les germes ferments de l'organisme), à activer les phénomènes de la fermentation.

Plusieurs fermentations peuvent s'établir en même temps, s'accompagner et principalement se succéder dans un même milieu. Citons comme exemple, une solution de glucose renfermant du fromage et de la craie : ce milieu supporte d'abord la fermentation visqueuse, qui continue à s'y maintenir, puis la fermentation lactique, et ensuite la fermentation butyrique.

Il s'y produit même une certaine quantité d'alcool et d'acide acétique ; mais parce que le ferment levûre n'apparaît pas, l'on est en droit de supposer que l'alcool est, dans cette circonstance, engendré par un ébranlement moléculaire provenant de la substance protéique animale en putréfaction.

M. Pasteur a observé que lorsque l'on sème une seule espèce de ferments

---

(1) L'emploi de l'alcool dans cette expérience a pour but de rendre inactifs les germes ferments déposés par l'air, soit à la surface des grappes de groseilles, soit sur l'épiderme de la main.

dans une liqueur d'ailleurs convenablement préparée, un seul genre de fermentation en rapport avec la nature du germe qui a été semé s'y établit; et il attribue cette particularité à ce que les autres ferments sont, pour ainsi dire, étouffés par l'espèce qui s'implante en force dans le milieu; de même que dans un champ ensemencé la graine particulière, qu'on y a semée, germe, se développe et finit par arrêter l'accroissement des herbes étrangères.

Nous ajouterons qu'il n'est pas nécessaire de semer de la poussière de ferment dans un milieu fermentescible, pour voir ce dernier fait se produire. Par exemple, du suc frais de groseilles versé bouillant dans des flacons que l'on abandonne au repos et au contact de l'air, ne tarde pas à se couvrir de moisissures; mais ce même suc résiste fort longtemps à la fermentation alcoolique, bien qu'il soit parfaitement disposé pour la subir. Celle-ci ne s'y établit, en effet, que lorsque la croûte de moisissures a été déchirée ou s'est usée dans l'exercice de ses fonctions. Cette particularité peut s'expliquer en admettant que les germes moisissures déposés par l'air à la surface du liquide s'y sont développés plus rapidement et avec plus d'intensité que toute autre espèce de germes ferments déposés par le même agent; de sorte qu'ils ont pu s'emparer du terrain avant que les germes ferments levûre aient eu le temps d'y germer et de s'y reproduire.

Il ne faut pas non plus oublier, d'après M. Pasteur, que la nature de la substance protéique, ainsi que la qualité des éléments minéraux qui doivent servir d'aliments aux ferments, influent puissamment et d'une façon déterminante sur l'espèce de fermentation qui s'établit dans un milieu sucré.

Principes fondamentaux. — M. Pasteur fait reposer la théorie générale des fermentations sur les trois principes suivants :

1° *Les ferments ne vivent pas seulement de substances protéiques, ils s'assimilent encore une certaine quantité des éléments de la matière fermentescible et particulièrement du carbone. Dans la fermentation alcoolique, les éléments du sucre dont s'empare la levûre sont principalement employés à confectionner la matière grasse qui accompagne constamment le ferment levûre.*

Expérience. — Si l'on prend deux quantités égales de levûre fraîchement lavée, si l'on en dessèche l'une dans sa capsule de pesée et que l'on en prenne le poids à 100°, ce poids sera toujours inférieur à celui de l'autre portion de levûre, également desséchée à 100°, mais recueillie seulement après qu'on l'aura épuisée en présence d'un excès de sucre, en tenant compte des matériaux solubles qu'elle a cédés aux eaux de lavage. — Cette augmentation de poids est pour M. Pasteur, la preuve que du sucre ou des éléments du sucre se sont associés à la substance de la levûre, pour former des globules qui se sont ensuite épuisés en dédoublant le sucre (MALAGUTI).

2° Les ferments s'assimilent l'azote des substances albuminoïdes et des sels ammoniacaux. Ils s'assimilent aussi une certaine quantité des alcalis des sels minéraux, ou ces mêmes sels.

En effet, dans l'acte de la fermentation, il ne se dégage pas d'azote ni d'ammoniaque, à moins que la fermentation ne s'accomplisse en dehors de la présence d'un être organisé, c'est-à-dire par ébranlement moléculaire provenant de la substance protéique en putréfaction.

Expérience. — Si l'on introduit un sel ammoniacal (tartrate, phosphate, etc.) et de la cendre de levûre ou un mélange correspondant, dans une solution de sucre où l'on sème une quantité presque impondérable de levûre de bière, il y aura reproduction de la levûre aux dépens des éléments des substances mises en présence, et l'ammoniaque disparaîtra contrairement à la théorie de Liebig qui admet que l'azote de la levûre se transforme en ammoniaque, par suite de l'altération et de la destruction des globules. — Vient-on à supprimer dans la composition du milieu, soit la matière minérale, soit le sel ammoniacal, soit ces deux substances à la fois, les globules ne se multiplient pas, et il ne se manifeste aucun mouvement de fermentation (MALAGUTI).

Ainsi, d'après cette expérience, l'ammoniaque se transforme dans la matière albuminoïde complexe qui entre dans la composition de la levûre, et les phosphates alcalins donnent aux globules récents leurs principes minéraux.

3° Le contact de l'air ordinaire, selon que le démontre l'expérience de Gay-Lussac, peut donner lieu à une ou plusieurs fermentations en rapport avec la composition du milieu. Le contact de l'air qui a subi la calcination est impropre à engendrer aucune fermentation.

Expérience. — On mêle à de l'eau sucrée une petite quantité d'un sel ammoniacal, des phosphates alcalins et du carbonate de chaux précipité. Après 24 heures, la liqueur se trouble, un dégagement de gaz a lieu, l'ammoniaque disparaît, les phosphates et le sel calcaire entrent en dissolution; du lactate de chaux prend naissance, et corrélativement on voit se déposer de la levûre lactique sous la forme de petits globules microscopiques constituant des flocons irréguliers qui ressemblent à ceux de certains précipités amorphes. Quant à l'origine de cette levûre elle est due à l'air ordinaire, car si l'on opère en présence d'air qui a été calciné (chauffé au rouge), aucune trace de fermentation n'apparaît.

Il est juste d'observer que dans la plupart des cas, il n'est pas nécessaire que l'air ait été calciné pour devenir impropre à engendrer les fermentations : il suffit qu'il ait été soumis à la température de 100°. Par exemple : les sucs de fruits sont parfaitement conservés par la méthode d'Appert, qui les soumet pendant quelques instants avec l'air qui leur est mélangé, à la température de l'ébullition de l'eau. — Les conserves alimentaires sont encore rendues inaltérables par un procédé analogue.

De cette troisième expérience fondamentale, M. Pasteur conclut que l'air porte avec lui les germes ferments, qui, lorsque la chaleur ne les a pas détruits, sont susceptibles de se développer et de se reproduire

dans un milieu liquide et de composition complexe, sur lequel ils s'attachent, en transformant la matière du milieu, c'est-à-dire en produisant
les phénomènes des fermentations.

Mais doit-on attribuer exclusivement les fermentations aux germes
ferments que contient l'air?

On peut, ce nous semble, essayer de répondre à cette question, en
raisonnant d'après les considérations et les expériences suivantes :

Si l'air seul renfermait les germes ferments, susceptibles de produire
les fermentations, chaque bulle d'air devrait contenir les germes si
nombreux de chaque espèce de ferment, puisque, selon la composition
du milieu, l'accès de l'air provoque tantôt une fermentation, tantôt une
autre, et souvent même plusieurs espèces à la fois.

Dans cette hypothèse, une bulle quelconque d'air recélerait une multitude de poussières ferments ; or, l'air que nous respirons, qui se mélange avec nos aliments, qui se dissout dans nos boissons ; l'air que la
sève transporte dans le corps du végétal, devrait nécessairement renfermer toute cette poussière ferment. Et s'il arrivait que tous ces germes
ne fussent pas détruits par le travail de la digestion et de la respiration
chez les animaux, par le travail auquel la force vitale des végétaux
soumet les matériaux séveux, ils seraient nécessairement absorbés dans
les deux organismes, et par suite répandus dans toutes les parties du
corps végétal ou animal, sous un état passif tant que la vie existerait,
mais aussi sous un état intact et fécond. A ce point de vue, l'être devrait, pour ainsi dire, en être saturé, vu que l'acte de l'alimentation les
renouvellerait sans cesse.

En un mot, l'hypothèse de la diffusion et de la ténuité extrêmes des
germes ferments existant dans l'air étant acceptée, la raison se refuse
à admettre qu'ils ne puissent pas pénétrer et se maintenir en partie
intacts dans l'économie animale et végétale.

A l'appui de cette opinion, on peut compter encore l'observation
suivante :

Étant reconnues, chez les animaux, la transmission des germes de
la plupart des maladies aux descendants par les ascendants, la réper-
cussion des vices ou des avantages constitutionnels de génération en
génération, et jusqu'à l'empreinte, chez l'homme, des qualités morales
ou des défauts du père appliquée à l'âme du fils ; et chez les végétaux,
étant de même constatée la reproduction fidèle, à l'aide de la graine et
surtout du bourgeon, de toutes les propriétés et de tous les caractères
ayant appartenu aux individus primordiaux, il n'y a pas de raison de se
refuser à reconnaître aux germes ferments la même origine.

Pourquoi d'ailleurs la substance des germes destructeurs ne serait-elle pas engendrée comme la substance même de la vie, chez des êtres destinés à périr? Ce qui nous frappe, c'est l'impuissance où nous sommes d'expliquer cette coexistence dans l'organisme; mais sommes-nous plus habiles pour expliquer l'apparition des spermatozoïdes et du pollen, pour suivre avec discernement, les effets qui se rattachent aux propriétés électives de tout leur système cellulaire, quand, par un instinct qui nous est absolument caché, elles amènent peu à peu un point matériel presque imperceptible, à refaire au physique comme au moral, l'individu d'où il a jailli?

Tous ces faits sont connexes, et on ne peut en accepter un certain nombre sans les accepter tous, et partant, accepter l'existence des germes ferments dans l'organisme par voie de transmission d'un individu à un autre individu.

Du reste, les expériences semblent confirmer cette manière de voir :

Première expérience. — En 1868, dans une notice adressée au congrès pharmaceutique de Marseille, nous établissions notre ferme conviction que les germes ferments pénètrent de l'air dans l'organisme des êtres, s'y maintiennent passivement pendant un temps plus ou moins prolongé, et s'y renouvellent par le phénomène de la nutrition; nous donnions pour base à cette opinion, le fait suivant : Les cidres obtenus avec des pommes que le froid glacial n'a pas saisies, fermentent alcooliquement, même dans le pressoir; se clarifient rapidement dans les tonneaux qui les contiennent, et se conservent le plus ordinairement pendant au moins deux années.

Au contraire, les cidres fabriqués avec des pommes que la glace a fortement saisies, ne fermentent pas alcooliquement d'une manière appréciable. Néanmoins, il arrive que plusieurs mois après la fabrication, ces derniers se clarifient ou demeurent troubles.

S'ils se clarifient, c'est que les pommes qui les ont fournis étaient plutôt acides que douces; et nous attribuons, en ce cas, la clarification aux acides du suc, qui, en saturant les bases de la substance albuminoïde, font passer celle-ci de l'état soluble à l'état insoluble. Mais alors le cidre est *plat*, selon l'expression des gens de la campagne, c'est-à-dire que, ne contenant pas d'alcool ni de gaz carbonique, produits de la fermentation alcoolique, il ne possède ni force, ni couleur, ni piquant. Du reste, quand arrivent les fortes chaleurs, ils finissent toujours par graisser.

S'ils demeurent troubles, ils subissent plus rapidement encore la fermentation visqueuse, et ce cas se présente constamment quand les pommes qui les ont fournis, étaient particulièrement douces et sucrées.

Ces faits, que nous avons observés plusieurs fois, qui sont rapportés tels que nous les signalons par les fabricants de cidre, nous semblent posséder une valeur incontestable pour la solution du problème en question.

En effet, si l'on admet que les germes ferments existent dans l'air seul, comment expliquer la manière différente de fermenter et de se clarifier de ces liquides fabriqués, soit avant, soit après une forte glace? Leur composition est évidemment la même dans les deux cas; ils possèdent, en particulier, la même quantité de glucose et à peu près la même quantité de substances protéiques, le froid n'ayant pu d'ailleurs exercer sur ces dernières qu'une modification insignifiante. La fabrication a été exécutée d'une façon identique ; ils sont contenus dans des récipients semblables et ont été touchés par la même atmosphère ; néanmoins, les cidres de la première façon subissent la fermentation alcoolique, tandis que ceux de la seconde ne présentent visiblement que la fermentation visqueuse. La seule explication que nous puissions donner est la suivante :

Les germes ferments visqueux, alcooliques et autres, existent dans l'organisme de la pomme ; mais le germe ferment visqueux a la vie plus dure que le germe levûre, selon que les expériences de M. Pasteur tendent à le prouver. Il s'ensuit que le premier qui résiste à la température de l'eau bouillante, résiste sans doute aussi à la température de la glace, tandis que le second est anéanti dans les mêmes circonstances. De sorte qu'il arrive que les germes ferments visqueux, après s'être maintenus quand même féconds dans l'organisme des pommes gelées, s'emparent sans entraves du milieu, y germent, s'y développent et s'y reproduisent. Quant à l'influence qu'ont pu exercer sur la liqueur les germes ferments apportés par l'air, elle n'a pu être assez puissante pour modifier sensiblement l'action du ferment, dominant et provenant principalement de l'organisme des fruits.

Deuxième expérience. — Lorsqu'on écrase, au contact de l'air, des groseilles pour en extraire le suc, celui-ci entre immédiatement en fermentation, qui s'active au point de s'achever après cinq à six jours.

Lorsque ce même suc, sitôt exprimé est porté un instant à l'ébullition, puis versé refroidi ou tiède dans des fioles qu'on remplit incomplétement et que l'on bouche convenablement afin d'être à même de constater le dégagement du gaz carbonique, s'il s'en produit, il se conserve exempt de la fermentation alcoolique pendant plusieurs semaines, le plus souvent même pendant plusieurs mois, surtout quand on prend la précaution de le maintenir au repos. Que si cette dernière fermentation finit par s'y établir, elle ne s'y exerce jamais aussi activement que dans les sucs qui n'ont pas supporté l'ébullition, car elle exige plusieurs semaines, à partir de son début, pour achever son œuvre. Si au lieu de maintenir au repos le suc chauffé, on l'expose pendant deux jours dans une capsule au contact de l'air, en l'agitant de temps en temps, puis qu'on le verse dans une bouteille, l'on peut encore constater, après avoir bouché le vase, que la fermentation alcoolique ne s'établit sensiblement qu'après plusieurs semaines et qu'elle exige d'ailleurs, comme précédemment, un temps fort long pour s'achever.

Cette dernière partie de l'expérience vient, à notre avis, détruire l'assertion de l'existence exclusive des germes ferments dans l'air, comme étant les seuls agents des fermentations. Car enfin, comment expliquer, en s'en tenant à cette opinion, que le suc refroidi, qui a pris l'air, qui a même été agité au contact de l'air à plusieurs reprises, qui, par ailleurs, contient à n'en pas douter tous les éléments favorables à la fermentation, ne fermente pas néanmoins, tant s'en faut, à la manière du suc fraîchement exprimé et non chauffé?

D'autre part, lorsqu'on additionne d'une petite quantité de levûre de bière, ces mêmes sucs conservés intacts à la faveur de l'ébullition, la fermentation commencé aussitôt, s'active au point de faire sauter les bouchons des fioles dans quarante-huit heures au plus, si l'on opère à la température ordinaire; dans trois ou quatre heures, si l'expérience est effectuée au bain-marie chauffé entre 35° et 40°.

Or, il y a lieu de croire que la fermentation alcoolique se rattache en ce cas exclusivement à la présence de la levûre organisée, qui a remplacé dans le milieu sucré les germes féconds de l'organisme détruits par la chaleur; car si l'on opère avec de la levûre préalablement macérée pendant une demi-heure dans de l'alcool fort, séparée ensuite par le filtre et pressée légèrement entre des doubles de papier buvard, la fermentation du milieu est nulle, les propriétés physiologiques de la levûre ayant été détruites par son contact avec l'alcool.

La cerise mûre, dont la pulpe est dévorée par un ver logeant à l'intérieur, a dû conserver intact, depuis l'époque de la floraison jusqu'à la maturité, le germe ou l'ovule qui a produit le ver. Ce qui prouve du moins que des germes ferments quelconques peuvent exister pendant un certain temps passivement dans l'organisme.

Étant admise l'idée de l'existence des germes ferments dans l'organisme, sans rien préciser touchant leur origine, il convient de rechercher les causes qui déterminent leur germination au milieu de la matière organique.

Pendant la vie, lorsque les circonstances favorables ou même nécessaires au développement de ces germes font défaut, ceux-ci demeurent accolés aux cellules, sous un état passif, qui du reste est particulier à toute espèce de semences dont les conditions indispensables à la germination ne sont pas remplies.

Lorsque, à la suite d'accidents ou de maladies que subit l'individu, ces mêmes germes sont mis en communication avec l'air, ils entrent rapidement en activité dans la région malade, et livrent combat à la force vitale. Si cette dernière l'emporte, la désorganisation de l'être se localise et s'arrête, la plaie se ferme ou la maladie guérit.

Si la force vitale succombe, la désorganisation, déjà commencée pendant la vie, s'accentue sous l'action de divers agents dont les ferments font partie, se complète jusqu'à l'entière destruction de la matière organique. Mais l'accès de l'air, en dehors des germes qu'il porte, semble être indispensable quand même à la germination des germes ferments de l'organisme. On conçoit que ces germes, à la suite des phénomènes de combustion lente causés par l'oxygène et de l'ébranlement moléculaire, dont se trouve dès lors saisie la matière, soient mis à nu et surexcités, de façon à passer de la passivité à l'activité en produisant les fermentations.

Quant à l'air calciné, s'il est exact qu'il soit impropre à déterminer les fermentations, comme l'affirme M. Pasteur d'après ses expériences, il peut se faire que la chaleur, outre qu'elle a détruit les germes ferments qu'il portait, ait procuré à l'oxygène (ozone) un état passif spécial sous lequel ce dernier gaz est impuissant à réagir.

En tout cas, avant d'accorder à cette expérience de M. Pasteur toute l'importance qu'elle comporte et qui renverserait notre hypothèse, touchant l'influence exercée par l'oxygène sur l'entrée en fonction des germes ferments de l'organisme, il faudrait expérimenter avec de l'air dépouillé à froid des germes ferments (par exemple : par un contact prolongé avec l'acide sulfurique), afin de connaître positivement le rôle de l'ozone.

D'après cet exposé, nous ne pouvons accepter la conclusion que M. Pasteur a tirée de ses expériences devant l'Académie des sciences (année 1872), et qui consiste à nier l'existence des germes ferments dans l'organisme (1).

Du reste, à notre avis, ces expériences supportent facilement la critique : ainsi il nous semble qu'il y a exagération à admettre que l'air se dépouille de tout germe ferment quand il circule à travers de longs tubes capillaires. Car enfin, si l'on reconnaît que ces germes sont imperceptibles et impondérables, c'est-à-dire possédant une ténuité extrême, il est tout aussi facile d'admettre que le gaz en circulant ne les abandonne pas tous sur les parois des tubes; en tout cas, le fait est contestable.

L'air ainsi épuré de poussière ferment, selon M. Pasteur, arrivant en contact avec les sucs de raisins préalablement bouillis, n'y détermine pas la fermentation alcoolique, celle-ci ne s'y développe que si le ballon récipient est retourné de telle façon que le liquide sucré pénètre dans les tubes et s'empare des germes qui y sont déposés.

Rappelons d'abord qu'il est absolument vrai que tout suc de fruits qu'on a porté un instant à l'ébullition sitôt exprimé, se conserve pendant plusieurs semaines, nous dirions plus exactement pendant plusieurs

---

(1) Cette expérience consistait à faire arriver de l'air au contact d'un suc de raisins préalablement bouilli, en lui faisant traverser une série de tubes capillaires et mouillés. D'après ce savant chimiste, l'air se dépouillait des germes ferments dans son parcours à travers les tubes, c'est pourquoi il ne produisait pas la fermentation du suc de raisins.

mois, intact de la fermentation alcoolique, lorsqu'on l'abandonne au repos dans un flacon bouché ou non bouché ; nous en avons acquis la certitude, en expérimentant bien des fois sur plusieurs litres de suc de groseilles versé chaud ou tiède dans des flacons abandonnés ensuite tranquillement à l'air ; — que ce même suc, surtout quand les flacons qui le renferment sont bouchés, se recouvre ordinairement d'une couche de moisissures qui l'isolent du contact de l'air et le protégent fort longtemps contre la fermentation alcoolique ; mais qu'à la suite d'une légère agitation imprimée aux récipients, les effets de cette même fermentation peuvent apparaître. De sorte que, appuyé sur des faits maintes fois observés, nous expliquons la conservation ou l'altération du liquide dans l'expérience mentionnée par M. Pasteur, d'une toute autre façon qu'il ne le fait. — Le suc en expérience est, après ébullition, abandonné au repos absolu : il ne se couvre pas de moisissures ; en ce cas, il est susceptible de se maintenir intact de la fermentation alcoolique pendant plusieurs mois ou pour le moins pendant plusieurs semaines, c'est-à-dire pendant tout le temps nécessaire à la germination des germes levûre apportés par l'air, et à leur reproduction. — Il est comme précédemment maintenu au repos, mais en outre il se recouvre rapidement d'une pellicule de moisissures ; dans cette dernière circonstance, sa conservation peut être prolongée plus longuement encore, les moisissures de la surface le protégeant contre la fermentation alcoolique. — Il est, à un moment donné, agité sans toutefois pénétrer jusque dans les tubes capillaires : il fermentera néanmoins prochainement (ce qui ne s'accorde pas avec les données de M. Pasteur), parce que les germes ferments en voie de développement, qui au début de l'expérience et à la suite du repos étaient retenus localisés dans la première couche liquide, ont été, par le fait de l'agitation, répandus par tout le milieu ; ou bien parce que la pellicule de moisissures qui surmontait le suc, ayant été rompue, celui-ci a pris l'air et retenu çà et là dans son intérieur des germes ferments alcooliques qui bientôt seront en état d'opérer.

FERMENTATION ALCOOLIQUE

La fermentation alcoolique est l'œuvre du ferment levûre, dit *levûre de bière.*

La levûre de bière est un végétal microscopique qui se développe non spontanément dans les liquides sucrés, en opérant le dédoublement du sucre et la transformation du milieu.

Examinée au microscope, elle se présente sous la forme de globules qui, pendant l'acte de fermentation, augmentent successivement de grosseur, jusqu'à ce qu'ils aient atteint un certain volume (REGNAULT).

La nature de ces globules est, dans le principe, un liquide mucilagineux renfermé dans une double envelóppe membraneuse. Plus tard, ce liquide se transforme en granules solides : à cet état le ferment a vécu, tombe au fond du liquide où il s'est développé, ou bien gagne la surface de ce même milieu, selon qu'il a acquis un poids spécifique plus ou moins considérable (REGNAULT).

Les résultats de la fermentation alcoolique sont :

1º La décomposition de la substance protéique, dont le ferment s'assimile en grande partie les éléments (deuxième expérience fondamentale de M. Pasteur) ;

2º La décomposition ou plutôt le dédoublement de la substance neutre sucrée : celle-ci passe à l'état d'alcool, de gaz carbonique et d'une certaine quantité de glycérine et d'acide succinique. Le sucre fournit encore la matière cellulosique, constituant l'enveloppe des globules du ferment (première expérience fondamentale de M. Pasteur).

La puissance de décomposition exercée par levûre, tant sur la matière protéique que sur le sucre, augmente peu à peu d'intensité, parce que le ferment se multiplie lui-même par des générations successives. Elle se manifeste par un certain bouillonnement du liquide et par un mouvement de va-et-vient, dont sont saisis les globules ferments. Ces deux phénomènes se rattachent à la production du gaz carbonique qui, en se dégageant, s'attache aux globules et les entraîne vers la surface. Enfin, le calme se fait dans le milieu ; il annonce le terme de la fermentation alcoolique.

Deux causes concourent simultanément ou séparément à arrêter cette espèce de fermentation dans un milieu sucré : 1º *un excès d'alcool ;* 2º *la disparition totale du sucre ou de la matière protéique.*

1º *Un excès d'alcool.* — Lorsqu'un milieu, où s'exerce activement la fermentation alcoolique, s'est enrichi d'alcool, il est devenu impropre à la continuité des mêmes phénomènes, et les globules en activité meurent, d'après le principe suivant qui ne souffre pas d'exception dans les règnes de la nature et qui peut être considéré comme une loi générale : « Quand un milieu, où s'accomplissent les phénomènes de la vie d'une ou de plusieurs espèces d'êtres organisés, se trouve saturé par le produit qui en résulte, il devient impropre à la continuité de ces mêmes êtres, et les phénomènes vitaux primitifs s'éteignent ou bien se modifient, et les métamorphoses du milieu cessent d'être les mêmes. »

2º *Disparition du sucre ou de la matière protéique.* — Quand le sucre ou la matière protéique manquent, la fermentation s'arrête encore, parce que la levûre n'a plus ni raison, ni possibilité d'exercer sa vie, ou bien parce que son aliment principal est épuisé.

Cependant, M. Pasteur a observé que, dans ce dernier cas, la fermentation alcoolique pouvait se prolonger encore pendant quelque temps.

S'il existe du sucre dans le milieu quand la substance protéique a déjà disparu, les globules mères, à l'appel des globules adultes et pleins de vie, cèdent à ces derniers, pour servir à leur alimentation, des sels ammoniacaux et alcalins faisant partie constituante de leur organisme. Si, au contraire, le sucre fait défaut quand une certaine quantité de substances albuminoïdes existe encore, les globules mères, toujours évoqués par les globules adultes, livrent leur propre substance cellulosique à l'état de sucre. En effet, l'on trouve, d'après M. Pasteur, que dans un milieu où la fermentation alcoolique s'est exercée seule et régulièrement sous l'action d'un excès de levûre, le poids des produits de la fermentation est supérieur au poids du sucre.

Si, dans l'acte de la fermentation alcoolique, il ne se produisait que de l'alcool et du gaz carbonique, l'on pourrait expliquer la décomposition du sucre en formulant l'ancienne équation : $C^{12}H^{12}O^{12} = 2(C^4H^6O^2) + 4CO^2$ (1). Mais, outre ces deux produits principaux, il existe, comme M. Pasteur l'a démontré, des produits secondaires, glycérine et acide succinique, qui compliquent la réaction et en rendent l'expression difficile.

Des diverses espèces de glucoses, la levulose (sucre interverti) $C^{12}H^{12}O^{12}$ *et le glucose* $C^{12}H^{12}O^{12}$, *fermentent seuls immédiatement au contact de la levûre; le sucre de canne* $C^{12}H^{11}O^{11}$, *avant de subir la fermentation, passe à la composition du sucre levulose et glucose.* — En effet, lorsqu'on arrête par l'addition d'un excès d'alcool la fermentation d'un milieu sucré préparé avec du sucre de canne, au moment où elle est en pleine activité, l'on constate que tout ce dernier sucre est transformé en glucose.

La métamorphose du sucre est opérée par une liqueur spéciale sécrétée par le ferment (eau sûre). — Si l'on fait dissoudre du sucre de canne dans les eaux de lavage de la levûre, après les avoir filtrées, il se transforme presque instantanément en sucre glucose, sans qu'aucun globule de levûre apparaisse encore.

Quant à l'acide succinique, il ne peut avoir d'ailleurs aucune influence touchant cette transformation, car elle s'opère même quand la liqueur est maintenue alcaline par l'emploi du bicarbonate de soude (PASTEUR).

---

(1) (Théorie atomique) : $C^6H^{12}O^6 = 2(C^3H^6O) + 2CO^2$.

Au point de vue physiologique, cette liqueur paraît jouer le même rôle que les liquides sécrétés par les parois du tube digestif, et le but de la nature est le même dans les deux cas : celui d'offrir à l'économie de l'être vivant, des substances prédisposées à l'absorption et à l'assimilation.

La fermentation alcoolique n'a lieu qu'au contact de la levûre. — Qu'on prépare une dissolution sucrée, contenant une très-petite quantité de substances alcaline et protéique : lorsqu'on y plonge incomplétement un tube fermé à son extrémité inférieure par une double feuille de papier à filtrer, et qu'on introduit dans ce petit appareil de la même solution plus concentrée et additionnée de levûre fraîche, l'on constate que la fermentation alcoolique n'apparaît immédiatement que dans la liqueur contenue dans le tube. Or, si la décomposition du sucre était due à une liqueur sécrétée, par exemple, la fermentation s'étendrait en même temps par toute la masse liquide et sucrée, à la faveur des effets d'endosmose et d'exosmose.

Deux opinions sont en présence pour expliquer la fermentation alcoolique. L'une, dite *théorie des mouvements communiqués* et dont M. Liebig est l'auteur, attribue les phénomènes à un mouvement de décomposition qui, partant de la substance protéique (organisée ou non) en putréfaction, se communique au sucre et en ébranle la constitution au point d'en opérer le dédoublement. L'autre, établie par M. Pasteur, considère la fermentation alcoolique en particulier, et en général toute fermentation, comme *un acte corrélatif de la vie et de la reproduction d'un être organisé*, et, pour le cas présent, de la *levûre*. La présence, dans le milieu, de cet être qui se nourrit de la substance protéique et sucrée, occasionnerait encore un ébranlement moléculaire analogue dans les éléments des corps neutres. De sorte que le résultat final, indiqué par l'une et l'autre théorie, est le même : les éléments de la substance neutre étant conduits à se retrancher sous des combinaisons chimiques plus simples, l'alcool, le gaz carbonique, etc.

De ces deux théories, la seconde nous paraît la plus exacte, parce qu'elle repose plus directement sur l'expérimentation. Nous voudrions même, si nous ne craignions de nous en tenir au champ des hypothèses, essayer de compléter l'idée de M. Pasteur, car l'entendement n'est pas suffisamment satisfait de cette affirmation : que le sucre se décompose pour revêtir la forme plus simple de plusieurs autres composés, parce qu'à son contact un être organisé vit et se reproduit.

Rapportant à la manière de se nourrir et de fonctionner des végétaux la manière de se nourrir et de fonctionner du ferment levûre, nous admettrions que de même que l'arbre, la plante herbacée, puisent leur principale nourriture dans le sol et réagissent par leurs parties vertes sur le gaz carbonique de l'air en s'en assimilant des éléments, de même la levûre se nourrit plus particulièrement des matières protéiques appartenant au milieu où elle fonctionne et réagit sur la substance sucrée dont elle s'assimile encore une partie des éléments. Par suite, la fermentation alcoolique serait non plus simplement un acte corrélatif de la vie et de la reproduction de la levûre, mais, ce qui dit plus, elle serait produite par un véritable phénomène vital, *phénomène de nutrition propre au ferment.*

Quant aux produits accessoirès, glycérine, acide succinique, M. Berthelot considère qu'ils sont le résultat ou de fermentations distinctes et déterminées par des ferments différents, dont l'action a été limitée par le ferment prédominant, ou plutôt qu'ils sont engendrés par des fermentations secondaires, correspondant à un état de faiblesse ou de maladie, ou de décomposition du ferment alcoolique. Cette dernière opinion semble recevoir sa démonstration par la manière dont se comporte la glycérine au contact de certaines substances animales. D'après les expériences de M. Pasteur, lorsqu'on abandonne à une douce chaleur de la glycérine ou de la mannite en dissolution dans l'eau et en présence d'une substance albuminoïde d'origine animale (fibrine, fragment de tissu intestinal ou pulmonaire, ou cérébral, ou testiculaire, etc.), elles se transforment l'une et l'autre en alcool avec dégagement d'hydrogène. Cette circonstance autorise à voir présentement une fermentation alcoolique qui s'achève après s'être arrêtée à la constitution d'un composé intermédiaire.

Le ferment levûre préfère, pour se développer, agir seul et régulièrement, un milieu sucré et protéique d'origine végétale. — Lorsqu'on délaie de la levûre fraîche dans un liquide qui offre cette composition, et qui, d'ailleurs, supporte une moyenne température, la fermentation alcoolique s'y établit seule immédiatement.

Lorsque le milieu d'origine végétale est simplement abandonné au conctact de l'air chaud, la fermentation alcoolique s'y établit comme précédemment, bien qu'avec moins d'intensité, sous l'influence des germes ferments appartenant à l'air et à l'organisme de la substance. Citons comme exemples, la clarification par fermentation, des sucs de groseilles, de framboises, de mûres, de coings, du mou de raisins, du jus de pommes.

Lorsque le milieu sucré possède une composition mixte, végétale et animale, et surtout quand il renferme en outre du carbonate de chaux, il arrive généralement que plusieurs espèces de fermentations s'y établissent et se disputent le champ des réactions.

Enfin, lorsque la substance protéique du milieu est toute entière d'origine animale, le ferment levûre s'y implante difficilement, ou même ne s'y implante pas, probablement parce que la nature de la matière alimentaire ne lui convient pas. Néanmoins, il peut se faire qu'il se produise, même dans ce dernier cas, une certaine quantité d'alcool.

EXPÉRIENCES. — Un mélange d'eau sucrée (glucose), de fromage et de carbonate de chaux, subit la fermentation lactique, puis butyrique ; mais il s'y fait en même temps une petite quantité d'alcool, bien que la présence du ferment levûre ne soit pas appréciable.

Lorsqu'on remplace le glucose par de l'amidon ou de la gomme, ou de la lactine (galactose), la substance protéique restant animalisée (fibrine, caséine, etc.), et qu'on abandonne ce mélange dans une étuve chauffée vers 40°, il y a encore, secondairement, production d'une certaine quantité d'alcool, sans qu'aucun globule de levûre apparaisse ; il y a principalement production d'acide lactique et, en outre, dégagement d'azote (PASTEUR).

Parce que la levûre dans ces deux expériences fait défaut, l'on attribue la formation de l'alcool, soit à la putréfaction d'un excès de substances albuminoïdes animales, dont le mouvement de décomposition s'est communiqué à la substance neutre, de façon à engendrer ce produit ; soit à une fermentation quelconque (lactique, butyrique, etc.), dont le travail trop actif, tumultueux, a impressionné profondément la substance neutre, au point que sa métamorphose n'a pu s'arrêter à la composition $C^6H^6O^6$ (acide lactique), ou $C^8H^8O^4$ (acide butyrique).

Quant au dégagement de l'azote, on l'explique par l'excès de la matière protéique en décomposition, rapporté au poids du ferment à nourrir.

Fermentation saccharine de la mannite et de la glycérine. — Les effets de la fermentation glycérique et mannitique peuvent être renversés, de façon à revenir des produits fermentés aux principes fermentescibles eux-mêmes ; cette transformation de la glycérine et de la mannite en glucose est particulièrement effectuée en présence de fragments testiculaires, préalablement macérés et conservés intacts de la putréfaction dans un soluté de mannite par la glycérine (PASTEUR).

Certaines substances métalliques, les huiles essentielles, les résines, contrarient la fermentation alcoolique, ou même l'arrêtent, en tuant le ferment.

FERMENTATION ACIDE

La fermentation acide succède à la fermentation alcoolique ; souvent même ces deux fermentations s'accompagnent, mais la production de l'acide acétique dans un milieu qui fermente activement est constamment subordonnée à la production de l'alcool.

Le but affecté par les lois naturelles au ferment acide est de continuer l'œuvre de décomposition commencée par le ferment alcoolique, en déterminant l'oxydation d'une partie ou de la totalité des éléments, carbone et hydrogène de l'alcool.

L'alcool très-concentré résiste à l'oxydation; bien plus, il garantit de la décomposition quantité de substances essentiellement altérables. On dirait que ce liquide, sous l'état de concentration, est un obstacle aux agents désorganisateurs, parce qu'il est en *force*, en d'autres termes, parce qu'il agit par influence de masse.

Mais l'alcool très-aqueux subit facilement l'action de l'oxygène de l'air. Deux cas se présentent :

1º L'oxydation de ses éléments est complète, et il est transformé en eau et en gaz carbonique, en passant par la composition de l'aldéhyde ordinaire :

$$\left. \begin{array}{l} C^4H^6O^2 + O^2 = C^4H^4O^2 + 2HO \\ C^4H^4O^2 + 2HO + O^{10} = 4CO^2 + 6HO \end{array} \right\} \text{(1)}$$

2º L'oxydation est incomplète et engendre de l'acide acétique qui prend naissance à la suite de l'aldéhyde :

$$\left. \begin{array}{l} C^4H^6O^2 + O^2 = C^4H^4O^2 + 2HO \\ C^4H^4O^2 + 2HO + O^2 = C^4H^4O^4 + 2HO \end{array} \right\} \text{(2)}$$

Cette oxydation de l'alcool est accomplie dans trois circonstances :

1º En présence de l'air seul;

2º Sous l'influence des corps poreux;

3º Sous l'influence de certains végétaux microscopiques dits mycodermes.

1º *En présence de l'air.* — On observe que presque toutes les teintures pharmaceutiques préparées avec l'alcool à 60º s'acidifient, quand elles vieillissent renfermées dans des flacons non remplis et souvent débouchés. Dans les mêmes circonstances, l'éther aqueux et légèrement alcoolisé s'acidifie encore, et, le plus souvent, il est absolument impossible de constater la présence des mycodermes, soit à la surface des liquides, soit sur les parois des vases.

2º *Sous l'influence des corps poreux.* — De l'alcool aqueux qu'on fait tomber goutte à goutte sur de la mousse de platine, se transforme presque immédiatement en aldéhyde et en acide acétique. Vu la rapidité

$$\text{Formules transformées d'après le système atomique.} \left\{ \begin{array}{l} \left. \begin{array}{l} C^2H^6O + O = C^2H^4O + H^2O \\ C^2H^4O + H^2O + O^5 = 2(CO^2) + 3H^2O \end{array} \right\} \text{(1)} \\ \left. \begin{array}{l} C^2H^6O + O = C^2H^4O + H^2O \\ C^2H^4O + H^2O + O = C^2H^4O^2 + H^2O \end{array} \right\} \text{(2)} \end{array} \right.$$

avec laquelle le changement s'opère, il est inacceptable qu'il soit l'effet des mycodermes.

L'influence de la porosité n'est probablement pas étrangère à l'acétification produite par les copeaux de hêtre dans la méthode allemande. Toutefois, l'acétification doit être considérée, dans ce dernier cas, plutôt comme un fait accidentel, secondaire, que comme un fait habituel et principal.

3° *Par l'action des mycodermes.* — On appelle mycodermes, des végétaux microscopiques dont les germes résident dans l'air (1) et qui se développent et se multiplient à la surface des liqueurs fermentées ou en voie de fermentation.

Leur rôle consiste à brûler complétement l'alcool par l'intermédiaire de l'oxygène de l'air, de façon à l'amener à l'état d'eau et de gaz carbonique ; ou bien à le brûler incomplétement de façon à produire de l'acide acétique et de l'eau.

On appelle *Mycoderma vini* le végétal qui, par son action sur l'alcool, n'engendre que de l'eau et de l'acide carbonique, et *Mycoderma aceti* celui qui, dans les mêmes circonstances, produit de l'eau et de l'acide acétique.

C'est particulièrement à la présence des mycodermes que l'on doit rapporter le phénomène de l'acétification dans la fabrication du vinaigre par les méthodes d'*Orléans, allemande* et par le *procédé de M. Pasteur.*

Au point de vue de la connaissance des fonctions des mycodermes, plusieurs propositions sont à démontrer :

1° *Les mycodermes sont doués de la propriété de transformer rapidement l'alcool aqueux en acide acétique et en eau, par l'intermédiaire de l'oxygène de l'air.* — Nous composons une liqueur avec 1/20 d'alcool et 19/20 d'eau ; nous l'additionnons d'une pincée de phosphate d'ammoniaque et de cendre alcaline ; puis nous en remplissons à peu près au quart deux éprouvettes, et nous introduisons un fragment de marbre dans chacune d'elles. A l'aide d'une baguette en verre, nous enlevons de la surface d'un suc de groseilles en pleine fermentation acide quelques mousses mycodermiques, et nous les transportons à la surface du liquide n° 1, celui de l'éprouvette n° 2 étant abandonné tel quel. Quarante-huit heures après, nous observons que des bulles de gaz carbonique se dégagent de l'intérieur du liquide n° 1 ; ces bulles deviennent de plus en plus nombreuses avec le temps, tandis que la

---

(1) On conçoit que les germes des mycodermes proviennent uniquement de l'air, leur place dans l'organisme n'ayant pas raison d'être, vu qu'ils ne sont appelés à réagir que sur le produit d'une première décomposition. On peut en dire autant des germes moisissures.

plante mycodermique se multiplie à la surface du milieu; enfin le liquide soumis à l'essai donne de l'acétate de chaux.

Quant au liquide de l'éprouvette n° 2, il reste intact pendant un temps relativement fort long. Il finit néanmoins par se couvrir de mycodermes, s'acidifier et dégager des bulles de gaz qui sont dues, comme précédemment, à la réaction de l'acide acétique sur le carbonate de chaux.

Or, l'on ne peut rapporter l'acétification presque immédiate du liquide n° 1 qu'à la présence des mycodermes tout formés et déposés à sa surface, la plante en plein développement ayant été à même de réagir aussitôt sur l'alcool; et si le liquide de l'éprouvette n° 2 a exigé un plus long temps pour accuser le même phénomène, c'est évidemment parce que ce laps de temps était nécessaire aux germes mycodermiques déposés par l'air, pour se développer et agir.

2° *Les mycodermes, dans certains cas, sont doués de la propriété de brûler complétement l'alcool en eau et acide carbonique par l'intermédiaire de l'oxygène.* — A la suite de la fabrication des cidres, les gens de la campagne ont l'habitude d'entasser le marc exprimé de la pomme et de l'abandonner tel en plein air jusqu'au printemps suivant, époque où ils s'en servent à l'état de terreau. Divers phénomènes sont observés pendant que s'opère cette transformation, et l'un d'eux peut être cité à l'appui de notre proposition. D'abord, le marc se ramollit et sent le cidre cuit. Cette condition résulte, et de l'absorption de l'humidité de l'air, et de l'action de l'oxygène sur les tissus organiques, et de la fermentation alcoolique que le sucre qu'il contient subit. Ensuite, il devient pâteux à l'intérieur, alors que la surface est soulevée et recouverte d'une espèce de croûte à moitié desséchée. A cette époque, il sent fortement le vinaigre, et un amas de mousses mycodermiques est visiblement adhérent à la croûte : l'odeur du vinaigre accuse d'ailleurs le fonctionnement du mycoderme acide sur l'alcool. Quelques semaines après, le tas de marc s'affaisse, devient boue; en outre, l'odeur du vinaigre cesse d'être perçue. C'est que le *Mycoderma aceti* exagère ses fonctions en passant à la condition de *Mycoderma vini*. Dès lors, l'acide acétique lui-même est brûlé complétement à l'état d'eau et d'acide carbonique; et finalement, par suite de la vaporisation de l'eau, de l'action continue de l'oxygène de l'air, tous ces détritus sucrés, protéiques, cellulosiques sont amenés à l'état de terreau.

3° *Le rôle du mycoderme acide consiste à soutirer l'oxygène de l'air et à présenter ce gaz à l'alcool qui est incomplétement brûlé.* — En effet, l'analyse de l'atmosphère gazeuse provenant d'un flacon bouché, où s'est effectuée incomplétement l'acétification d'une liqueur, accuse l'absence presque absolue de l'oxygène.

Du suc de coings, que l'on conserve à froid, après qu'il a subi la fermentation alcoolique, ne s'acidifie que très-faiblement, s'il est renfermé dans un flacon à peu près rempli et bien bouché, et sa surface est à peine recouverte de mousses mycodermiques. Le même suc passe, au contraire, assez rapidement à l'état de vinaigre, si l'accès de l'air est libre, et dans cette circonstance, à sa surface, adhère une couche épaisse de la petite plante.

Dans le premier cas, le mycoderme s'est employé à l'acétification du liquide jusqu'à l'épuisement à peu près complet de l'oxygène renfermé dans le goulot du flacon. Dans le second cas, l'air n'étant pas intercepté, la petite plante a dû se multiplier et agir jusqu'à l'achèvement de l'acétification, c'est-à-dire jusqu'à la totale transformation de l'alcool du suc en acide acétique.

4° Les mycodermes n'agissent que lorsqu'ils sont implantés à la surface de la liqueur alcoolisée. — Lorsque à l'aide de baguettes en verre, l'on submerge la couche mycodermique, l'acétification s'arrête, et elle ne recommence que lorsqu'une nouvelle couche s'est installée à la surface du liquide, selon que le démontrent des essais répétés sur la liqueur en fermentation (essais effectués avec une solution alcaline titrée).

5° Les mycodermes vini, aceti, sont une même espèce ; ils ne diffèrent que par leur puissance d'action ; en d'autres termes, le mycoderme du vinaigre est dans un état relatif de maladie par rapport au mycoderme du vin, c'est pourquoi, sous la direction du Mycoderma aceti, la combustion de l'alcool s'arrête à la composition de l'acide acétique. — Lorsque après avoir laissé agir le mycoderme du vin sur une liqueur alcoolisée et d'ailleurs convenablement composée, l'on soutire le liquide et qu'on le remplace par de l'eau distillée, simplement alcoolisée, en prenant des précautions pour ne pas submerger la petite plante, celle-ci ne pouvant plus se développer et vivre avec la même force, vu qu'une alimentation suffisante lui fait défaut, acidifie lentement la liqueur.

De même, il est reconnu que le mycoderme du vinaigre, dont l'activité a été exagérée par un excès de substances albuminoïdes et d'eau alcoolisée, gagne les fonctions du mycoderme du vin, finit par brûler complétement l'alcool et même l'acide qu'il avait d'abord élaboré. Lorsque étant en pleine activité il est privé subitement d'alcool, il donne encore lieu au même phénomène en portant son action sur l'acide acétique. Aussi est-il fort important pendant la fabrication du vinaigre par les diverses méthodes, d'éviter cette transformation, même momentanée du *Mycoderma aceti* en *Mycoderma vini*, le retour de celui-ci à ses premières fonctions ne devant s'effectuer que très-difficilement (PASTEUR).

6° L'acétification par la méthode allemande, au moyen des ton-

neaux et des copeaux de hêtre, dépend de la présence des mycodermes, soit qu'ils proviennent de l'air, soit qu'ils existent à l'avance dans la liqueur à vinaigrer. — En effet, affirme M. Pasteur, de l'eau alcoolisée, filtrant le long des ficelles des tonneaux (méthode allemande) ne devient immédiatement acide, en tombant sur des copeaux vierges, que si celles-ci ont été trempées préalablement dans de l'eau qui renferme des mycodermes. D'où l'on serait en droit de conclure que les copeaux n'agissent que comme supports des mycodermes et non à la manière du noir de platine.

Toutefois, cette expérience est discutée par certains chimistes et par Liebig en particulier : ce dernier reconnaît en outre dans le mode précité d'acétification un rôle important à la porosité des copeaux : celui de condenser l'oxygène de l'air à la manière des mycodermes, pour le faire servir ensuite à la combustion lente de l'alcool.

Mère du vinaigre. — On appelle mère du vinaigre une substance d'un aspect glaireux et spongieux qui, sous forme de nappe, surnage sur le liquide acide, ou bien se dépose au fond.

Dans le premier cas, la mère du vinaigre enrichit le milieu d'acide acétique, s'il existe encore de l'alcool à vinaigrer, pourvu toutefois que les propriétés du *Mycoderma aceti* ne passent pas à celles du *Mycoderma vini*, car alors la mère du vinaigre, en brûlant le vinaigre lui-même, appauvrirait de plus en plus la liqueur. Lorsqu'elle est submergée, son action est nulle.

Anguilles du vinaigre. — On appelle anguilles du vinaigre certains animalcules qui se développent plus particulièrement dans les tonneaux, lorsqu'ils servent longtemps à la préparation du vinaigre (procédé d'Orléans). Ces animalcules, comme l'affirme M. Pasteur, peuvent déranger et même anéantir à un moment donné les fonctions des mycodermes.

Cet accident se présente, lorsque la surface du liquide à acidifier est entièrement recouverte d'une couche mycodermique ; alors on voit s'élever le long des parois des tonneaux toute cette matière animée et grouillante, cherchant l'oxygène pour le respirer ; et s'il arrive qu'elle dépasse en nombre la hauteur occupée par la croûte mycodermique, elle peut en retombant sur celle-ci l'immerger, et par suite, annuler les fonctions de la petite plante (PASTEUR).

FERMENTATION VISQUEUSE

La fermentation visqueuse est un genre de décomposition qui procure au milieu, où elle s'exerce, un aspect filant et visqueux.

Nature présumée du ferment visqueux. — Le ferment visqueux paraît être un végétal microscopique, constitué par des globules réunis sous forme de chapelets, globules tantôt plus petits, tantôt plus gros.

Produits ordinaires de la fermentation visqueuse. — Quand les globules sont très-petits, les produits de la fermentation sont une matière visqueuse, isomère avec la dextrine $C^{12}H^{10}O^{10}$, et de la mannite $C^{12}H^{14}O^{12}$; le tout accompagné d'un dégagement de gaz.

Quand les globules sont plus développés, les substances neutres, sucre, gomme, etc., paraissent, en se transformant à l'état de matière visqueuse, prendre seulement la composition $C^{12}H^{10}O^{10}$ (PASTEUR).

Cette fermentation se développe dans un grand nombre de circonstances, et il importe peu que le milieu soit de nature végétale ou animale.

Elle s'établit même en dehors de la présence des substances protéiques, exerçant son action sur un grand nombre de principes immédiats. Ainsi, l'eau de fleur d'oranger que l'on abandonne dans des bouteilles non remplies, au contact de la lumière, et supportant une douce température, passe après quelques mois à l'état visqueux; or, l'eau distillée de fleurs d'oranger ne contient pas de substances protéiques, elle ne renferme que de l'huile essentielle, et certains principes volatils mal définis.

Le rôle de la fermentation visqueuse, semble être de commencer l'œuvre de la décomposition de certaines substances neutres; elle apparaît en effet fréquemment la première dans un milieu qui s'altère. D'ailleurs, les changements qu'elle y occasionne sont peu profonds; de sorte que l'on peut encore la considérer comme préparatoire à une autre espèce de fermentation, dont les effets, au point de vue de la décomposition, sont plus accentués.

Exemple de fermentation visqueuse dans un milieu d'origine végétale. — Du sucre dissous dans une solution filtrée de ferment levûre, que l'ébullition a altéré, subit d'abord la fermentation visqueuse et passe à la composition de $C^{12}H^{10}O^{10}$ (PASTEUR).

Id. dans un milieu d'origine animale. — Lorsque l'on fait fermenter du lait pour préparer de l'acide lactique, la fermentation visqueuse précède constamment et même accompagne la fermentation lactique.

Id. dans les vins et dans les cidres. — La fermentation visqueuse s'établit plus fréquemment dans les vins blancs de qualité inférieure, que dans les vins rouges. L'on suppose que l'obstacle, qui s'oppose au développement du ferment visqueux dans cette dernière sorte de vins, tient au tannin, substance capable d'en déterminer la coagulation; le vin blanc en est à peu près complétement dépourvu, circonstance qui facilite, à l'occasion, le développement du ferment visqueux.

Toute liqueur vineuse, vin, cidre, poiré, bière, etc., que la fermentation alcoolique n'aura qu'incomplétement clarifiée, sera disposée à subir la fermentation visqueuse. On dit que ces divers liquides graissent ou filent, quand ils en sont affectés. Comme moyen de l'éviter, l'on indique d'additionner le milieu qui a de la tendance à graisser, d'un infusé d'écorces de chêne, substance naturellement chargée de tannin.

On a cru reconnaître la présence des germes ferments visqueux, dans les graines des céréales : ils y seraient avec le caractère de solubilité dans l'eau et incoagulables par la chaleur ; ce qui est positif, c'est que l'eau de farine et l'eau de riz obtenues par décoction, transforment en deux jours le sucre en corps visqueux, lors même que l'on opère en dehors du contact de l'air (Pasteur). L'exactitude de ce fait étant reconnue, notre opinion touchant l'existence des germes ferments dans les tissus organisés, est appuyée d'une nouvelle preuve.

FERMENTATION LACTIQUE

La formation de l'acide lactique tient à l'action d'un ferment, peut-être végétal, dit levûre lactique, sur des corps neutres, glucoses, gommes, fécule, sorbine, etc., et la manière d'opérer de ce ferment est comparable à celle de la levûre de bière. Prise en masse, la levûre lactique ressemble d'ailleurs à la levûre de bière égouttée et pressée.

Sa couleur est grise (Pasteur). Vue au microscope, elle est formée de globules plus petits que ceux de la levûre de bière, isolés, ou en amas irréguliers, analogues à certains précipités amorphes (Pasteur).

Le ferment lactique se développe et agit dans certaines circonstances ; par exemple, une dissolution de sucre de lait, contenant du caséum et de la craie, fermente particulièrement sous l'action du ferment lactique. Celui-ci, après avoir transformé le milieu, tombe généralement au fond du vase, et se dépose sur l'excès de craie ; mais à cet état il est impur, et l'on parvient difficilement à le distinguer de la substance minérale.

C'est pourquoi, quand on se préoccupe d'isoler cette espèce de ferment, il vaut mieux abandonner à la fermentation, un milieu composé d'un décocté filtré de levûre de bière, de sucre de lait, de craie, et d'une certaine quantité de dépôt de levûre lactique, provenant de l'opération précédente. On a soin, dès le début de l'opération, d'éliminer l'air intérieur du flacon par un courant d'acide carbonique ; c'est afin d'empêcher le développement des infusoires, qui contrarieraient la réaction en dirigeant à leur profit l'œuvre de la décomposition. Ces précautions prises, la levûre lactique ne tarde pas à se multiplier, en opérant la transformation du sucre en acide lactique ; il se produit en même temps une certaine quantité d'acide butyrique, etc., puis finalement, la levûre lactique se dépose visiblement au fond du vase, sous un état assez pur (PASTEUR).

Dans cette opération, on peut remplacer le décocté de levûre de bière, par un décocté de toute espèce de matière azotée, fraîche ou altérée ; le liquide limpide tenant en dissolution une matière azotée, n'est qu'un aliment destiné au ferment, et à ce titre, son origine importe peu : il suffit que sa nature se prête au développement du corps supposé organisé, qui se reproduit, agit et se dépose successivement (PELOUSE et FRÉMY, PASTEUR).

C'est à tort, à notre avis, que l'on considère le ferment lactique comme susceptible de résister à la chaleur de l'ébullition : l'on arrête, en effet, pendant quelque temps au moins, les effets de cette fermentation dans du lait ou du bouillon qui aigrissent, en portant un instant ces liquides à l'ébullition. Que si, d'ailleurs, la fermentation lactique reparaît, c'est que des germes étrangers de ferment lactique s'y implantent et s'y développent.

Produits de la fermentation lactique. — Les produits de la fermentation lactique sont de l'acide lactique et à la suite une certaine quantité d'acide butyrique, quelquefois de l'hydrogène et à peu près constamment du gaz carbonique.

Ce dernier produit implique presque certainement la formation simultanée d'une quantité proportionnelle d'alcool ; en effet, l'on en obtient le plus ordinairement par la distillation de la liqueur en fermentation.

La transformation des corps neutres en acide lactique s'opère avec une certaine différence, selon la composition première de la substance fermentescible.

Trois cas peuvent se présenter :

1° La substance fermentescible (sucre de lait, glucose, sorbine, etc.) possède la composition $C^{12}H^{12}O^{12}$, et alors la réaction consiste dans un dédoublement pur et simple du corps neutre : $C^{12}H^{12}O^{12} = 2(C^6H^6O^6)$, et les deux membres de l'équation sont des corps isomères.

2° La substance fermentescible est le sucre de canne $C^{12}H^{11}O^{11}$; en ce cas, elle commence par s'assimiler un équivalent d'eau probablement encore sous l'action d'une liqueur spéciale sécrétée par le ferment ; elle passe ainsi à la composition $C^{12}H^{12}O^{12}$, et la réaction dernière est alors la même que dans le premier cas : $C^{12}H^{11}O^{11} + HO = 2(C^6H^6O^6)$.

3° Les matières sucrées, telles que la mannite, la dulcite, renferment un excès d'hydrogène. Après avoir perdu cet excès en passant à la composition $C^{12}H^{12}O^{12}$, ces mêmes substances se dédoublent encore comme dans le premier cas :

$$C^{12}H^{14}O^{12} - 2H = 2(C^6H^6O^6)$$

Hâtons-nous d'observer qu'à l'exception de quelques cas, où les circonstances et la composition du milieu sont des plus favorables à la fermentation lactique, il s'en faut que tout le corps neutre sucré suive la métamorphose indiquée par ces trois équations, c'est-à-dire passe tout entier à l'état d'acide lactique : une certaine quantité, au contraire, tombe sous l'action de divers agents désorganisateurs, ferments ou autres, qui disputent le milieu au ferment lactique ; c'est ainsi qu'il se produit à peu près constamment de l'acide lactique, de l'alcool, des acides acétique, butyrique, simultanément ou consécutivement.

Théorie de la fermentation lactique. — Il ne semble pas encore démontré que le ferment lactique soit un végétal. De la notion qu'on se fait sur la structure de cette levûre dépend la manière d'expliquer la fermentation lactique.

Première hypothèse. — Si, avec M. Pasteur, l'on admet que la levûre lactique est un être organisé végétal, l'on est conduit à considérer la fermentation lactique, de même que la fermentation alcoolique, comme un acte corrélatif de la vie et de la reproduction du ferment; ou bien d'une façon plus explicite, comme le résultat d'un phénomène vital, physiologique, phénomène de nutrition appartenant au ferment.

Deuxième hypothèse. — Si, avec M. Berthelot, l'on admet que la métamorphose du sucre s'opère sous l'influence de la matière azotée, lorsqu'elle se décompose pour revêtir ou non la structure de la levûre lactique, on doit encore voir dans ce phénomène un effet de mouvement communiqué, qui, partant de la substance protéique en putréfaction, se répercute sur la substance neutre sucrée.

Quant à la liqueur sécrétée que M. Berthelot suppose provenir, soit de la levûre organisée, soit de la substance azotée lorsqu'elle se putréfie, il n'est pas probable, si cette liqueur existe dans les deux cas, qu'elle soit la cause déterminante de la métamorphose du sucre en acide lactique : la seule influence qu'elle puisse exercer, le seul rôle qu'on puisse aujourd'hui lui reconnaître est de transformer le sucre de canne $C^{12}H^{11}O^{11}$ en sucre glucose $C^{12}H^{12}O^{12}$, comme cela arrive dans la fermentation alcoolique, selon que l'a démontré M. Pasteur.

La fermentation lactique est tout aussi prompte que la fermentation alcoolique, lorsque le milieu où elle s'exerce est parfaitement disposé ; quelquefois même, elle dépasse celle-ci en intensité. Dans les cas ordinaires, si elle est lente, cela vient de ce que la substance azotée (gluten, caséum, fibrine, tissus animaux, etc.) se trouve fréquemment engagée au milieu de matières inertes et inutiles, d'où il est nécessaire qu'elle soit dégagée pour servir à l'alimentation du ferment. Or, ce dégagement est l'œuvre de végétations ou d'infusoires à qui il faut le temps de se développer et d'agir (PASTEUR).

A la rigueur, toutes substances neutres azotées peuvent jouer le rôle de ferment lactique lorsqu'elles se putréfient ; mais il est à remarquer que celles qui sont d'origine animale possèdent cette propriété à un plus haut degré. Le bouillon gras des ménages passant à l'aigre sous l'action du ferment lactique est un exemple à signaler : le sucre des légumes fournit la matière fermentescible, la substance azotée de la viande l'élément nutritif du ferment.

De même, l'on observe que les principes neutres d'origine animale conviennent mieux à la métamorphose lactique que ceux qui proviennent du règne végétal.

La préparation de l'acide lactique au moyen du caséum et du sucre de lait peut être citée à l'appui de cette opinion. Lorsqu'on remplace le sucre de lait par le glucose ou par le sucre de canne, l'on obtient une quantité moindre d'acide lactique; en outre, la transformation de la substance neutre est beaucoup plus lente que dans le premier cas.

La fermentation lactique ne se développe bien que si l'on a soin de maintenir la neutralité du milieu au moyen de la craie. Cette dernière substance est même nécessaire toutes les fois qu'on se propose de préparer une assez grande quantité d'acide lactique, et cela pour deux raisons : d'abord, le ferment finirait par périr au sein d'une liqueur sursaturée du produit de sa vie, selon que nous avons été amené à le reconnaître à l'égard du ferment alcoolique. Ensuite, la lactine non encore métamorphosée, en subissant l'action trop intense de l'acide lactique non neutralisé, tendrait à gagner la composition isomérique de glucose lactique, substance moins apte à subir la métamorphose lactique.

D'après M. Pasteur, il en est de la fermentation lactique comme de la fermentation alcoolique :

1º Lorsqu'on sème de la levûre lactique dans une liqueur sucrée et albumineuse renfermant du carbonate de chaux, la fermentation lactique s'y établit rapidement;

2º Lorsqu'on abandonne à l'air la même dissolution sucrée, il y a encore production d'acide lactique; mais, en même temps, il s'établit dans le milieu d'autres espèces de fermentations : alcoolique, butyrique, visqueuse, acide, etc. En outre, la décomposition du sucre est opérée plus lentement que dans le premier cas.

La présence de la levûre lactique est-elle nécessaire à la production de l'acide lactique ? C'est là une question à résoudre, mais qui, de même qu'il a été démontré à l'égard de la fermentation alcoolique, a probablement pour réponse la négative. D'après cette hypothèse, la production de l'acide lactique pourrait dans certaines circonstances être accidentelle, c'est-à-dire le résultat de l'action d'une autre espèce de ferment opérant avec trop peu d'énergie.

Considéré au point de vue de son rôle physiologique, le ferment lactique semble avoir pour but spécial de commencer la décomposition de certains principes neutres sucrés d'origine animale, et accessoirement de ceux qui proviennent du règne végétal, ses effets n'apparaissant que comme un simple dédoublement du principe immédiat. La fermentation butyrique, qui succède à la fermentation lactique, accentue davantage la désorganisation des mêmes substances.

FERMENTATION BUTYRIQUE

Par fermentation butyrique, l'on entend la transformation de l'acide lactique ou des lactates en acide butyrique ou en butyrates, sous l'action d'un ferment particulier, dit ferment butyrique.

D'après cet énoncé, la fermentation lactique précède toujours, dans les circonstances ordinaires, la fermentation butyrique. Ainsi, tout principe neutre susceptible d'être transformé en acide lactique pourra devenir ensuite acide butyrique.

Nature du ferment butyrique. — Ce ferment est constitué par des animalcules, infusoires, vibrions, ayant la forme de petites baguettes cylindriques, droites, isolées ou réunies par chaînes de deux, trois ou quatre articles et quelquefois même davantage. Ces infusoires se meuvent dans le milieu en glissant. Ils se nourrissent principalement, comme tout ferment, de substances azotées qu'ils puisent probablement dans la matière du ferment lactique qui a cessé de vivre.

On observe qu'un courant de gaz carbonique, projeté dans le milieu où ils opèrent, n'entrave pas la vie de ces vibrions, tandis qu'un courant d'oxygène les tue (PASTEUR, PELOUZE et FRÉMY).

Préparation de l'acide butyrique. — Lorsqu'on abandonne pendant un temps assez long à lui-même un milieu qui a subi la fermentation lactique, il s'y produit une quantité relativement considérable d'acide butyrique, qui remplace le premier acide dans sa combinaison avec la chaux. On isole à la fin l'acide butyrique par la distillation, après avoir préalablement décomposé le butyrate de chaux par l'acide chlorhydrique. La liqueur distillée est composée d'eau et d'acide butyrique. On absorbe la plus grande partie de l'eau au moyen du chlorure de calcium, et l'on purifie l'acide par une ou deux distillations. Dans la dernière opération, on fractionne le liquide qui distille : les premières portions qui passent sont aqueuses ; les dernières sont de l'acide butyrique pur.

Les malates et les citrates provenant des fruits, et qu'on abandonne au contact de l'air, finissent par se transformer en butyrates.

L'acide butyrique est un liquide volatil, bouillant à 164°; il possède une odeur désagréable; c'est l'odeur de l'acide butyrique que laisse percevoir le beurre rance.

Théorie de la fermentation butyrique. — Cette fermentation est constamment accompagnée d'un dégagement d'hydrogène et de gaz carbonique; il se forme, en outre, dans le milieu divers acides homologues entre eux, tels que les acides acétique $C^4H^4O^4$, valérique $C^{10}H^{10}O^4$, propionique $C^6H^6O^4$.

La décomposition de l'acide lactique, sous l'influence du ferment butyrique, peut être représentée par l'équation suivante :

$$2(C^6H^6O^6) = C^8H^7O^3,HO + 4CO^2 + H^4$$
$$\text{lactique.} \qquad \text{butyrique.}$$

On peut transporter du ferment butyrique dans une liqueur sucrée, comme on transporte de la levûre de bière ou lactique; il se multiplie et agit, si le milieu lui est convenablement approprié.

M. Pasteur a même observé ce fait remarquable que le ferment butyrique se développe, en produisant de l'acide butyrique, dans un milieu sucré qui contient seulement des phosphates et de l'ammoniaque (FRÉMY).

A la fermentation butyrique succèdent sans doute d'autres espèces de fermentations, qui, jointes à l'action de l'oxygène de l'air, achèvent de désorganiser les substances neutres, de manière à les réintégrer peu à peu dans l'un ou l'autre des trois règnes de la nature.

FERMENTATION PUTRIDE

La désorganisation de la substance corporelle animale est opérée sous l'action de trois agents principaux : de l'air (oxygène), — des animaux (larves), — des animalcules ferments (vibrions) et divers infusoires.

L'oxygène s'unit spécialement au carbone et à l'hydrogène de la matière; par suite, l'azote devient libre, et comme ce gaz se trouve, à l'état naissant, soumis, en outre, à l'influence des corps poreux, de l'humidité et d'une moyenne température, il s'unit, du moins en grande partie, soit avec de l'hydrogène pour engendrer de l'ammoniaque, soit avec de l'oxygène pour former de l'acide azotique.

Les larves qui proviennent des œufs que de grosses mouches ont déposés sur le cadavre, dévorent celui-ci, en lui imprimant un aspect animé.

Les ferments vibrions et autres infusoires viennent enfin apporter leur puissant concours à l'œuvre de décomposition, en engendrant les phénomènes de la fermentation putride.

Cette espèce de fermentation s'exerce particulièrement sur les substances mortes d'origine animale.

Nature du ferment putride. — Le ferment putride est, d'après M. Pasteur, un animalcule vibrion qu'un excès d'oxygène et l'eau bouillante tuent. Son action, combinée à celle des autres agents désorganisateurs (larves, oxygène et divers infusoires), fait rentrer directement, sous diverses formes, dans la nature minérale, les éléments de la matière sur laquelle elle s'exerce.

Bornons-nous à signaler les phénomènes qui se passent dans une liqueur renfermant une substance animale en dissolution. Deux cas se présentent : le vase qui renferme cette dernière est fermé, ou bien il est ouvert et, par suite, exposé à l'air libre.

Lorsqu'il est fermé, un certain trouble ne tarde pas à se manifester d'abord dans le liquide; il résulte du développement de petits infusoires qui voyagent dans toutes les directions, glanant pour ainsi dire l'oxygène sur leur parcours et transformant ce gaz en acide carbonique. Puis ils meurent et tombent au fond du vase sous forme de précipité. C'est alors que les vibrions ferments apparaissent et agissent, pourvu toutefois que le milieu en renferme des germes féconds. Dans quelques cas fort rares, les germes manquent : alors, la putréfaction n'a pas lieu et le liquide conserve indéfiniment son aspect limpide.

Lorsqu'une liqueur est exposée à l'air libre, les petits infusoires s'y développent encore dès le début, à l'intérieur et à la surface. Leur présence à l'intérieur du liquide fait rapidement disparaître l'oxygène dissous, pendant que ceux qui existent à la surface et s'y amoncellent, arrêtent pour ainsi dire ce gaz au passage et l'empêchent de pénétrer dans le milieu liquide. C'est alors qu'apparaissent encore et agissent les vibrions ferments. La pellicule finit par se déformer et tomber au fond du vase; mais elle se reforme bientôt, protégeant ainsi à peu près constamment l'existence et l'exercice de la vie des vibrions (PASTEUR).

La décomposition de la substance animale devient à cette époque fort complexe, car tous les êtres signalés y prennent part à leur manière : les vibrions, en transformant les matières azotées en produits plus simples, mais encore complexes; les bactériums de la surface, en brûlant ces mêmes produits et en les ramenant aux formes les plus simples des combinaisons binaires : l'eau, l'ammoniaque et l'acide azotique.

FERMENTATION DES MOISISSURES

Cette fermentation a été jusqu'à ce jour peu étudiée. Elle paraît être cependant la plus fréquente de toutes et aussi celle qui est douée de l'énergie la plus intense et la plus prolongée. C'est, en effet, à son action combinée à celle de l'oxygène qu'est due principalement l'entière destruction de la matière organique. Elle intéresse au plus haut degré la pharmacie, à cause de la détérioration qu'elle occasionne dans les espèces médicamenteuses.

Le ferment moisissure s'implante à la surface de tous les corps privés de vie et abandonnés au contact de l'air humide. L'origine de la substance morte lui importe peu ; il opère même sur les corps chimiques précipités et humides.

Comme exemples de décomposition, à laquelle participent puissamment les moisissures, l'on peut signaler : la résolution en leurs éléments d'un morceau de chair ou d'un bouillon gras exposés indéfiniment à l'air ; l'altération d'un suc de fruit fermenté ou non, embouteillé chaud ; l'altération d'un infusé de plantes ; du phosphate de chaux précipité et humide.

L'absence de la lumière favorise singulièrement la formation des moisissures et leur développement ; on peut observer, en effet, que toute substance, solide ou liquide, moisit plus rapidement dans l'obscurité que dans un lieu éclairé par la lumière solaire.

La température tiède ou chaude, dont était saisie une substance quelconque, quand elle a été renfermée dans son casier si elle était solide, ou dans un flacon si elle était liquide, jointe à la raréfaction de l'air, accélère encore considérablement le développement du même ferment. Aussi, est-il de la plus grande importance, pour conserver les drogues pharmaceutiques, dont la préparation ou la dessiccation a nécessité l'emploi de la chaleur, de ne les renfermer que quand elles ont pris la température ambiante. Nous aurons plus loin l'occasion de faire rentrer tout particulièrement dans cette condition les sirops : lorsqu'ils sont embouteillés chauds ou tièdes, ils ne tardent pas à se couvrir de moisissures, tandis qu'ils se maintiennent intacts à peu près indéfiniment quand la mise en bouteille leur est appliquée après le refroidissement.

De même, nous verrons les plantes se comporter, soit entières, soit pulvérisées.

L'aspect que revêtent les moisissures et l'intensité de leur développement paraissent dépendre de la composition de l'atmosphère au milieu de laquelle se trouve placée la substance sur laquelle elles agissent, selon que tend à le démontrer l'expérience suivante :

Des infusés de plantes de même espèce ont été préparés et laissés reposer dans deux locaux différents, dont l'un était l'amphithéâtre à dissection et l'autre un laboratoire de chimie; les liquides du premier appartement se sont recouverts totalement de mousses blanchâtres et épaisses après quarante-huit heures; les liquides du second appartement ne se sont recouverts d'une couche mince et grisâtre de mousses qu'après huit jours de repos.

En résumé, l'action des ferments, dans l'acte des fermentations, se porte sur deux espèces de substances : les principes protéiques d'une part, les principes immédiats et les tissus de l'autre. Les ferments dévorent, pour ainsi dire, les premiers et s'en assimilent plus particulièrement les éléments; ils désorganisent les seconds, et par des dédoublements et des transformations successives, en détruisent la stabilité chimique. Ce résultat acquis, le rôle des ferments paraît dans la plupart des cas terminé, et l'achèvement de la décomposition de la matière organique est l'œuvre de l'oxygène de l'air. Sous l'action de ce gaz, tous les éléments constituants sont comburés, disparaissent sous des formes chimiques très-simples, et quand le carbone se trouve en excès (cas le plus fréquent), les détritus, derniers vestiges de la matière organique, revêtent finalement une couleur noirâtre.

FERMENTATIONS SECONDAIRES

Il existe un autre genre de fermentations auxquelles certains chimistes accordent la qualification de *secondaires*. Elles diffèrent des fermentations ordinaires, en ce que les phénomènes, qui se produisent, apparaissent en dehors de l'existence d'êtres organisés, végétaux ou animalcules. Elles sont simplement le résultat d'une action de présence (catalytie); car des deux principes immédiats qui réagissent, un seul est fermentescible, en d'autres termes, contribue par ses éléments à la génération des produits de fermentation, l'autre n'agissant que par influence de contact.

A cet ordre de fermentation, appartient la formation d'essence d'amandes amères, de laurier-cerise et de divers produits qui accompagnent; la formation d'essence de moutarde noire, de raifort, de cochléaria et, en général, de toutes les essences particulières aux crucifères, etc.

L'eau est le seul véhicule favorable aux réactions qui se passent; l'alcool s'y oppose, ce qui tient sans doute à l'insolubilité dans ce véhicule des principes agissants; il en est de même de l'éther rectifié, etc.; par exemple : de la racine de raifort mise en macération dans de l'alcool

absolu ou dans l'éther, après qu'elle a été desséchée à une douce température, n'engendre pas d'huile essentielle. L'alcool aqueux ralentit
les réactions, mais ne les empêche pas de se produire, selon que le
démontre encore l'expérience.

La chaleur de l'ébullition prolongée les annule absolument, parce
qu'elle coagule le principe actif, la synaptase, la myrosine, etc. Ainsi, on
peut constater que des amandes amères, qui ont été soumises à l'ébullition pendant une demi-heure, n'engendrent pas d'essence, quand on en
forme une émulsion avec de l'eau.

Lotion ou lavage. — La lotion est une opération mécanique, qui
consiste à soumettre une substance donnée, d'origine végétale, animale
ou minérale, à l'action d'un liquide convenablement choisi, dans le but
de la purifier de toute matière étrangère.

La lotion est effectuée dans un baquet, ou dans une terrine, ou dans
une capsule, ou dans un flacon, par agitation, repos et décantation.
L'opération est plusieurs fois renouvelée, jusqu'à ce que la substance
soit obtenue parfaitement pure.

Exemples. — Des racines fraîches sont agitées dans un baquet avec
de l'eau, afin de les débarrasser du sable et du limon qui les salissent.

La chaux délitée, que l'on destine à la préparation de l'eau seconde
de chaux, est délayée à plusieurs reprises dans une grande quantité
d'eau, pour la priver des sels solubles étrangers, chlorures, sulfures,
sulfates, etc., qu'elle renferme.

Le sous-nitrate de bismuth, qui vient d'être précipité, est purifié de
ses eaux mères par plusieurs lavages à l'eau. De même est traité par
l'eau, l'iodure de plomb ; par l'alcool, le proto-iodure de mercure, etc.

Un corps chimique quelconque, liquide de sa nature, sera lavé par
agitation avec un autre liquide impropre à le dissoudre.

La théorie de la lotion est facile à saisir. Considérons un précipité
renfermant 100 gr. de matières étrangères facilement solubles dans
l'eau. Si, après l'avoir délayé dans 10 litres d'eau, l'on arrive à décanter
8 litres du liquide, ces 8 litres emporteront les $\frac{8}{10}$ de 100 gr. d'impuretés, ou $\frac{100}{10} \times 8 = 80$. Et il en restera 20 gr. retenus dans les
2 litres d'eau dont le précipité demeure imbibé. Si l'opération est
répétée, avec la même quantité d'eau que précédemment, il sera possible de décanter cette fois 10 litres, qui emporteront les $\frac{10}{12}$ de 20 gr.
d'impuretés, ou $\frac{20}{12} \times 10 = 17$. Et il en restera 3 gr., imprégnant
le précipité.

Un troisième lavage, effectué de la même manière et avec la même quantité d'eau, emportera les $\frac{10}{12}$ de 3 gr. de matière étrangère, ou $\frac{3}{12} \times 10 = 2,60$; et il en restera 0,40. Ainsi de suite jusqu'à l'épuration complète du précipité. Lorsqu'il s'agit de purifier des précipités chimiques obtenus en petite quantité, la lotion est achevée sur le filtre. Divers appareils sont mentionnés pour cet usage par les auteurs. Celui que nous indiquons, très-simple d'ailleurs, nous paraît réunir les avantages voulus. Il consiste en une fiole à médicament qu'on remplit à peu près complétement du liquide laveur, et qu'on bouche avec un liége traversé par un tube de verre. Il suffit d'agiter fortement sur le filtre cette fiole renversée, pour que le liquide qui s'en échappe avec une certaine force pénètre le précipité, le lave, et finalement s'écoule.

Décantation. — La décantation est souvent pratiquée dans les laboratoires de chimie au moyen du siphon. Cet instrument permet de soustraire très-facilement un précipité au liquide qui le surnage.

Le siphon est un tube recourbé sur lui-même, ayant à peu près la forme d'un V renversé, dont une branche est plus longue que l'autre. Pour s'en servir, l'on commence par le remplir du même liquide que celui qu'on se propose de décanter; on ferme les deux extrémités ouvertes avec le doigt; l'on plonge ensuite la branche la plus courte dans le liquide jusqu'au niveau du précipité; l'écoulement se fait dès qu'on retire le doigt et dure jusqu'à épuisement des eaux mères (fig. 1).

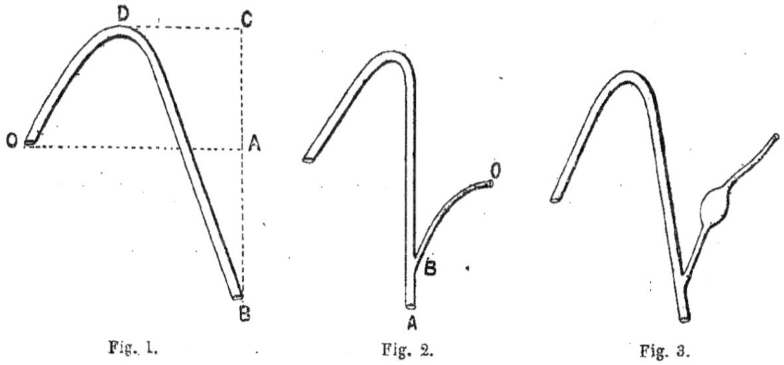

Fig. 1.   Fig. 2.   Fig. 3.

L'on amorce encore le siphon au moyen d'un tube étroit et suffisamment long, partant vers la base de la branche la plus longue (fig. 2). Pendant que l'on aspire en O, l'ouverture A doit être fermée avec le doigt jusqu'à ce que le liquide soit arrivé en B. Cette dernière forme de siphon est employée toutes les fois que la liqueur à décanter est dangereuse à manier; et pour plus de précaution, l'on se sert d'un siphon dont le tube aspirateur est renflé ou à boule vers son milieu (fig. 3).

L'écoulement des liquides, au moyen du siphon, est déterminé par l'excès de pression de haut en bas, exercée par la colonne liquide dans la branche la plus longue, et cet excès est égal à la différence de hauteur des deux colonnes liquides : soit A B, cette différence (fig. 1).

La décantation est encore pratiquée, dans certaines circonstances, au moyen d'une pipette ; le cas se présente quand il s'agit d'opérer sur une faible quantité de liqueur contenue dans une éprouvette.

La pipette consiste en un tube de verre capillaire à la base, ventru ou à boules vers son milieu (la fig. 4 représente ces deux formes). Pour

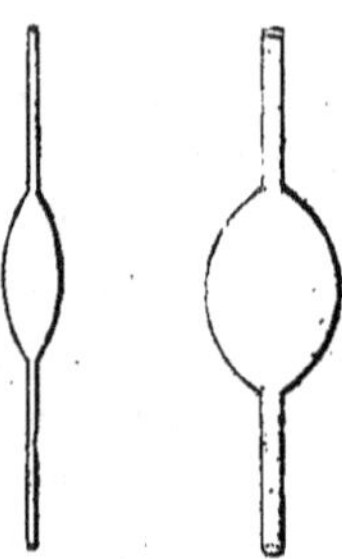

Fig. 4.

s'en servir, on la plonge dans le liquide qu'on se propose de décanter : elle se remplit ; ou bien si elle est à boule, l'on aspire par l'orifice supérieur pour faire monter le liquide dans la boule ; puis en fermant le même orifice avec le doigt, l'on arrive à pouvoir la sortir sans qu'elle se vide. Le doigt ôté, le liquide s'écoule.

Filtration. — Cette opération a pour but de rendre limpide une liqueur trouble, ce à quoi l'on arrive en faisant passer cette dernière à travers une matière poreuse capable de permettre l'écoulement du liquide et de retenir tout ce qui n'est pas dissous.

Divers appareils appropriés à la nature du liquide sont mis en usage à cet effet :

1º L'entonnoir et le filtre en papier ;

2º Les étoffes de laine (blanchet, étamine, chausse d'Hippocrate) ;

3º La serpillière recouverte de filasse ;

4º Le verre pilé ;

5º Le charbon pulvérisé.

1º *Filtration avec entonnoir et papier.* — Pour filtrer par ce procédé, l'on enfonce légèrement dans l'entonnoir le filtre plié en zigzag. Nous disons légèrement, car s'il y pénétrait avec pression, il en obstruerait le col étroit, et la filtration serait par cela même ralentie. D'un autre côté, si le filtre n'était pas suffisamment enfoncé, la surface de la base se trouvant trop étendue, la pression du liquide s'y exercerait trop forte, et le papier serait exposé à se rompre.

Théorie de la filtration. — Le passage d'un liquide à travers les pores d'un filtre de nature quelconque est particulièrement déterminé par la pression de haut en bas, et la valeur de cette pression est représentée par la multiplication de la surface de la base du filtre, par la hauteur de la colonne liquide. Il résulte de là que la filtration s'effectuera plus lentement dans un entonnoir évasé que dans un entonnoir allongé. Toutefois, il convient très-ordinairement de faire usage de préférence d'entonnoirs possédant la première forme, et principalement quand il s'agit de filtrer de grandes quantités de liqueurs très-concentrées ou chargées de matières en suspension, qui, en raison de leur nature, s'écoulent difficilement, et partant, fatiguent le filtre. C'est que, dans ces deux sortes d'entonnoirs, la pression à la base n'est pas la même, les hauteurs des colonnes liquides étant inégales, selon que l'indique le simple examen des entonnoirs **A** et **B**, que nous supposons remplis d'une même quantité de liquide. La hauteur est pour l'entonnoir **A**, A B, plus courte que B C, hauteur de la colonne liquide de l'entonnoir **B**.

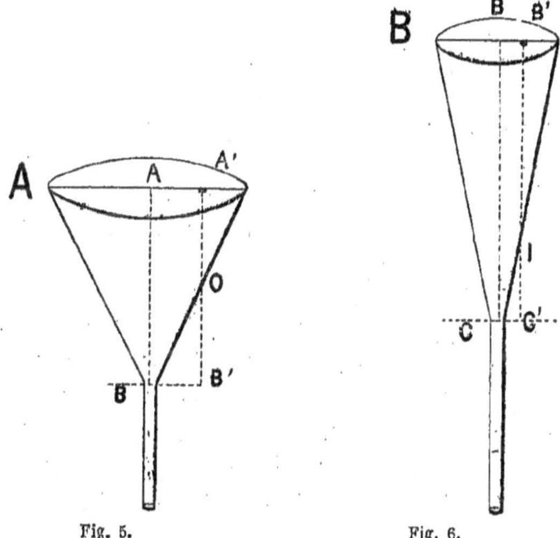

Fig. 5.   Fig. 6.

Le même fait s'explique encore par le raisonnement.

Considérons la pression exercée à la base par deux points matériels pris à égale distance des parois de **A** et **B**. Cette pression suit la direction de la pesanteur, qui est la verticale : elle sera A' B' dans l'entonnoir **A**, et B' C' dans l'entonnoir **B**. Or, la première pression vient butter en O contre la paroi de l'entonnoir, et celle-ci la supporte en grande partie, à la faveur de sa position très-oblique ; tandis que la seconde pression est très-peu dérangée en I de sa direction, la paroi de l'entonnoir **B** occupant presque la verticale.

Il arrive souvent que les premières quantités de liqueurs écoulées sont troubles, il faut les reverser dans l'entonnoir jusqu'à ce qu'elles passent limpides.

Quand on a à filtrer une grande quantité de liqueurs chargées de substances parenchymenteuses ténues, il est bon, pour diminuer l'obstruction qu'elles occasionnent aux pores du papier, d'introduire à la base du filtre un tampon de coton préalablement imbibé du liquide à filtrer. Ce tampon, servant lui-même de support aux matières parenchymenteuses, empêche le papier de s'obstruer.

L'on filtre encore au papier, en disposant celui-ci sur une toile tendue sur un châssis. Ce système de filtration est particulièrement appliqué à la clarification du sous-acétate de plomb liquide.

Parmi les diverses sortes de papier à filtrer que livre le commerce, nous distinguons les filtres Prat-Dumas et Chardin. Ce dernier, en particulier, qui est confectionné avec un apprêt relativement solide et moelleux, est surtout avantageux quand on a à filtrer des liqueurs troubles et concentrées : il donne un écoulement plus prompt et, d'ailleurs, résiste mieux à la pression du liquide.

Quand la liqueur à filtrer est caractérisée par une grande volatilité, il y a lieu d'effectuer l'opération dans un entonnoir spécial (espèce d'allonge) susceptible d'être fermé.

2° *Avec étoffes de laine.* — Pour filtrer avec des étoffes de laine (blanchet, étamine, chausse d'Hippocrate), l'on étend l'étoffe sur un châssis, en ayant soin de lui donner une certaine profondeur. Par cette disposition la pression à la base est augmentée, et partant, l'écoulement rendu plus prompt sans qu'il y ait à craindre la rupture du filtre.

Ce mode est applicable à la filtration des sirops et des mellites bouillants, et en général, de tout liquide neutre concentré.

3° *Avec serpillière en toile et filasse.* — La serpillière est disposée sur un châssis, et recouverte avec deux ou trois couches de filasse placées en croix. Cette dernière substance joue le rôle du papier.

On clarifie par ce mode les onguents en fusion, les gommes résines dissoutes, les sucs de fruits qui viennent de subir la fermentation, etc.

4° *Avec le verre pilé.* — Dans ce mode de filtration, le verre est disposé par couches de plus en plus ténues au fond d'un entonnoir.

Le verre pilé sert à filtrer les acides et les solutions alcalines.

5° *Avec le charbon pulvérisé.* — Le charbon est disposé au fond de l'entonnoir (il y a des entonnoirs de diverse nature et de diverse forme), par couches de plus en plus fines. Avant son emploi, le charbon doit être soumis à l'action de l'eau bouillante, ou mieux de l'acide chlorhydrique d'abord et de l'eau chaude ensuite, dans le but de lui enlever, par la première opération, les sels solubles qu'il peut contenir, par la seconde, les sels solubles et insolubles et toute substance métallique.

La filtration au charbon est particulièrement appliquée aux eaux destinées aux usages culinaires, lorsqu'elles renferment en dissolution des gaz putrides, et en suspension des matières organiques ou minérales.

Quand le filtre a fonctionné pendant un certain temps, il est devenu impropre à clarifier, parce que les pores du charbon se sont remplis de boue et de gaz; il faut en ce cas en interrompre l'usage, et le nettoyer avec l'acide chlorhydrique et l'eau.

Évaporation. — Vaporiser, c'est amener un corps liquide ou solide à l'état de vapeurs. Nous ne nous occuperons que de la vaporisation des liquides, ou *évaporation*.

L'évaporation, pratiquée en pharmacie, a pour but d'obtenir à l'état amorphe ou cristallisé certaines substances préalablement dissoutes dans un liquide donné.

L'évaporation des liquides consiste dans leur transformation en vapeurs; quand l'opération est effectuée au contact de l'air, les molécules de vapeurs se mélangent aux molécules de ce gaz, se logent dans leurs interstices.

L'évaporation d'un liquide dans une atmosphère donnée peut se continuer jusqu'au terme de la saturation; ce résultat atteint, l'évaporation s'arrête.

Conditions nécessaires à l'évaporation. — Trois conditions sont nécessaires pour que l'évaporation s'opère régulièrement à air libre, ou sous l'action de la chaleur :

1° L'air, au milieu duquel l'opération est pratiquée, sera sec. S'il était humide, il se trouverait plus ou moins rapproché de l'état de saturation ; dès lors, les vapeurs du liquide en expérience auraient de la difficulté à se loger dans les interstices aériens.

2° La température sera plutôt chaude que froide. Lorsque l'atmosphère est froide, ses molécules sont contractées; par suite, elles opposent une certaine résistance aux vapeurs étrangères qui tendent à les pénétrer.

3° L'atmosphère ne sera jamais confinée. Si le contraire avait lieu, elle serait vite saturée par les vapeurs du liquide; dès lors, l'évaporation deviendrait impossible.

L'évaporation des liquides est effectuée dans le *vide*, dans l'*air* (évaporation spontanée) par la *chaleur*.

1º *Évaporation dans le vide.* — L'opération se pratique particulièrement dans les laboratoires de chimie et dans un but d'analyse, sous le récipient de la machine pneumatique, en présence d'une substance avide du liquide qu'on se propose d'évaporer. — A cet effet, l'on verse la solution dans une capsule disposée sous le récipient de la machine ; à côté l'on place une autre capsule contenant soit de l'acide sulfurique ou du chlorure de calcium, ou de la chaux vive, substances avides d'humidité ; puis, après avoir adapté la cloche, l'on fait manœuvrer le levier pour raréfier l'air.

Souvent l'on remplace la machine pneumatique par une simple cloche en verre. Dans les deux cas, l'évaporation s'achève conjointement à la faveur du vide et de l'absorption des vapeurs aqueuses, à mesure qu'elles se forment.

L'industrie sucrière et l'industrie pharmaceutique usent d'un procédé particulier d'évaporation dans le vide pour concentrer les dissolutions sucrées qui fournissent le sucre, et pour évaporer les liqueurs extractives qui donnent les extraits secs.

2º *Évaporation spontanée.* — Elle est pratiquée à air libre. On place la solution dans des vases très-élargis, qu'on recouvre à l'occasion avec une toile pour retenir les poussières charriées par l'air. S'il existe un courant d'air convenable, la vapeur du liquide est régulièrement entraînée à mesure qu'elle se forme, et la vaporisation finit par s'achever dans un espace de temps assez court.

L'extraction du sel marin des eaux de la mer nous offre un exemple d'évaporation pratiquée à air libre et sur une grande échelle.

3º *Évaporation par la chaleur.* — Elle est effectuée à l'étuve modérément chauffée, — ou bien au bain-marie, à une température de 95º, — ou bien à l'ébullition.

1º *A l'étuve.* — L'étuve est une chambre établie sur un foyer quelconque de chaleur, par exemple, au-dessus d'un four ; ou bien, l'étuve est une chambre échauffée par un poêle dont la bouche est placée en dehors et dont les tuyaux, qui distribuent la chaleur, traversent l'appartement dans le sens vertical ou dans le sens horizontal. Cette dernière disposition des tuyaux nous paraît préférable, vu que la chaleur est répartie plus rapidement et plus régulièrement dans toutes les parties de l'étuve. L'on conçoit, en effet, que la couche d'air immédiatement contiguë aux tuyaux dans la position horizontale, après s'être échauffée et dilatée, se déplace par la moindre vibration atmosphérique et monte à la partie supérieure de l'appartement ; que les couches avoisinantes s'échauffent successivement et suivent la même marche ascensionnelle ; qu'en définitive, le même mouvement de va-et-vient se continue jusqu'à ce que la température de l'étuve soit partout égale ; tandis que le volume d'air qui a le contact immédiat des tuyaux disposés verticalement, se maintient en place, vu la position qu'il occupe, en faisant équilibre aux volumes d'air environnants ; ce qui fait que la chaleur est, dans ce dernier cas, répartie inégalement.

Pour compléter l'installation d'une étuve, ajoutons que l'air y est renouvelé au moyen d'ouvreaux pratiqués vers le sommet de deux parois opposées.

Anciennement, l'on évaporait à l'étuve les liqueurs extractives obtenues des plantes vertes, dans la préparation des extraits de sucs non dépurés : les liqueurs répandues sur des assiettes y séjournaient jusqu'à complète dessiccation. Aujourd'hui, l'évaporation à l'étuve est particulièrement appliquée à la dessiccation des tablettes, des pâtes, des poudres, à l'achèvement de la dessiccation des substances qu'on a récoltées pendant une saison froide et humide, ou qui après avoir été desséchées, ont repris l'humidité.

2° *Au bain-marie.* — L'évaporation y est effectuée à une température plus élevée qu'à l'étuve, mais inférieure à l'ébullition.

Le bain-marie ordinaire se compose de deux bassines métalliques ; l'inférieure en cuivre fait l'office de chaudière, la supérieure en cuivre étamé sert de récipient ou bain-marie. Cette dernière porte, sur son rebord plan, un tube à dégagement communiquant avec la bassine inférieure. Notons qu'il existe constamment, pendant l'opération, une différence de quelques degrés thermométriques entre les deux liquides : celui de la bassine supérieure n'atteint jamais 100°, quand celui de la bassine inférieure est porté à l'ébullition, et cet abaissement de température tient au retrait du calorique nécessité par la vaporisation.

L'évaporation au bain-marie est applicable particulièrement à la préparation des extraits pharmaceutiques.

3° *A l'ébullition.* — Elle est pratiquée à une température relativement élevée ; c'est pourquoi elle est plus rapide que dans les cas précédents, la vaporisation n'étant plus limitée par le refroidissement qu'occasionne la formation des vapeurs. L'air, en effet, n'oppose plus d'obstacle au dégagement de ces dernières, vu que la tension élastique de la vapeur au terme de l'ébullition égale celle de l'atmosphère. Aussi voit-on à cette température de grosses bulles se former successivement au milieu de la masse liquide et venir crever à la surface.

Il convient de rappeler que tous les liquides ne bouillent pas, sous la même pression atmosphérique, à la même température : l'eau entre en ébullition à 100°, l'alcool à 78°, l'éther à 35°, etc.

Que certaines substances dissoutes dans un liquide donné peuvent en retarder l'ébullition, circonstance qui se rattache à une affinité réciproque, s'exerçant entre le liquide et la substance dissoute.

Que la nature des vases peut faire varier la quantité de calorique nécessaire pour produire l'ébullition des liquides. Plus le vase sera meilleur conducteur de la chaleur, moins vite arrivera le terme de l'ébullition. Ainsi, les vases métalliques dépensent plus de calorique que les vases en terre pour produire le même degré de température.

Que la couleur des vases récipients accélère ou retarde encore l'ébullition. L'on observe, en effet, que de deux vases de même nature et de même capacité, celui qui sera teint en noir portera plus vite à l'ébullition un liquide quelconque que celui qui sera teint en blanc. On sait, du reste, que la couleur blanche possède un pouvoir réflecteur du calorique supérieur à la couleur noire.

Que les surfaces intérieures des vases, quand elles sont polies, retardent l'ébullition, tandis que les surfaces rugueuses l'avancent. Ainsi, l'eau bout à une température supérieure à 100° dans une cornue en verre, et l'ébullition s'y produit avec soubresauts, phénomène qui doit être rapporté à l'adhésion s'exerçant entre la surface du vase et les molécules du liquide. L'eau, au contraire, entre en ébullition à une température inférieure à 100°, quand elle est chauffée dans des vases dont la surface intérieure est couverte d'aspérités, ou encore quand on y projette des pointes métalliques. L'on conçoit, d'ailleurs, que l'adhésion des molécules fluides ne puisse s'exercer sur une surface nulle.

ÉLECTION, RÉCOLTE ET CONSERVATION

DES SUBSTANCES VÉGÉTALES

La pharmacie se procure dans les trois règnes les substances dont elle use.

Le règne minéral fournit un nombre très-restreint de produits naturels, parmi lesquels l'on peut signaler les sulfates de soude et de magnésie. Par contre, quantité de médicaments sont obtenus des minéraux en faisant l'application de procédés chimiques.

Les substances pharmaceutiques extraites du règne animal sont relativement moins nombreuses; mais la plupart, comme l'axonge, la cire, le blanc de baleine, la cantharide, reçoivent un emploi fréquent pour la composition des médicaments réservés à l'usage externe; et d'autres, comme les huiles de morue, la pepsine, le musc, le castoréum, etc., sont journellement administrés intérieurement sous diverses formes.

Quant au règne végétal, il le dispute au moins au règne minéral par la variété et par la multiplicité des substances médicamenteuses qu'il nous livre. Quantité de plantes, en effet, sont réputées (et à titre fondé sur l'expérience) comme jouissant de vertus curatives. Elles entrent dans le domaine de la pharmacie entières, ou bien un organe seulement d'une même espèce est choisi de préférence comme possédant des propriétés médicamenteuses plus accentuées. Tantôt ce sera la racine, tantôt le bois, tantôt l'écorce, ou la feuille, ou la fleur, ou le fruit, ou la graine.

En outre, la substance végétale est offerte aux malades sous diverses formes : poudres, électuaires, teintures, extraits, sirops, etc. Enfin, tous les alcaloïdes si fréquemment usités dans l'art de guérir, sont extraits des végétaux par procédés chimiques.

Dans notre siècle, la médecine s'est ingéniée tout particulièrement à chercher des remèdes aux maux de l'humanité parmi les minéraux; c'est à tort, à notre avis : les plantes sont, par leur organisation, plus rapprochées de nous que ne le sont les minéraux, et elles sont aussi mieux appropriées à notre alimentation ; par suite, il semble rationnel à l'homme d'en user plutôt que des minéraux, non-seulement dans la condition de santé, mais encore dans la condition de maladie. Cette préférence ne nous est-elle pas indiquée par les animaux des classes supérieures, dont la constitution est contiguë à la nôtre, quand par instinct ils sont conduits à distinguer parmi les plantes celles qui sont propres à les guérir des maux ou des accidents dont ils souffrent? Rarement, en effet, on les surprend faisant usage des minéraux. Nous pourrions même ajouter qu'on s'est attaché sans motif valable à faire un choix exclusif parmi les principes immédiats des plantes. Qui, par exemple, pourrait affirmer sérieusement que la digitaline, que la quinine, etc., jouissent de propriétés curatives supérieures à la poudre de digitale obtenue des feuilles de la plante cueillies à une époque convenable et convenablement desséchées, ou à celle d'un quinquina bien choisi?

Étant admise la valeur médicamenteuse d'un nombre relativement considérable de végétaux, il convient de bien connaître les règles à suivre dans le *choix*, dans la *récolte* et dans la *conservation* des plantes destinées à l'usage médical.

Choix des végétaux. — Il importe, dans l'élection des végétaux, de tenir compte de leur âge, du terrain où ils croissent, de la culture qu'on leur donne ou de l'absence de culture, ces conditions ayant une influence très-marquée sur leur valeur thérapeutique.

Age. — Dans le jeune âge les plantes, et plus particulièrement celles qui sont herbacées, ne contiennent guère que de l'eau et une sorte de mucilage; la présence des principes immédiats fait à peu près défaut. Aussi voit-on des plantes, vénéneuses de leur nature, quand elles ont acquis un certain développement, présenter une innocuité complète lorsqu'elles sont encore très-jeunes. Telles sont les pousses de l'apocyn, dont se nourrissent les nègres; telle est la viorne clématite que mangent les paysans toscans (SOUBEYRAN). D'autre part, quand les plantes ont vieilli, leurs racines sont devenues ligneuses, leurs écorces se sont fendillées, le bois s'est mité. Tous ces changements accusent dans la matière végétale une altération plus ou moins avancée des principes immédiats.

Il n'y a donc que l'âge adulte et l'âge mûr de la plante, époques où elle a acquis la plus grande vigueur et, partant, où elle possède la plus forte dose de principes médicamenteux, qui conviennent à sa récolte.

Terrain. — Le terrain sur lequel croissent les plantes exerce aussi une influence très-marquée sur leurs propriétés médicinales. Ainsi, des ombellifères simplement aromatiques, quand elles végètent sur un terrain sec, acquièrent des propriétés vénéneuses au bord de l'eau. Exemple : l'*Œnanthe crocata*.

La plupart des solanées, les crucifères, prennent un plus fort développement dans le voisinage des lieux habités que sur un sol aride. Les bulbes croissent plus vigoureuses et acquièrent une meilleure qualité dans un terrain sec et riche en matières carbonatées que dans un terrain humide, argileux et fortement fumé. Les racines fibreuses préfèrent une terre poreuse à une terre compacte. Certaines plantes aromatiques des montagnes, telle que l'arnica, paraissent posséder des propriétés médicamenteuses supérieures aux mêmes espèces qui croissent dans la plaine (SOUBEYRAN).

L'exposition au soleil et les lieux ombragés exercent bien aussi une influence favorable ou défavorable sur la végétation, et partant, sur l'élaboration des principes immédiats des végétaux.

D'après ces considérations, il n'est pas indifférent de récolter les plantes médicinales sur un terrain plutôt que sur un autre, et l'on doit accorder la préférence au terrain où elles croissent naturellement.

Culture. — Les propriétés naturelles des végétaux n'augmentent pas par la culture, elles faiblissent au contraire le plus ordinairement, ou même disparaissent. La chicorée sauvage, par exemple, n'est plus amère lorsqu'elle est cultivée. Les graines, en général, deviennent moins propres à la reproduction. Aussi, voyons-nous les agriculteurs donner la préférence, pour ensemencer, aux graines qui proviennent d'espèces nées sur un sol aride ou médiocrement fumé. Que s'il arrive que certaines plantes acquièrent une valeur réelle à la suite de la culture, cette valeur est étrangère aux propriétés naturelles et concerne uniquement l'usage comestible ou l'ornementation. Telles sont un grand nombre de plantes appartenant aux familles des Crucifères, des Rosacées, des Labiées, des Ombellifères ; en un mot, tous les arbres fruitiers, toutes les plantes potagères et toutes les fleurs de jardin, auxquelles la culture procure un accroissement exagéré.

Néanmoins, l'on est forcé de cultiver un assez grand nombre de plantes pour arriver à les obtenir en quantité suffisante. En ce cas, l'on doit spécialement se préoccuper de bien choisir le terrain et modérer l'emploi des engrais.

Récolte des végétaux. — *Règle.* — Les plantes ou parties de plantes destinées à l'usage médical seront cueillies lorsqu'elles auront acquis leur plus grand développement, c'est-à-dire lorsqu'elles posséderont la plus grande vigueur.

Récolte des racines. — Les racines sont récoltées à la fin de l'automne ou bien au commencement du printemps. A ces deux époques, elles sont plus succulentes, leurs principes immédiats sont élaborés d'une façon plus complète. Ce qui s'explique, en admettant qu'à la fin de l'automne les organes reproducteurs (les graines) sont arrivés à la maturité, et que, dès lors, les sucs n'étant plus retenus vers le sommet des rameaux par l'appel des fruits et des semences, redescendent pour former le *cambium* dans les plantes vivaces, ou pour s'accumuler dans les racines et y continuer leur élaboration chez les plantes bisannuelles. Les racines croissent, en effet, jusqu'à l'hiver, époque où la force vitale du végétal paraît s'endormir. Au commencement du printemps, celle-ci se réveille sous l'impression d'une douce température et de l'action magnétique du globe; alors apparaissent les bourgeons; mais leur développement ne peut s'effectuer qu'au détriment de la substance des racines, qui ont à fournir les ingrédients propres à la première alimentation d'organes récents. C'est pourquoi, si on reporte la récolte des racines au printemps, il faut opérer dès l'apparition des premières feuilles.

Quant aux racines des plantes vivaces, l'on attend pour en faire la récolte qu'elles aient atteint quatre ou cinq années d'existence, leur développement étant à ce terme plus avancé et les sucs mieux nourris Citons, comme exemple, les racines de jalap, de rhubarbe, etc.

Récolte des bois et des écorces. — La récolte du tissu ligneux (bois) est effectuée en hiver, parce qu'à cette époque de l'année il est plus dense, il est aussi moins séveux et, par suite, plus facile à dessécher.

Pour les mêmes motifs, les écorces seront récoltées en hiver. Elles seront cueillies sur des individus ni trop jeunes ni trop vieux. Si la plante était trop jeune, son écorce renfermerait peu ou point de principes immédiats; si elle était trop ancienne, l'écorce pourrait être avariée, et les éléments de la matière extractive et les sels divers, mis à nu, auraient déjà subi un commencement d'altération.

Récolte des feuilles. — On récolte les feuilles quand les boutons de fleurs commencent à s'épanouir. Il y a lieu de croire qu'à cette époque elles sont arrivées à l'apogée de leur développement, et partant, de leur richesse en principes médicamenteux. Il semblerait que, jusqu'au moment de la fleuraison, l'instinct du végétal se fût appliqué spécialement à enrichir les feuilles des dons dont il dispose. Aussi, ces organes sont-ils, lors de l'épanouissement des boutons de fleurs, décorés de leur plus belle teinte. Plus tard, l'attention de la force vitale se porte vers les verticilles reproducteurs; et les feuilles elles-mêmes, ayant à concourir à la maturation du fruit en cédant les sucs, qui leur ont été confiés, pour qu'elles en poursuivissent l'élaboration, s'appauvrissent peu à peu de leur substance. Ce phénomène de transmission des sucs renfermés dans les feuilles aux organes reproducteurs est, d'ailleurs, rendu sensible par l'aspect que prennent la tige et les feuilles du blé, par exemple, à l'époque où l'épi se forme : on les voit pamer, jaunir graduellement et de bas en haut. Évidemment tout le corps de la plante et plus particulièrement les feuilles s'emploient à fournir les éléments constitutifs de la graine, pendant une saison où le sol desséché est rationnellement impropre à procurer aux racines l'humidité nécessaire à la montée de la sève. Observons, à cette occasion, que la nature a pris ses précautions pour empêcher que le suc séveux des feuilles ne se dessèche avant que la maturation soit terminée, en recouvrant leur surface interne d'une espèce de vernis imperméable, leur surface externe possédant, d'ailleurs, un tissu perméable et susceptible d'être traversé même par la rosée.

De ce que les feuilles sont appauvries de suc élaboré, aux époques de la fleuraison et de la maturation, l'on conçoit que les propriétés médicamenteuses, dont elles peuvent être douées, aient proportionnellement diminué ; que, par suite, elles sont devenues moins propres à l'usage médical.

D'un autre côté, il ne convient pas de cueillir les feuilles quand elles sont très-jeunes, les sucs séveux, dont elles regorgent, n'ayant pas eu le temps de subir une élaboration suffisante.

Les feuilles de digitale sont avantageusement récoltées à la fin de l'automne ; ces dernières, après la chute de la tige, continuent, en effet, à se développer et à s'enrichir de principes élaborés jusqu'à l'entrée de l'hiver.

Récolte des fleurs. — Dans les cas ordinaires, les fleurs sont récoltées à l'époque de leur épanouissement moyen ; c'est le moment où les pétales sont plus vigoureux, possèdent la plus vive couleur et où tous les verticilles floraux sont plus chargés d'arome. Citons, comme exemples, les fleurs de tilleul, de mauve, de pied-de-chat, de tussilage, de violette, etc.

Les pétales du pavot, de la rose rouge, sont cueillis quand ils sont complétement épanouis.

Les fleurs de roses de Provins sont, au contraire, récoltées en boutons. Sous cette condition, leur coloris est plus vif et le principe astringent plus abondant.

Quand on se propose de conserver les fleurs, il convient de les cueillir après l'évaporation de la rosée ; l'on arrive ainsi à les dessécher plus facilement.

Quand on doit les faire servir à la préparation des eaux distillées aromatiques, il faut, au contraire, les cueillir dès le matin avant l'évaporation de la rosée, ou bien encore le soir, après le coucher du soleil, leur arome, à ces deux moments de la journée, étant plus abondant et plus suave.

Récolte des fruits. — Les fruits charnus, les baies, sont cueillis à la maturité. Citons comme exemples, les groseilles, les mûres, les framboises, les coings, etc., que l'on destine à la préparation des sucs acides. Mais lorsqu'on a en vue la conservation des fruits charnus, il est convenable d'en faire la récolte en devançant la maturité.

Quant aux fruits secs capsulaires et aux semences, on les récolte à l'époque de la maturité complète, quels que soient d'ailleurs les usages et la fin auxquels on les destine.

Conservation des plantes. — Il ne suffit pas de faire la récolte des plantes en temps opportun pour les utiliser en pharmacie, il faut encore arriver à les conserver en bon état au moins pendant une année. Ce résultat est obtenu par la dessiccation qu'on leur fait subir.

Les plantes exotiques, c'est-à-dire celles qui croissent dans les pays étrangers, nous sont ordinairement livrées par le commerce, suffisamment desséchées pour être immédiatement emmagasinées sans qu'il y ait à craindre qu'elles s'altèrent. Il n'en est pas ainsi des plantes du pays, que nous récoltons nous-mêmes à l'état humide ou en pleine végétation : elles ne peuvent êtres maintenues intactes, même pendant quelques jours; et la facile décomposition que subit leur substance est expliquée de la manière suivante :

Dès que les plantes sont soustraites à l'influence de la vie, les principes dont elles sont formées tombent sous l'action désorganisatrice de deux espèces d'agents, l'oxygène de l'air et les ferments... L'oxygène agit particulièrement sur la sève plus ou moins élaborée, qui de sa nature est essentiellement instable; brûle, parmi les éléments de la composition organique, du carbone et de l'hydrogène, si ce dernier corps se trouve associé à une quantité proportionnelle plus faible d'oxygène. A la suite de cette combustion lente, se produit *un ébranlement moléculaire* qui pénètre la matière et finit par en séparer totalement les éléments, hydrogène et oxygène, sous la forme de l'eau. C'est pourquoi, la substance organique s'humecte et noircit en s'enrichissant de carbone. Les ferments et particulièrement les moisissures viennent activer l'œuvre de la décomposition, la matière occupant, d'ailleurs, une condition favorable à leur développement. Dès lors, les principes immédiats eux-mêmes subissent un mouvement analogue de résolution, et la matière organique tout entière finit par pourrir et disparaître. Les égalités, dans l'exemple suivant, expliquent les réactions.

Soit considéré un principe immédiat quelconque, la mannite, par exemple, appartenant à une plante verte, privée de vie et subissant l'influence de l'oxygène de l'air O^n, de l'humidité $(HO)^n$ et d'une moyenne température. Soit, en outre, considéré le sulfate de chaux comme faisant partie de la composition organique :

$$(1) \begin{cases} C^{12}H^{14}O^{12} + CaO,SO^3 + O^n + (HO)^n = C^{11} + (2HO + 12HO) + CO^2 \\ \text{mannite.} \qquad\qquad\qquad\qquad\qquad\qquad + CaO,SO^3 + O^n + (HO)^n \\ = C^9 + (2HO + 12HO) + 3(CO^2) + CaS + O^n + (HO)^n \\ = C^9 + (2HO + 12HO) + CaO,HO,2(CO^2) + CO^2 + HS + O^n + (HO)^n \end{cases}$$

La première équation indique le résultat final de l'ébranlement moléculaire produit par l'oxydation d'un ou de plusieurs équivalents de carbone et de deux équivalents d'hydrogène; et la matière organique brunit et s'humecte.

Les deux dernières font voir, en outre, comment le sulfate de chaux est lui-même réduit, en passant à l'état de sulfure de calcium; puis comment le sulfure de calcium devient bi-carbonate de chaux soluble et hydrogène sulfuré. Ce dernier corps peut lui-même, en subissant certaines influences, passer à l'état d'acide sulfurique et d'eau, et s'il existe de l'azote dans la composition, ce gaz est susceptible d'être transformé en ammoniaque par combinaison avec l'hydrogène.

De l'impossibilité où l'on est de maintenir intactes les plantes fraîches et quand, du reste, il s'en faut qu'il soit prouvé que celles-ci possèdent dans tous les cas des propriétés médicamenteuses supérieures aux mêmes espèces convenablement desséchées, résulte l'obligation de se préoccuper de la marche à suivre pour amener les substances cueillies vertes sous cette condition unique, l'état de siccité, où elles sont susceptibles de conserver leurs propriétés naturelles.

Les plantes vertes sont desséchées au grenier ou à l'étuve, ou bien la dessiccation commencée au grenier est achevée à l'étuve.

Nous avons donné précédemment la description de l'étuve, et nous n'avons rien à dire touchant celle du grenier, dont chacun se fait facilement une idée exacte. Toutefois, il n'est pas inutile d'observer qu'il convient de donner aux ouvreaux de ce dernier séchoir une plus grande dimension qu'à ceux de l'étuve, et d'installer l'appartement de façon que la lumière directe du soleil ne puisse y pénétrer.

Dessiccation des racines. — Après les avoir nettoyées et coupées en tranches minces au moyen du couteau à manche, les tenir d'abord au grenier, où elles commencent leur dessiccation, puis à l'étuve, où elles l'achèvent; un treillage en osier suspendu et sur lequel elles seraient

---

(1) Th. atom. — $C^6H^{14}O^6 + SO^4Ca + O^n + (H^2O)^n = C^5 + (H^2O + 6H^2O) + CO^2$
$$+ SO^4Ca + O^n + (H^2O)^n$$
$$= C^3 + (H^2O + CH^2O) + 3CO^2 + CaS + O^n + (H^2O)^n$$
$$= C^3 + (H^2O + 6H^2O) + (CO^3)^2H^2Ca'' + CO^2 + H^2S + O^n + (H^2O)^n$$

placées conviendrait parfaitement pour cet usage. Si l'on ne possède pas d'appareil de ce genre et qu'on s'en tienne à les étendre sur le plancher même de l'appartement, il est indispensable de les retourner souvent pour favoriser l'évaporation de l'humidité.

Il y a de bonnes raisons pour ne pas commencer la dessiccation des racines à l'étuve ; elles y subiraient à la surface l'effet de la chaleur trop vive, une sorte de coction, quand l'intérieur conserverait encore de l'eau de végétation. Renfermées sous cet état de dessiccation plus apparente que réelle dans les bocaux de l'officine, elles ne tarderaient pas à se couvrir de moisissures, dont le développement serait occasionné par l'humidité qui se ferait jour peu à peu du centre à la circonférence des fragments de la substance, en en ramollissant les tissus.

Dessiccation du bois et des écorces. — Les écorces sont desséchées, sans qu'il soit nécessaire de leur faire subir la division, de la même manière que les racines et en employant les mêmes précautions.

De même encore sont desséchés les bois que l'on verloppe avant ou après leur séjour au séchoir.

Dessiccation des feuilles. — Les procédés suivants, appliqués à la dessiccation des feuilles, nous paraissent donner les meilleurs résultats :

A. — Au moyen de cordes fixées en travers du grenier, suspendre sans pression les tiges ou rameaux auxquels adhèrent les feuilles. Quand celles-ci sont pâmées, c'est-à-dire à moitié desséchées, les détacher des rameaux ; et, si la saison est chaude et l'air sec, en achever la dessiccation sur le plancher du séchoir, où on les étend en couches minces qu'on retourne souvent, ou mieux sur des claies en osier. Si la saison est froide, humide, terminer l'opération à l'étuve, en employant les mêmes précautions qu'au grenier.

Ce procédé est applicable à la dessiccation de toutes sortes de feuilles aromatiques ou à odeur vireuse, ou même inodore, comme la menthe, la sauge, la mélisse, le frêne, la ciguë, la belladone, la stramoine, la jusquiame, etc. Il permet d'amener à l'état de siccité complète la substance végétale, tout en lui conservant son arome et à peu près la même couleur qu'elle avait quand elle était fraîche : deux caractères qui accusent dans la composition organique l'intégralité des principes naturels.

B. — Lorsqu'il s'agit de dessécher une petite quantité de feuilles vertes, qu'on se propose d'employer à la préparation des poudres pharmaceutiques, l'on arrive par le procédé suivant à obtenir des résultats plus satisfaisants encore. Le cas se présente en particulier pour la digitale qui, vu sa grande activité, n'est administrée aux malades qu'à faible dose, et que pour ce motif le pharmacien n'est tenu de récolter qu'en petite quantité à la fois.

Prendre un large panier de droguerie, y installer intérieurement de bas en haut plusieurs étagères avec fil, branchages et quelques brins de paille. Étendre à mesure les feuilles vertes sur les étagères, de manière à n'en placer qu'une seule sur la même surface.

Couvrir le panier avec une toile et le faire séjourner à l'étuve pendant quinze jours.

La température relativement élevée de l'étuve, le libre courant d'air à travers le tissu du panier, déterminent rapidement la vaporisation de l'eau de végétation; en sorte qu'aucun genre d'altération n'est possible dans la substance végétale pendant qu'elle se dessèche. Aussi les feuilles, à la sortie du séchoir, possèdent-elles exactement la même couleur que si elles étaient vertes.

On s'y prendrait plus simplement encore, et l'on obtiendrait le même résultat, en enfilant les feuilles à l'étuve même, ou à l'intérieur de grêles qu'on y ferait séjourner jusqu'à parfaite dessiccation.

Toutes les précautions que nous venons de mentionner sont nécessaires pour réussir la dessiccation d'organes quelconques des végétaux, et particulièrement celle des feuilles. L'expérience prouve, en effet, que deux feuilles juxtaposées selon leur surface externe et qu'on expose soit à l'étuve, soit même au grenier, noircissent; — qu'une plus grande quantité de feuilles empilées les unes sur les autres noircissent encore dans la même circonstance, et en outre se couvrent de moisissures.

Dans le premier cas, l'altération doit être attribuée à l'humidité dont l'évaporation a été contrariée par la juxtaposition des deux feuilles. Dans le second cas, l'altération devenue plus profonde, tient à l'évaporation plus lente et plus difficile encore de l'eau de végétation, circonstance qui a favorisé le développement des moisissures.

Dessiccation des fleurs. — Les fleurs étant récoltées pendant la saison la plus chaude de l'année, l'on arrive facilement à les dessécher en les exposant au grenier. Toutefois, il y a lieu de modifier le procédé selon le caractère plus ou moins impressionnable de l'espèce de fleurs et selon la quantité sur laquelle on opère.

A. — Si leur couleur est terne et, par suite, peu impressionnable à la lumière; si, en outre, elles ne sont pas trop altérables à l'air et que, d'ailleurs, le besoin de la pharmacie exige que l'on opère sur une grande quantité, on les étale sur le plancher en couche mince que l'on retourne fréquemment. Quand la dessiccation avance, on donne à la couche une plus grande épaisseur, afin de diminuer autant que possible la déperdition d'essence. Enfin, lorsque les fleurs semblent desséchées, on les abandonne à elles-mêmes, sous forme de tas, pendant au moins dix jours. Le but qu'on se propose par cette dernière manipulation est de faciliter la complète vaporisation de l'humidité retenue à l'intérieur des boutons non épanouis ; car si la substance végétale était renfermée trop tôt, ces derniers ne tarderaient pas à se couvrir de moisissures, conséquence de vapeurs aqueuses qui se feraient jour à la surface.

Ce procédé est particulièrement appliqué à la dessiccation des fleurs de tilleul.

B. — Lorsque les fleurs possèdent une couleur vive et médiocrement impressionnable à la lumière diffuse, la dessiccation en est encore effectuée au grenier. Mais afin d'empêcher le plus possible qu'elles ne se décolorent, on les étend sur des claies d'osier, d'abord en couche mince, ensuite plus épaisse, à mesure que la dessiccation avance, et l'on a soin de les remuer fréquemment. Quand on juge qu'elles sont suffisamment desséchées, on les rassemble en tas et on les abandonne à elles-mêmes pendant huit jours avant de les renfermer. Par cette dernière précaution, l'on a en vue, comme précédemment, l'achèvement de la dessiccation, tout en évitant le plus possible une déperdition d'arome.

Ce procédé est appliqué avantageusement à la dessiccation des fleurs de violettes, de pieds-de-chats, de mauves, de tussilages, de coquelicots, de roses rouges, de roses de Provins, de camomilles, de bouillons-blancs, etc.

C. — Lorsque les fleurs possèdent une couleur vive et très-impressionnable à la lumière intense ou même diffuse, l'on en forme de petits bouquets que l'on enferme librement dans des cornets de papier rouge, jaune ou noir (ni vert, ni bleu) ; puis l'on tient ces bouquets suspendus au grenier pendant un mois environ avant de les emmagasiner.

L'emploi de cornets colorés a pour but de préserver les fleurs, pendant qu'elles se dessèchent, de l'effet de la lumière. Chacun sait que le rayon simple de lumière se subdivise en trois rayons élémentaires : rayon calorifique, rayon lumineux, rayon chimique, et que le rayon chimique, qui seul sollicite la décoloration des substances et pour le cas présent détermine celle des fleurs, est retenu par les couleurs rouge, jaune ou noire.

Ce procédé de dessiccation est particulièrement appliqué aux fleurs de bluet, de petite centaurée, d'hypericum, de millepertuis.

Observons que l'on ne doit jamais remplacer le grenier par l'étuve, quand il s'agit de dessécher des fleurs. Celles qui sont aromatiques y perdraient en grande partie leur arome ; toutes s'y décoloreraient, noirciraient, ou même se couvriraient de moisissures, en subissant l'action trop vive de la chaleur dans un milieu non suffisamment aéré.

Il faudrait, pour qu'il fût opportun de faire séjourner des fleurs à l'étuve, pendant un jour ou deux et seulement vers la fin de la dessiccation effectuée au grenier, que la saison d'été fût par trop pluvieuse.

Bien que desséchées, les plantes ne sont pas susceptibles de se maintenir en parfait état, même pendant une année, si on ne les garantit pas de l'air humide et de la lumière. L'air humide les ramène sous une condition voisine de celle qu'elles occupaient quand elles ont été cueillies; dès lors, l'oxygène peut réagir sur la substance végétale et les moisissures s'y développer. Les changements occasionnés par ces deux agents sont d'ailleurs accusés visiblement dans maintes circonstances; par exemple, dans les plantes de rebut qui ont vieilli au grenier, pressées dans des sacs de toile. L'on remarque que les parties les plus détériorées, c'est-à-dire celles qui ont perdu leur couleur naturelle en passant à la couleur jaunâtre ou brune, ou encore qui se sont couvertes de moisissures et mitées, sont contiguës au tissu du sac. C'est que, sans doute, elles ont été impressionnées plus directement par l'air humide que les parties intérieures mieux conservées.

De même, la lumière intense ou diffuse opère lentement la décoloration des plantes sèches, et son action est d'autant plus effective que la couleur de la substance est plus vive. Des fleurs de roses de Provins qu'on tient renfermées dans un bocal en verre blanc ne tardent pas à pâlir, et la décoloration augmente visiblement du centre à la circonférence, la circonférence étant plus directement exposée à la lumière.

Le moyen le plus pratique, pour soustraire les plantes sèches aux accidents de détérioration, consiste à les renfermer dans des barils munis d'un couvercle et qu'on dispose dans un grenier bien aéré. Il est avantageux de se servir, pour cet usage, de barils d'une assez grande dimension et qu'on remplit le plus complétement possible, en faisant subir aux plantes une certaine pression, si toutefois elles sont susceptibles de la supporter sans trop se briser (et c'est le cas de toutes les fleurs en général). Ainsi rassemblées en masse, elles ne perdent pas sensiblement de leur arome; l'on dirait même que celles qui sont particulièrement aromatiques le développent. Il est du moins positif qu'à la faveur de la porosité dont est douée la substance végétale, l'huile essentielle échappée des couches inférieures est retenue par les couches superposées qu'elle aromatise avant de se dégager dans l'air. En outre, elles absorbent peu d'humidité et sont soustraites à l'action de la lumière, vu l'imperméabilité et l'opacité de la paroi des barils.

L'usage des sacs de papier, dont le tissu poreux se laisse assez facilement pénétrer par la vapeur aqueuse et ne retient pas absolument le rayon chimique de lumière, l'usage de sacs en toile surtout, sont loin

de donner des résultats aussi satisfaisants, quand d'ailleurs il y a nécessité de tenir les plantes dans une chambre bien aérée, si l'on veut éviter
qu'elles ne prennent l'odeur de renfermé et le goût de moisi, particuliers
à une atmosphère confinée.

Quand la substance végétale est d'un débit peu considérable, ou qu'on
trouve plus commode pour le détail, de l'avoir sous la main, l'on se sert
ordinairement comme récipients, de bocaux en verre. En ce cas, il
convient, d'après ce qui a été dit précédemment, de n'employer que des
bocaux en verre de couleur.

Observons que toute substance végétale, qui a séjourné à l'étuve, ne
doit être renfermée dans son casier qu'après avoir pris la température
ambiante. Cette règle ne souffre pas d'exception, l'enfreindre c'est accepter
la certitude de disposer la matière à l'altération provoquée particulièrement par les moisissures.

Renouvellement. — Il est à la connaissance de tous que les plantes
finissent toujours en vieillissant par atténuer et perdre leurs propriétés
médicamenteuses, soit qu'elles se mitent, ou se décolorent, ou laissen
évaporer leur essence ; en conséquence, l'on est tenu à les renouveler
chaque année, sous n'importe quelle forme pharmaceutique.

SOLUTIONS

Le plus grand nombre des produits chimiques et pharmaceutiques est à l'état solide, et fréquemment l'on est mis dans l'obligation d'en opérer la dissolution pour les usages de la pharmacie. Souvent le principe actif de la substance médicamenteuse se trouve engagé au milieu d'une masse de matières inertes d'où il faut l'extraire, soit qu'on veuille l'obtenir à l'état de simple solution, ou le concentrer sous forme d'extrait, ou l'amener sous la forme cristalline; on ne peut opérer cette extraction que par voie de dissolution, à l'aide d'un agent dissolvant convenablement choisi. Mais parce qu'il arrive que les caractères de solubilité des corps qu'on se propose de dissoudre sont rarement les mêmes, et que d'ailleurs la faculté dissolvante des véhicules employés diffère selon le degré de température, il est nécessaire de varier dans la pratique le mode opératoire, c'est-à-dire le mode de dissolution.

Ces modes sont au nombre de six, savoir : la solution simple, la macération, l'infusion, la digestion, la décoction, la lixiviation.

Solution simple. — Par solution simple et par solution en général, il faut entendre le passage d'un corps solide à l'état liquide par l'intermédiaire d'un agent dissolvant qui a reçu la dénomination de *véhicule*.

La solution simple est pratiquée à *froid,* par agitation dans la fiole où sont renfermées les substances, lorsqu'on opère sur une petite quantité de matière d'ailleurs très-soluble dans le véhicule. Exemple : la préparation d'un collyre au sulfate de zinc.

En faisant usage du mortier et par trituration, quand il s'agit de dissoudre un poids plus considérable de matière médiocrement soluble.

Dans certains cas, pour plus de commodité, l'on remplace le mortier par un diaphragme qu'on enfonce légèrement dans le liquide et sur lequel est placée la substance à dissoudre. Cette manière d'opérer permet au véhicule de se saturer méthodiquement par couches, et la dissolution s'effectue avec une certaine rapidité : il n'est besoin que de remuer de temps en temps pour détruire la cohésion de la matière. — L'aloès, le suc de réglisse, sont particulièrement traités par ce dernier mode, lorsqu'ils sont employés en grande quantité.

La solution consiste simplement dans une sorte de diffusion des molécules du solide entre celles du liquide, de façon à former des deux substances un tout homogène ; en ce cas, le phénomène est purement physique.

Souvent, lors de la dissolution, il y a combinaison entre les molécules du solide et celles du liquide ; alors à l'action physique vient se joindre, pour opérer le changement d'état du corps solide, une action chimique.

Toutes les fois que le phénomène de la dissolution sera purement physique, la température du milieu s'abaissera et le refroidissement sera la conséquence de la soustraction du calorique nécessaire au changement d'état du corps solide.

Citons comme exemples : une dissolution de sucre dans l'eau ; la préparation de certains mélanges réfrigérants.

Toutes les fois qu'en outre du phénomène physique s'exercera entre les corps en contact une action chimique, un des phénomènes suivants se manifestera :

1º Abaissement de la température du milieu, si l'action physique l'emporte sur l'action chimique ;

2º Élévation de la température si, au contraire, l'action chimique domine l'action physique ;

3º Température stationnaire, si l'action chimique neutralise exactement l'action physique.

Signalons quelques exemples de dissolution qui produisent un dégagement de chaleur :

Un mélange formé de chlorure de calcium calciné et d'eau, s'échauffe par suite de la combinaison que contractent entre elles les deux substances. Le contraire a lieu, si le chlorure de calcium est employé cristallisé.

Un mélange composé avec partie égale de glace et d'acide sulfurique s'échauffe encore ; dans cette expérience, qui est dangereuse à effectuer, l'acide sulfurique en se combinant avec l'eau de la glace, fait fondre cette dernière ; mais la chaleur dégagée par la combinaison l'emporte sur la chaleur absorbée par la fusion.

Dans la solution suivante, au contraire, où les lois de partage des sels produisent leur effet, l'action physique l'emporte sur l'action chimique, et le milieu devient un mélange réfrigérant.

Ex. : Sulfate de soude, six parties ; acide chlorhydrique, deux parties :

$$2HCl + 6(NaO,SO^3) + (HO)^n = NaCl + HO,SO^3 + HCl + 5(NaO,SO^3) + (HO)^n$$

La solution simple n'est guère appliquée qu'à l'égard des substances capables de se dissoudre entièrement dans le liquide choisi.

Les véhicules employés ordinairement sont l'eau, l'alcool, l'éther, l'huile.

Macération. — La macération est une opération qui consiste à faire tremper des substances, pulvérisées ou non, dans un liquide froid, afin d'en extraire les parties solubles qu'elles peuvent céder au véhicule, à cette température. Le mélange est abandonné à lui-même pendant un temps plus ou moins long : de 24 à 48 heures, quand le véhicule est l'eau ; de 2 à 15 jours, quand c'est le vin ou l'alcool, ou l'éther, ou l'huile. Il doit être souvent agité pendant la macération ; à la fin l'on passe avec expression et l'on filtre la liqueur. Quant on agit sur une petite quantité de matière solide, on néglige l'expression et l'on s'en tient simplement à la filtration. Le soluté ainsi obtenu est dit *macéré*.

Remarquons qu'il y a un motif sérieux à ne pas prolonger aussi long-temps le contact des substances quand le véhicule est de l'eau que lorsqu'il est du vin de bonne qualité, ou de l'alcool, ou de l'éther. Ces derniers liquides défendent la matière contre toute altération déterminée soit par les fermentations, soit par l'oxygène de l'air ; tandis que l'eau favorise les mêmes genres de décomposition. Aussi les macérés à l'eau se conservent-ils fort peu de temps, particulièrement en été.

La macération est employée de préférence aux autres modes de dissolution : 1° quand les principes que l'on veut dissoudre sont instables à une température plus élevée ; 2° quand le véhicule lui-même ne peut supporter la chaleur sans éprouver des changements dans sa nature ; 3° quand la matière sur laquelle on agit renferme divers principes différemment solubles, et que l'on a intérêt à ne dissoudre que ceux qui sont solubles à froid.

La préparation des macérés de quinquina est un exemple de macé-ration pratiquée dans le but de maintenir la constitution saline, et, par suite, la solubilité des sels alcaloïdiques particuliers à la substance première ; une température plus élevée, et particulièrement la décoction, aurait pour effet de dissocier ces mêmes principes, et de les faire passer en partie à l'état insoluble.

La préparation des vins médicinaux est un autre exemple du même procédé, appliqué dans l'intention de ne pas changer la nature du dissolvant.

Le traitement par l'eau froide des bois, des racines, des écorces, chargés de matière extractive, d'huile âcre et d'amidon, peut être cité comme un troisième exemple de macération, ayant trait à l'élimination de l'amidon et de l'huile âcre que l'ébullition seule peut rendre so-lubles.

La macération est encore appliquée, à l'égard de certaines substances, comme moyen de conservation : les cornichons sont macérés dans le vinaigre, les pièces anatomiques dans l'alcool.

Enfin, ce mode de dissolution est mis en usage comme moyen préparatoire à une autre opération.

Infusion. — L'infusion est une opération qui consiste à verser un liquide bouillant sur des substances, dont on veut extraire les principes solubles. Lorsque les substances sont aromatiques, il faut tenir couvert le vase récipent tout le temps que dure le refroidissement, pour diminuer, le plus qu'il est possible, la déperdition de l'arome. L'on exprime la matière et l'on filtre le liquide comme dans le mode précédent, mais seulement après le refroidissement. Cette dernière précaution est surtout nécessaire quand on se propose de prolonger la durée de l'infusé ; car, c'est un fait acquis que tout liquide embouteillé chaud se couvre rapidement de moisissures qui l'altèrent.

Le soluté, ainsi obtenu, porte le nom d'infusé.

Dans l'infusion, la chaleur augmente le pouvoir dissolvant du véhicule et garantit des fermentations les principes médicamenteux, d'où vient que ces derniers entrent rapidement en dissolution, et se maintiennent intacts tout le temps que dure le contact.

Par l'infusion, dont le véhicule est l'eau, l'on dissout facilement les principes immédiats, la matière extractive, les sels, les huiles essentielles, jamais d'amidon et peu ou point de résine ; du reste, lors du refroidissement, cette dernière substance ne manquerait pas de précipiter, s'il arrivait qu'une quantité quelconque se fût dissoute.

L'infusion doit être considérée comme un excellent mode de dissolution ; on l'applique particulièrement à la préparation des tisanes et de certaines solutions destinées à l'évaporation ou à la composition des sirops.

Les fleurs, les feuilles sont à peu près constamment traitées par infusion.

Digestion. — La digestion est le mode de dissolution qui consiste à faire tremper des substances pendant un temps suffisant dans un liquide porté à une température élevée, mais inférieure à l'ébullition. On exprime à la fin et l'on filtre les liqueurs après le refroidissement.

Le soluté ainsi obtenu porte le nom de *digesté*. Les véhicules ordinaires peuvent être employés à la digestion.

Quand on fait usage de l'eau ou d'un corps gras, l'on opère au bain-marie ou bien dans un appareil analogue, et la température est maintenue pendant plusieurs heures supérieure à 75°, inférieure à 95°. Quand on se sert d'alcool ou d'éther, l'on opère, à cause du caractère volatil et particulier à ces deux véhicules, au milieu d'un appareil capable de condenser les vapeurs à mesure qu'elles se forment et à une température voisine du point d'ébullition.

A notre avis, la digestion est le mode de dissolution par excellence, surtout quand il s'agit de traiter une quantité considérable de matières. Elle est le plus en usage pour la préparation des huiles médicinales ; mais vu ses avantages en toutes circonstances, il nous semble qu'elle devrait être appliquée, en outre, à la préparation de la plupart des solutions extractives aqueuses obtenues de plantes sèches et destinées à l'évaporation. Dans ce dernier cas, la digestion serait répétée deux ou trois fois avec la même substance et une nouvelle quantité de liquide. De même, nous croyons avantageux de l'appliquer à la préparation de solutés formant la base de certains sirops, tel que le sirop de quinquina.

Nous faisons reposer cette préférence sur les motifs suivants :

1º Dans la digestion, le pouvoir dissolvant du véhicule est accru d'autant que la chaleur et le contact des substances sont maintenus pendant un temps plus long.

2º Les principes médicamenteux appartenant aux substances en expérience entrent en dissolution sans subir aucun changement dans leur constitution. Ainsi, les principes immédiats ne sont pas dissociés, la température du milieu n'arrivant pas jusqu'à l'ébullition. Pour la même raison, la matière extractive n'est pas altérée sensiblement ; les huiles essentielles elles-mêmes, si le vase où l'on opère est couvert, résistent suffisamment à la volatilisation.

3º Les fermentations d'aucune sorte ne peuvent envahir la masse, et les germes ferments de l'organisme eux-mêmes sont anéantis, vu qu'à une température supérieure à 75º, il est rare qu'un ferment puisse vivre.

4º Il est permis d'espérer mieux que par tout autre procédé un épuisement complet de la matière, en répétant deux ou trois fois l'opération avec une quantité suffisante de véhicule (double ou triple digestion).

5º Les principes inertes, comme la résine, l'amidon que l'on cherche dans la plupart des cas à retrancher d'une solution médicamenteuse de nature aqueuse, vu qu'ils en diminuent fréquemment l'activité, n'entrent pas en dissolution à la température de la digestion, ces mêmes matières ne devenant solubles dans l'eau qu'à la faveur de l'ébullition prolongée.

L'exactitude de ces données étant reconnue, l'on comprend que la digestion peut, dans la plupart des cas, remplacer les autres modes de dissolution, la décoction et la macération exceptées.

Décoction. — La décoction est une opération qui consiste à soumettre des substances à l'action prolongée d'un liquide bouillant.

Lorsqu'on suppose l'opération terminée, l'on passe bouillant à l'étamine ou au filtre filasse, si la quantité de matière est considérable ; au filtre ordinaire, si elle est petite. En effectuant la filtration du liquide immédiatement après avoir retiré du feu, l'on a en vue d'éviter que certains principes qui ne sont entrés en dissolution qu'à la faveur de l'ébullition ne précipitent pendant le refroidissement et ne soient éliminés par le filtre.

On appelle *décocté* le liquide ainsi obtenu.

Dans la décoction, l'on conçoit que la température varie avec la nature du véhicule. Ainsi l'eau bout à 100°, l'alcool à 78°; elle varie même sensiblement avec la concentration des liqueurs; et si l'on opère avec des digesteurs à soupape, le point d'ébullition est plus élevé qu'à air libre, parce que la pression exercée par la vapeur comprimée intérieurement, contrarie la vaporisation du liquide.

La décoction est nécessairement appliquée dans trois circonstances particulières :

1° Quand on se propose de dissoudre certains principes résineux appartenant aux substances soumises au traitement et que l'ébullition prolongée du véhicule peut seule entraîner. Le gayac, par exemple, dont le principe actif est de nature résineuse, sera traité par décoction.

2° Quand on cherche à rendre solubles les matières amylacées, que l'ébullition métamorphose.

3° Quand il s'agit de préparer certaines boissons mucilagineuses, comme celles qu'on obtient avec pruneaux, dattes, jujubes, pommes, prunes; ou bien quand on a en vue, comme dans la préparation du bouillon et de la colle forte, de transformer en gélatine des substances musculaires et cartilagineuses.

Mais la décoction sera évitée toutes les fois que l'on aura à dissoudre la matière extractive, certains principes immédiats à constitution saline, des huiles essentielles; toutes les fois que la substance soumise au traitement sera riche en tannin. C'est que la matière extractive s'altère profondément à 100°; que les principes immédiats, dont la constitution saline est relativement instable, seraient dissociés et passeraient à un état moins soluble; que les huiles essentielles seraient volatilisées; que le tannin, en s'altérant lui-même et en s'associant à d'autres substances, donnerait lieu à la formation de dépôts insolubles.

D'après ces considérations, la décoction ne doit être considérée avantageuse, lors de son emploi comme mode de dissolution, que dans des cas assez rares. Du reste, il paraît démontré par les expériences de M. Guibourt, qu'elle rend soluble une quantité moindre de principes médicamenteux que ne le font, entre autres modes, l'infusion et la digestion.

Lixiviation. — La lixiviation est le procédé de dissolution qui consiste à verser sur une substance pulvérulente et disposée en couche épaisse un liquide froid ou chaud. Le liquide filtre à travers la masse, entraînant ce qui est soluble. On lui donne le nom de *lessivé*.

L'appareil qui sert en pharmacie à lessiver est ordinairement une allonge en verre, reposant à frottement sur une carafe ; ou bien un cylindre creux métallique terminé par un cône, à la base duquel est adapté un robinet servant à modérer ou à arrêter l'écoulement, selon les circonstances.

Au début de l'opération, l'on enfonce dans l'espace conique de l'allonge ou du cylindre un tampon de coton, destiné à jouer le rôle de filtre vis-à-vis des liqueurs. La poudre est recouverte d'un diaphragme ou d'une rondelle d'étoffe de laine, pour éviter qu'elle ne soit déprimée à la surface par le jet du liquide qu'on y verse. Le cylindre creux est muni d'un couvercle métallique, l'allonge d'un bouchon de verre ou de liége, pendant la filtration. Dans la pratique actuelle, la lixiviation est presque toujours alliée à la macération par l'usage du robinet : tant que celui-ci est fermé, l'écoulement n'a pas lieu, et les substances macèrent dans le véhicule.

Les liquides employés le plus souvent à la lixiviation sont l'eau, l'alcool, l'éther.

Quand on lessive avec l'éther, il est particulièrement nécessaire de fermer l'appareil pour empêcher la déperdition de ce liquide très-volatil. En s'y prenant ainsi, l'on intercepte l'air ; mais la pression exercée par la vapeur éthérée qui se produit au fur et à mesure de l'écoulement, remplace la pression atmosphérique, circonstance qui permet à l'opération de s'achever quand même, bien que lentement. Toutefois, il est plus commode de se servir d'un système d'allonge munie d'un tube extérieur, qui établit la communication entre les atmosphères des deux pièces de l'appareil.

Souvent l'on s'en tient à fermer incomplétement le joint de l'allonge avec la carafe pendant l'écoulement.

Quand on lessive avec l'alcool, et surtout avec l'eau, l'on ne doit pas intercepter complétement l'air ; autrement, par suite de la raréfaction de ce gaz dans la pièce supérieure, et de la diminution de son volume dans la carafe récipient, l'écoulement finirait par s'arrêter ; c'est pourquoi l'on interpose, entre le joint de l'allonge avec la carafe et entre le joint du bouchon avec l'allonge, un fragment de carte à jouer ; et si l'on opère avec le cylindre métallique, l'on maintient le couvercle légèrement soulevé.

La théorie de la lixiviation est très-simple : la première couche du liquide, contiguë à la poudre, pénètre celle-ci, se sature au passage, des principes solubles et finalement s'écoule dans la carafe. Une seconde couche suit la première, se sature plus ou moins, et s'écoule encore. Les couches suivantes exécutent la même marche descendante et agissent pareillement sur la matière qu'elles pénètrent ; en sorte que si cette dernière a été convenablement pulvérisée et soigneusement tassée, elle finit par être épuisée complétement de ses principes solubles.

La méthode de déplacement a été vantée comme mode de dissolution par plus d'un auteur, et le nouveau Codex lui-même la prescrit dans maintes préparations pharmaceutiques. Mérite-elle bien les éloges qu'on lui donne, les avantages qu'on lui attribue ? A notre avis, elle est au contraire très-défectueuse dans la plupart des cas où elle est préconisée, et le démontrer nous semble chose facile.

Chacun sait qu'une des qualités essentielles de tout produit pharmaceutique de même nature, est de posséder l'identité de concentration des principes actifs. Or, l'on peut affirmer que cette condition n'est acquise que très-rarement et comme par hasard aux solutés obtenus à l'aide de la lixiviation, non-seulement dans des officines différentes, mais encore dans une même officine.

En voici les raisons :

1° Les appareils qui servent à lessiver possèdent rarement une égale capacité ; de plus, la quantité de matière sur laquelle on agit est variable. Dès lors, l'épaisseur de cette dernière dans l'appareil et la hauteur de la colonne liquide varient aussi. Il s'ensuit que la substance première est lessivée par un nombre variable de couches liquides, qui l'épuisent inégalement. De là, l'inégalité de concentration des liqueurs.

2° L'on ne peut exiger des pharmaciens qu'ils amènent la matière à lessiver à un degré de ténuité toujours identique ; mais alors le véhicule filtrera plus ou moins rapidement, et la liqueur sera encore obtenue sous un état de concentration variable.

3° Des différences de tassement, des fausses voies, des bulles d'air interceptées au milieu de la poudre, sont autant de causes qui peuvent accélérer ou retarder la filtration, et le résultat est constamment le même, celui d'obtenir des liquides d'une concentration inégale.

4° Dans la conduite de l'opération, l'on n'arrive pas à soustraire au résidu tout le liquide employé, et conséquemment, toute la substance médicamenteuse soluble. Ainsi, si l'on cherche à déplacer l'alcool par l'eau et réciproquement, il est certain qu'il s'établit un mélange entre les deux véhicules et que le produit est alors, selon le cas, ou trop aqueux ou alcoolisé ; d'où il arrive que l'identité de concentration des liqueurs n'existe pas.

5° La lixiviation présente l'inconvénient sérieux, quand elle est effectuée avec l'eau, d'exiger un assez long temps pour être terminée. De là, l'altération possible des principes médicamenteux sous l'action de l'oxygène de l'air ou même des ferments, surtout quand on opère en été.

6° Les liqueurs obtenues par ce procédé ne sont jamais aussi limpides que lorsqu'elles ont été filtrées au papier.

D'autre part, notons que ce même mode de dissolution doit être absolument répudié, quand il s'agit de traiter par l'eau des substances mucilagineuses, ou résineuses, ou gommo-résineuses, qui, ou bien se gonflent outre mesure sous la pénétration du véhicule, de façon à en empêcher l'écoulement; ou bien ne s'imbibent même pas.

En réalité, nous ne concevons exempte de reproches que la lixiviation effectuée par l'éther et dans certains cas par l'alcool. L'éther, à cause de sa facilité d'imbibition, pénètre rapidement et en tous points la poudre, et peut en outre être déplacé après écoulement au moyen d'une couche d'eau qu'on verse à la surface du résidu.

L'alcool se comporte de la même façon que l'éther, si ce n'est qu'il se refuse à être expulsé comme ce véhicule. Aussi cette dernière circonstance nous conduit-elle à établir des réserves au sujet des avantages que procure la méthode de déplacement appliquée à la préparation des solutés alcooliques. Toutefois, il est au moins un cas où il y a lieu d'en attendre un bon résultat; c'est quand il s'agit d'obtenir certaines solutions médicamenteuses destinées à la préparation des extraits, ceux-ci devant seuls posséder l'identité de concentration exigée.

FORMES PHARMACEUTIQUES

Les substances médicamenteuses sont préparées dans l'officine sous les formes de *poudres* et de *pulpes*, d'*électuaire* ou d'*opiat*, de *pilules*; à l'état de *dissolution* dans l'*eau*, dans l'*alcool*, dans le *vin*, dans le *vinaigre*, dans l'*éther*, dans les *huiles*; sous les formes de *pommades*, de *liniments*, de *glycérés*, d'*onguents*, d'*emplâtres*, de *suppositoires*, de *synapismes*, de *cataplasmes*, d'*extraits*, de *sirops*, de *pâtes*, de *pastilles*. Enfin, un certain nombre de substances peut être appliqué aux malades à l'état *gazeux* : chloroforme, éther, alcali volatil, vinaigre, oxygène, iode, chlore.

POUDRES PHARMACEUTIQUES

On appelle poudres toutes substances d'origine végétale, animale ou minérale, qu'on a amenées par un procédé quelconque à l'état de poussière plus ou moins ténue.

Les poudres pharmaceutiques sont une des formes auxquelles le médecin a le plus souvent recours. Leur emploi est du reste avantageux toutes les fois que les propriétés médicamenteuses sont concentrées sous un faible volume de matière exempte d'ailleurs d'une action inflammatoire sur la muqueuse de l'estomac : la rhubarbe, le quinquina, le jalap, l'ipéca, le charbon, le bicarbonate de soude, le sous-nitrate de bismuth, le safran de mars, le fer réduit, et quantité d'autres substances réunissent parfaitement cette condition, aussi sont-elles fréquemment administrées en poudre aux malades. Mais on évitera d'appliquer cette forme à l'iode, à l'émétique, au sublimé corrosif, etc., à cause de leur action corrosive (1).

Instruments de pulvérisation. — Nous signalerons parmi ces instruments : le *pilon*, le *moulin à dents*, la *lime*, le *porphyre*, le *tamis*, la *râpe*.

Pulvérisation par le pilon. — Le pilon se compose de deux pièces,

---

(1) L'effet physiologique des poudres pharmaceutiques est sans doute complexe ; elles peuvent agir sur l'estomac comme corps étranger, de façon à solliciter de la part de cet organe une sécrétion relativement abondante du suc gastrique.

Les substances qui font partie de leur composition et que les acides de l'estomac peuvent dissoudre, sont absorbées immédiatement par les parois de cet organe. Exemples : les alcaloïdes, le fer métallique.

Celles qui ne sont rendues solubles que par les sucs alcalins des intestins deviennent absorbables dans ce viscère.

Toutefois, nous devons observer que le caractère alcalin du suc intestinal est actuellement mis en doute : des physiologistes admettent qu'il est acide comme celui de l'estomac. Ne prenant parti ni pour l'une, ni pour l'autre de ces deux opinions, nous noterons du moins un fait étrange : c'est que les cellules de ces viscères demeurent actives et sécrètent longtemps après la cessation de la vie animale. Ainsi, une caillette de jeune veau qu'on a lavée, exprimée avec soin, et que l'on conserve saupoudrée de sel marin, continue longtemps encore à faire cailler le lait comme la présure elle-même, et elle ne perd cette propriété qu'à la suite de la putréfaction ou de la macération dans l'alcool, ou encore lorsqu'elle a supporté un instant la température de l'ébullition.

Certaines poudres qui résistent à la dissolution dans l'un ou l'autre organe, mais qui sont susceptibles de s'y ramollir, lorsqu'elles jouissent d'ailleurs de propriétés drastiques, comme les résines, purgent ; ou bien, à la suite des contractions qu'elles provoquent de la part de l'estomac, font vomir, comme l'ipéca.

Enfin, d'autres poudres qui ne sont susceptibles ni de se ramollir, ni de se dissoudre, ont pour effet de tapisser mécaniquement la muqueuse du canal digestif et d'en réduire l'inflammation, comme le sous-nitrate de bismuth, le phosphate tribasique de chaux. Le charbon jouit, en outre, de la propriété d'absorber les gaz.

le mortier et le pilon proprement dit. L'un et l'autre sont en fer ou en marbre, ou en porcelaine, ou en verre, etc.

C'est au moyen du pilon que l'on prépare le plus souvent les poudres pharmaceutiques, et l'on doit faire choix de l'instrument dont la nature répond le mieux à la composition de la matière qu'on se propose de pulvériser.

Les substances sont doucement *triturées,* ou bien elles sont fortement *contusées.*

La trituration est le mode obligatoire de pulvérisation appliquée aux résines et aux gommes-résines que la chaleur, développée par la contusion, ramollirait et tasserait.

La contusion est réservée à toutes substances compactes et non résineuses : elle convient dans le plus grand nombre de cas.

Les substances que l'on se propose de réduire en poudre sont préalablement desséchées et, à l'occasion, divisées. Quand elles ont été soumises pendant un certain temps à l'action du pilon, elles sont passées au tamis qui opère la séparation des parties les plus ténues d'avec celles qui n'ont pas encore été suffisamment divisées.

Le tamis se compose d'un tissu de crin ou de soie tendu dans un segment de cylindre en bois, de façon à former deux compartiments clos par une peau; le supérieur destiné à recevoir la matière à la sortie du mortier; l'inférieur destiné à recevoir la poudre qui, à la suite de la manœuvre imprimée à l'appareil, trouve passage à travers la toile. Le résidu est pulvérisé et tamisé à plusieurs reprises, jusqu'à ce que le tout ait passé au tamis. Toutefois, le Codex prescrit d'arrêter la pulvérisation de certaines substances, comme le jalap, l'ipéca, aux trois quarts ou aux quatre cinquièmes du poids de la matière première; c'est pour éviter d'introduire dans la poudre une trop grande quantité de tissu ligneux, matière inerte et dure, à laquelle le pilon ne procure d'ailleurs que très-difficilement une ténuité suffisante.

Quand la matière à pulvériser est éminemment toxique, dangereuse à respirer, il convient, par mesure de précaution, de se garantir de la poussière qui s'échappe du mortier pendant la manipulation. L'appareil est, en ce cas, recouvert avec une peau souple gantant aussi le manche du pilon. — Ce système est particulièrement appliqué à la pulvérisation des cantharides, du jalap, de l'euphorbe, de l'ipéca, et encore à la pulvérisation de substances quelconques qu'on se propose de réduire à l'état impalpable, afin d'éviter le plus possible une déperdition de la matière.

Certaines substances d'une nature cornée exigent une opération préalable, autre que la division mécanique, avant d'être soumises à l'action du pilon. Le salep, par exemple, sera fait digérer dans l'eau tiède pendant quelques heures, essuyé à la sortie du bain, puis pulvérisé par contusion. — La noix vomique sera d'abord exposée à la vapeur d'eau, qui la ramollira; passée ensuite tout humide au moulin à dents, qui l'amènera à l'état de poudre grossière, et finalement pulvérisée par le pilon, après avoir été desséchée.

Par le moulin à dents. — Cet instrument trouve son emploi dans la pulvérisation de certaines substances, telles que le croton, la noix vomique, comme opération préliminaire; — dans la pulvérisation des semences de lin, de moutarde, de poivre, etc., comme opération définitive.

Par la lime. — La lime sert spécialement à réduire les métaux en poudre; exemple : la limaille de fer.

Par le porphyre. — La porphyrisation consiste à faire mouvoir une molette de pierre très-dure et parfaitement franche sur une table de même nature et polie également, que l'on a chargée de poudre.

Le porphyre est mis en œuvre pour amener à l'état d'extrême ténuité certaines poudres plus ou moins grossières et de nature très-dense, ou bien pour réduire en pâte fine certaines substances qui déjà ont été passées au pilon ou au moulin à dents, comme par exemple : les semences de cacao destinées à composer le chocolat.

Par intermède. — Ce mode consiste à employer un corps intermédiaire solide ou un véhicule approprié, liquide ou gazeux, comme moyen d'amener à l'état de poussière impalpable, une substance donnée.

C'est à la pulvérisation par intermède que se rapporte la pulvérisation du phosphore, lorsque mis en fusion dans un flacon plein d'eau, ou mieux d'eau légèrement alcoolisée, il y est tenu agité jusqu'à refroidissement, pour permettre aux particules du liquide de rester interposées entre les particules du solide au moment où celles-ci viennent à se solidifier.

On pulvérise encore par intermède le camphre, quand on fait usage de quelques gouttes d'alcool ou d'éther pour briser son élasticité; — le mercure doux, le soufre, quand on use, pour solidifier subitement les vapeurs de ces corps, de l'air contenu dans un vaste récipient; — la vanille, substance fibreuse, quand on emploie le sucre pour aider au déchirement des tissus organiques de ce fruit.

Il est à remarquer que les poudres, obtenues par l'intermède du sucre se conservent mal; c'est pourquoi l'on ne doit les préparer qu'au moment du besoin.

Enfin, sont pulvérisées par intermède les pierres siliceuses, que l'on calcine et que l'on refroidit subitement en les projetant dans l'eau froide, avant de les soumettre à l'action du pilon.

Par le tamis ou frottement. — La manipulation consiste à frotter sur un tamis certaines substances agglomérées et dont la poudre, si l'on n'usait de cet expédient, obstruerait les pores du tamis.

Ce procédé est applicable à la pulvérisation de la céruse, du carbonate de magnésie, etc.

Par la râpe. — La râpe est formée par une plaque de ferblanc trouée, dentée et fixée sous la forme d'un demi-cylindre creux sur une planchette en bois (SOUBEYRAN).

Elle sert à réduire en poudres certaines substances sèches élastiques, comme le camphre. Mais son emploi le plus ordinaire est appliqué à la préparation des pulpes pharmaceutiques et culinaires.

PULPES

On désigne sous le nom de pulpes un mélange de consistance pâteuse, formé par le suc et les débris cellulaires et vasculaires des végétaux constituant le parenchyme. On appelle encore pulpe une espèce de confiture obtenue avec des fruits desséchés par l'intermédiaire de l'eau bouillante ou de l'eau tiède.

Les pulpes provenant des fruits charnus et des racines succulentes sont préparées à l'aide de la râpe. Exemples : la pulpe de coings, de laquelle est extrait le suc de coings; la pulpe de carottes destinée immédiatement au pansement des plaies cancéreuses; la pulpe de pommes de terre qu'on applique sur les brûlures récentes.

Dans l'industrie, l'on fait usage pour la préparation de la pulpe de pommes de terre, d'où l'on extrait la fécule, et pour la préparation de la pulpe de betteraves, d'où l'on obtient le sucre blanc, d'un mécanisme particulier, qui n'est autre qu'une râpe amplifiée.

Les pulpes provenant des plantes herbacées sont préparées au moyen du mortier, par contusion, et exprimées au moyen du pulpoir. Le pilon déchire le tissu de la substance végétale; le pulpoir, qui est simplement une spatule épaisse, force le suc séveux et le parenchyme divisé à passer à travers les mailles d'un tamis de crin employé à cet usage. Exemple : la pulpe de ciguë.

Les diverses espèces de pulpes obtenues soit par la râpe, soit par le pilon, sont généralement mal liées, et leur composition essentiellement aqueuse ou sucrée les dispose à l'altération. C'est pourquoi celles que l'on destine aux usages pharmaceutiques ne seront préparées qu'au moment de l'emploi.

Pour obtenir des pulpes par coction, l'on opère comme suit :

Faire cuire la substance première, bulbes ou fruits, dans une petite quantité d'eau; exprimer le tout sur un tamis de crin, en faisant usage du pulpoir ; évaporer le produit d'expression jusqu'en consistance d'extrait mou. — Ainsi sont préparées les pulpes de dattes, de jujubes, de scilles, de pruneaux, d'oignons. Celles de tamarins, de casses, sont obtenues par digestion.

Quelquefois, au lieu d'opérer par l'eau bouillante, l'on soumet les substances à l'action prolongée de la vapeur d'eau, puis l'on exprime comme précédemment. La pulpe de pommes de terre destinée aux apprêts culinaires est souvent obtenue par ce dernier procédé.

Les pulpes obtenues par coction se conservent mieux que les précédentes, à cause de la cuisson qu'elles ont subie. — La forme de pulpes est peu usitée en pharmacie.

ÉLECTUAIRES — OPIAT

On donne la dénomination d'électuaire et d'opiat à des préparations médicamenteuses de consistance pâteuse ayant pour base des poudres et pour excipient, un sirop, ou le miel, ou un baume, ou un liquide huileux, ou le vin de Malaga. Les corps gras et résineux, le vin de Malaga, qui est une liqueur fermentée, favorisent dans une certaine mesure la conservation du médicament.

PRÉPARATION. — Faire subir séparément la pulvérisation à toutes les substances solides qui font partie de la composition, sans en excepter les résines et les gommes-résines, si toutefois elles sont suffisamment desséchées et pures ; sinon, les employer purifiées à l'état d'extrait mou. Quand la formule comporte des extraits, les ramollir au moyen du liquide servant de véhicule, ou à son défaut, au moyen d'une petite quantité d'eau ou de glycérine. Opérer le mélange intime de toutes les substances, en faisant usage d'un mortier approprié et dans lequel la masse est battue par de forts coups de pilon ou simplement triturée, selon la circonstance.

Si la composition s'est échauffée pendant la manipulation, comme le cas se présente dans la préparation de l'électuaire diascordium, il est indispensable d'attendre qu'elle soit parfaitement refroidie avant de couvrir le vase où elle est renfermée. Sans cette précaution, des moisissures ne tarderaient pas à se développer à la surface.

L'*électuaire diascordium*, l'*opiat balsamique*, l'*opiat au quinquina* sont les préparations de ce genre le plus fréquemment usitées en pharmacie.

Nous croyons devoir observer que la préparation de l'opiat au quinquina, telle qu'elle est prescrite dans les formulaires de médecine et de pharmacie, c'est-à-dire avec quinquina, miel ou sirop, ou encore avec quinquina, miel ou sirop, carbonate de potasse ou chlorhydrate d'ammoniaque, est un exemple de composition incompatible. En effet, dans cette préparation, les réactions qu'on se propose de produire par l'addition des substances chimiques sont évidemment contrariées ou même absolument empêchées à la faveur de l'excipient, et celui-ci a en outre le grave inconvénient de disposer la composition médicamenteuse à la fermentation. Ceux qui ont créé cette formule ont oublié l'axiome : *Corpora non agunt nisi soluta*.

MASSE PILULAIRE — PILULES ET BOLS

On nomme *masse pilulaire* une composition médicamenteuse de consistance ferme, destinée à être divisée en pilules.

On nomme *pilules* des médicaments de consistance ferme, occupant le volume de grains de plomb.

La composition de ces deux formes médicamenteuses est extrêmement variée et le *modus faciendi* complexe. Elles peuvent contenir des poudres végétales, animales ou minérales, des extraits, des résines, des gommes-résines, des alcaloïdes, des térébenthines, des huiles âcres, des baumes, des huiles essentielles, et comme excipient, un sirop, du miel, du vin de liqueur, du vinaigre, etc.

Masses pilulaires. — Elles sont préparées à l'avance d'après la formule du Codex.

Règle. — Les substances solides seront employées à l'état de poudres très-fines ; les gommes-résines salies d'impuretés, à l'état d'extrait mou ; les extraits seront ramollis par digestion dans le sirop ou dans le vin prescrits. Le mélange de toutes les substances sera effectué dans un mortier approprié à leur nature et à leur quantité, et la masse sera battue vigoureusement pour la rendre homogène et liante.

Ainsi préparée, la masse pilulaire sera laissée refroidir à air libre pendant au moins quarante-huit heures avant d'être renfermée dans son récipient. — Elle est détaillée en pilules d'après prescription médicale.

Les masses pilulaires les plus usitées en pharmacie sont celles de *cynoglosse*, de *Fuller*, de *Morton*, de *Bontius*, de *Belloste*.

Pilules. — Elles sont préparées sur-le-champ et sur prescription médicale.

Trois points sont à noter dans le *modus faciendi* des pilules formulées sur ordonnance : 1° le principe actif ; 2° l'excipient ; 3° l'enrobage.

Le principe actif est indiqué exactement par la prescription ; il peut être simple ou complexe.

L'excipient et l'enrobage sont ou ne sont pas indiqués, et il appartient au pharmacien de compléter à l'occasion la formule médicale, en s'en rapportant à ses connaissances pratiques et théoriques.

Les substances qui servent le plus ordinairement d'excipient aux pilules sont : les sirops de gomme, de sucre, des extraits amers (de gentiane, d'absinthe). Le miel convient moins bien pour le même usage, parce qu'il est particulièrement disposé à la fermentation et que, par suite, il détermine promptement le ramollissement des pilules.

Une condition essentielle est d'obtenir la composition pilulaire sous une consistance plutôt ferme que molle et suffisamment liante pour se laisser rouler et diviser. Si donc, le principe actif et l'excipient prescrits fournissent une composition trop molle et très-liante, il faudra leur adjoindre des poudres inertes gommant peu ou point et répondant, d'ailleurs, aux caractères des autres substances; comme par exemple : de la poudre de réglisse ou de quinquina, ou d'amidon, etc., ou même de valériane, dans la façon des pilules de Méglin.

Si, au contraire, le principe actif et l'excipient prescrits ne sont pas suffisamment liants, on leur ajoutera de la poudre de guimauve, ou de gomme arabique, ou de gomme adraganthe; cette dernière en quantité la plus petite possible, de peur que les pilules ne durcissent trop en vieillissant et qu'elles soient, sous cet état, rendues moins absorbables. L'addition de gomme adraganthe sera même absolument évitée, quand le tannin fera partie des composants, parce que le tannin a pour effet de produire avec la gomme adraganthe une sorte de coagulum à peu près insoluble, analogue au coagulum qu'il forme avec l'albumine.

Quelquefois le savon médicinal forme l'excipient; c'est particulièrement quand la formule comporte une quantité relativement considérable de substances résineuses, ou gommo-résineuses, ou de l'huile drastique : le savon réussit parfaitement dans cette circonstance à composer une masse pilulaire liante, peut-être à la faveur de l'alcali qu'il contient et qui contracterait combinaison avec la matière résineuse, mais certainement à la faveur du corps gras qui tend à dissoudre la même substance.

Le savon médicinal joint à la poudre de réglisse forme encore l'excipient des pilules de Sédillot.

A l'égard d'une huile drastique, comme l'huile de croton, ou d'un extrait oléo-résineux, comme l'extrait oléo-résineux de fougères mâles, la mie-pain est l'excipient qu'il convient d'employer de préférence.

Dans la préparation des pilules de Bontius, l'on fait usage pour excipient d'un peu de vinaigre.

Dans celle des pilules de térébenthine, d'une certaine quantité de magnésie, pour solidifier la masse pilulaire.

Dans la façon des pilules opiacées camphrées de Ricord, d'Anderson et autres, à composition analogue, il convient de diminuer la dose de miel prescrit comme excipient, et d'ajouter quelques gouttes d'alcool.

Ce liquide a l'avantage de mieux associer tous les composants et finit d'ailleurs par s'évaporer dans la suite de la manipulation, circonstance qui permet d'obtenir la masse pilulaire sous une consistance plus ferme.

Après avoir opéré le mélange de toutes les substances dans le mortier, on confectionne la masse pilulaire par contusion et trituration.

Quand la composition pilulaire comprend plusieurs substances chimiques susceptibles de réagir entre elles en donnant lieu à un dégagement d'humidité où à la formation de corps nouveaux plus mous que les composants eux-mêmes, l'on a soin surtout de contuser fortement et l'on fait usage de peu ou point d'excipient, de peur d'obtenir une masse trop molle. — Signalons comme exemple la préparation de pilules :

Avec carbonate de potasse et sulfate de protoxyde de fer (pilules de Vallet) ;

Avec acétate de plomb et tannin ;

Avec iodure de potassium, fer réduit et extrait sec de feuilles de noyer.

Quand le tartrate de fer et de potasse entre pour une forte proportion dans la composition de la masse pilulaire, il convient de commencer par le pulvériser seul ; y mélanger ensuite une poudre inerte, réglisse, quinquina ; ajouter l'excipient mou et achever la préparation s. a. — En s'y prenant ainsi, l'on empêche la masse pilulaire de durcir au point de ne pas être malléable et les pilules résistent d'ailleurs plus lontemps au ramollissement.

Si l'on opère avec une faible quantité de matière, la préparation de la masse pilulaire se fait plus commodément sur une plaque de verre, à l'aide d'une lame de fer, d'argent ou d'ivoire.

S'il arrive qu'on éprouve de la difficulté à obtenir un mélange exact de tous les ingrédients, et le cas se présente en particulier quand l'extrait d'opium fait partie de ces derniers, l'on malaxe pendant quelque temps la masse avec les doigts saupoudrés d'une poudre inerte : la chaleur de la main suffit pour ramollir et associer toutes les substances d'une façon homogène. Nous citons comme exemple la préparation des pilules opiacées camphrées de Ricord.

La même manipulation est encore appliquée quand la formule comporte des résines, des gommes-résines, mais cette fois plus particulièrement en vue d'arriver à procurer à la masse une consistance convenable.

La masse pilulaire étant terminée, on la roule et on la divise au moyen du pilulier en parties égales, représentant le nombre prescrit de pilules.

Enrobage. — L'enrobage a l'avantage de masquer le mauvais goût et de diminuer l'odeur nauséabonde de certaines pilules ; de plus, il favorise leur conservation, en les tenant à l'abri de l'air et de la lumière.

Il consiste à recouvrir les pilules d'une enveloppe formée par un mélange de gomme, d'amidon et de sucre, auquel l'on ajoute souvent une substance résineuse et de la matière colorante, — ou bien encore avec une feuille d'argent, — ou enfin à renfermer la substance médicamenteuse dans une capsule gélatineuse.

Quand on emploie le premier procédé, on donne aux pilules le nom de *dragées ;* quand c'est la gélatine, le nom de *capsules ;* quand ce sont des feuilles d'argent, on dit que les pilules sont *argentées.*

Ce dernier mode d'enrobage est employé de préférence dans les officines, parce que sans doute, il est d'une exécution plus facile que les deux autres. Il consiste à jeter les pilules, qu'on vient de rouler, dans une boîte sphérique, qui contient quelques feuilles d'argent ; à y projeter son haleine dont l'humidité humecte la surface des pilules ; à imprimer immédiatement à la boîte, après l'avoir fermée, un mouvement circulaire rapide, à la suite duquel les feuilles d'argent se fixent sur les pilules.

Néanmoins, l'on ne peut argenter toute sorte de pilules, sans s'exposer à en changer profondément la nature. Les pilules chlorurées, iodurées, bromurées, sulfurées, celles qui contiennent du tannin et surtout du mercure sont de ce nombre. Alors on se contente de les protéger en les renfermant au milieu d'une assez grande quantité de poudre de lycopode ; ou bien, ce qui est préférable, on les recouvre d'une mince enveloppe résineuse.

A cet effet, on les fait mouvoir dans une assiette creuse, après les avoir arrosées avec une petite quantité de teinture éthérée de tolu ou de benjoin. Le véhicule, en se vaporisant, laisse les pilules vernissées de la substance résineuse.

Nous ajouterons que ce procédé d'enrobage peut remplacer avec avantage les deux qui précèdent, consistant à dragéifier et à argenter.

On en préconise encore un autre, qui consiste à appliquer à la surface des pilules avant de les argenter, un enduit de cire obtenu par dissolution de cette substance dans de l'éther. Ce dernier mode, d'ailleurs compliqué et exigeant un temps relativement long pour l'exécution, n'est en rien supérieur aux précédents. On doit même se garder de l'appliquer indifféremment à toute espèce de pilules, car la cire interposée n'empêche la réaction entre la feuille d'argent et la substance médicamenteuse qu'autant que celle-ci est maintenue sous la forme pilulaire. Dans l'estomac, la réaction doit certainement avoir lieu comme dans toute circonstance ordinaire, au moment ou la pilule se désagrége. Ainsi le mercure dans les pilules de Sédillot s'amalgamera.

Bols. — Les bols sont des pilules dont la masse est relativement considérable. Les mêmes substances qui entrent dans la composition des pilules, peuvent entrer aussi dans celle des bols, et le mode de préparation de ces deux formes médicamenteuses ne diffère pas sensiblement. Mais les bols, qui ne sont jamais enrobés, doivent être obtenus sous une consistance plus molle que celle des pilules.

SOLUTIONS PAR L'EAU

Les formes pharmaceutiques obtenues par l'eau sont : les *tisanes*, les *apozèmes*, les *bouillons*, les *potions*, les *collyres*, les *gargarismes*, les *injections*, les *eaux distillées aromatiques*.

Tisanes. — Les tisanes sont des solutés aqueux, ne contenant le plus ordinairement qu'une très-faible dose de principes médicamenteux.

Elles sont destinées à servir de boisson habituelle aux malades ; ce qui donne la raison de la faible concentration qu'elles doivent posséder. Et s'il se trouvait qu'une tisane fût préparée avec une substance tant soit peu active, comme le coquelicot, il conviendrait de l'étendre d'eau ou d'en modérer l'usage, surtout dans la médecine des enfants.

Les tisanes sont préparées par macération ou par infusion, ou par décoction, suivant la nature des substances premières dont on fait usage et suivant la texture plus ou moins délicate de ces dernières.

Ainsi les tisanes avec fleurs ou feuilles seront obtenues par infusion ; — avec racines fibreuses, écorce et bois, par décoction. La tisane de houblon est le plus souvent préparée par macération.

La théière ordinaire des ménages convient parfaitement à la préparation d'une tisane par infusion.

Le décocté, dans les cas ordinaires, sera filtré chaud, pour éviter que certains principes résineux ou autres, qui doivent faire partie de la composition, ne précipitent pendant le refroidissement et ne soient éliminés par le filtre. Cette précaution sera particulièrement appliquée aux tisanes sudorifiques, de bourgeons de sapin, de gaïac, obtenues par décoction.

On édulcore à la fin avec du miel ou du sirop, dans le but de rendre la boisson plus agréable.

Les tisanes s'altèrent promptement, ce qui oblige à ne les préparer qu'au moment du besoin.

Apozèmes. — On désigne sous ce nom certaines tisanes composées, renfermant une plus forte dose de principes médicamenteux que les tisanes ordinaires. C'est pourquoi les apozèmes sont administrés aux malades en quantité déterminée, par verrées et à des heures indiquées par la prescription.

L'apozème est préparé par infusion ou par décoction : par infusion, quand les composants sont des fleurs ou des feuilles ; par décoction, quand ce sont des fruits desséchés, ou des écorces, ou des bois, ou des racines non aromatiques. On filtre à la fin, ou bien l'on passe simplement à travers l'étamine si le liquide est consistant, et l'on édulcore à l'occasion.

Quand il entre plusieurs substances dans la préparation d'un apozème (et c'est le cas le plus ordinaire), qui exigent un traitement différent, on les soumet successivement à l'action du véhicule.

Ainsi, lorsque l'on a à préparer un apozème avec des racines fibreuses et des fleurs, ou bien avec des fruits desséchés et des feuilles, on commence par soumettre à la décoction les racines ou les fruits, l'on infuse ensuite les fleurs ou les feuilles dans le décocté bouillant.

Citons comme exemple l'*apozème laxatif* avec eau, pruneaux, feuilles de séné et fleurs de pensées sauvages. — L'on commence par faire bouillir les pruneaux ; l'on infuse ensuite dans le décocté les feuilles de séné et les fleurs de pensées sauvages ; l'on passe en exprimant légèrement.

Lorsque l'apozème doit renfermer une eau distillée aromatique, on l'ajoute en dernier lieu quand la liqueur est refroidie. Nous donnons comme exemple la préparation de la *décoction blanche de Sydenham :*

```
Pr. : Gomme arabique............................... 10
       Eau distillée de fleurs d'oranger................ 15
       Corne de cerf................................... 10
       Mie de pain.................................... 20
       Sucre blanc.................................... 60
       Eau, s. q. pour obtenir 960 gr. de décocté.
```

Faire bouillir en vase clos, pendant un quart d'heure, la mie de pain, la gomme et la corne de cerf dans 1,200 grammes d'eau environ ; passer à travers une étamine en soie ; opérer la dissolution du sucre ; ajouter à la fin l'eau de fleurs d'oranger.

Dans la pratique, l'on remplace souvent la corne de cerf par la poudre d'os calcinés ; en s'en tenant à cette substitution, l'on obtient un apozème un peu moins mucilagineux et un peu moins chargé de sels calcaires solubles, mais jouissant néanmoins de propriétés médicamenteuses bien établies, pourvu qu'on ait appliqué le procédé de décoction ; car si l'on s'en tenait à opérer à froid, par simple mélange, l'apozème présenterait une différence notoire de composition, établissant son infériorité. L'on conçoit, en effet, qu'en traitant les substances par décoction, une partie du gluten et tout l'amidon de la mie de pain se trouvent délayés ou dissous dans le véhicule ; que ce dernier s'enrichit encore d'acétates et de lactates tout formés, ou qui prennent naissance à la suite de la réaction des acides lactique et acétique existant dans le pain, sur le carbonate de chaux des os ; que même il peut se faire qu'une certaine quantité de phosphate tribasique de chaux soit transformée en phosphate acide, sous l'action des mêmes acides libres, selon l'équation suivante :

$$2\,[(CaO)^3, PhO^5] + C^4H^3O^3, HO + C^6H^5O^5, HO$$
$$= (CaO)^3, PhO^5 + CaO, (HO)^2, PhO^5 + CaO, C^4H^3O^3 + CaO, C^6H^5O^5$$

Tandis que, si l'on opère par simple mélange, comme pour la préparation d'une potion ordinaire, la mie de pain se trouve forcément éliminée, et l'apozème ne contenant, dès lors, ni gluten, ni dextrine, ni sels calcaires en dissolution, est moins nutritif et moins médicamenteux.

Signalons encore les apozèmes *antiscorbutiques*, de *kousso*, d'*écorce de racines de grenadier*, d'*oseille composé*, *sudorifique*, *purgatif*, etc.

L'apozème est considéré comme une potion et administré comme telle, quand il sert de véhicule à une substance jouissant de propriétés médicamenteuses plus accentuées. La décoction blanche de Sydenham, à laquelle l'on ajoute sur prescription un sel de morphine ou du sousnitrate de bismuth, rentre dans cette condition.

Bouillons. — Les bouillons sont des liquides aqueux, tenant en dissolution des principes azotés d'origine animale et des principes hydrocarbonatés et aromatiques d'origine végétale.

Lorsqu'ils ont été préparés avec la chair de jeunes animaux (chair de poulet, de veau), ils sont dits *rafraîchissants*, et conviennent aux malades.

Quand, pour les obtenir, on a fait usage de viande d'animaux plus âgés et dont la vie est plus dure, comme la viande de vache ou de bœuf, ils renferment une plus forte dose de substances nutritives, et sont dits *alimentaires*.

Les bouillons rafraîchissants et alimentaires sont préparés par le même procédé de dissolution, la décoction. On sale moins les premiers et on les aromatise moins que les seconds.

PRÉPARATION. — Commencer par élever lentement la température à l'ébullition. Quand celle-ci se produit, enlever les écumes à mesure qu'elles se forment; saler après clarification, et écumer encore s'il y a lieu. Maintenir l'ébullition à petit bouillon pendant six heures. Ajouter les légumes, choux, carottes, navets, poireaux, environ deux heures avant de retirer du feu ; passer à la fin au passe-bouillon.

En chauffant doucement jusqu'à l'ébullition, l'on donne à l'eau le temps de pénétrer toute la masse de la viande, d'en extraire du sang, des impuretés, de dissoudre l'albumine soluble; en sorte que cette dernière substance, en se coagulant à l'ébullition, détermine la clarification complète du bouillon. Par suite, la fibre animale et toutes les parties de la viande, se trouvant dégagées de matières étrangères, subissent l'action immédiate de l'eau bouillante qui les ramollit, les transforme ou les dissout, et c'est à l'ensemble de ces phénomènes qu'est due la richesse même du bouillon.

Si au contraire l'on élevait brusquement la température à l'ébullition, l'albumine, en se coagulant à l'intérieur de la viande, emprisonnerait des impuretés sous forme de coagulum, et celui-ci recouvrant la fibre animale, ferait obstacle à l'action dissolvante de l'eau, circonstance qui appauvrirait nécessairement le bouillon en principes nutritifs.

On sale seulement après avoir clarifié, pour éviter que le chlorure de sodium ne maintienne en dissolution ou ne rende solubles certaines substances de mauvais goût et sans valeur, qui doivent faire partie du coagulum et être éliminées.

Quand on se propose d'employer tout le bouillon dans la même journée, il convient, pour augmenter sa saveur et ses qualités, d'y faire entrer une quantité plus forte de légumes que lorsqu'on le destine à être employé par parties pendant plusieurs jours. C'est que la substance végétale est sucrée de sa nature, et que, par suite, elle dispose extraordinairement le milieu liquide à la fermentation. D'ailleurs, au moment de l'emploi, l'on peut faire bouillir pendant une demi-heure chaque portion de bouillon avec une nouvelle quantité de légumes, ce qui même est un moyen de relever singulièrement son goût.

Conservation. — Le bouillon est susceptible de s'altérer promptement pendant les chaleurs de l'été. Pour arriver à le conserver pendant quelques jours, il est nécessaire de le couler bouillant dans des vases à faible ouverture et de l'abandonner ensuite à un refroidissement tranquille ; de cette manière les substances graisseuses dont la densité est moindre que celle de l'eau, surnagent, se figent à la surface et en préservant le liquide du contact de l'air, le garantissent contre la fermentation. Si cependant il arrivait que par une cause quelconque la couche de graisse vînt à se fendiller, il serait nécessaire de faire bouillir un instant afin d'arrêter le développement des ferments.

Le bouillon est conservé presque indéfiniment en le soumettant au procédé de conservation dit procédé d'Appert. — Il suffit encore de l'embouteiller bouillant, de faire le plein, de bien boucher et de cacheter immédiatement.

L'espèce de fermentation qui endommage le bouillon est principalement la fermentation lactique ; il s'y produit aussi de l'acide acétique à la suite de la fermentation alcoolique.

POTIONS

On donne le nom de potions à des médicaments liquides, toujours composés, dont le véhicule est l'eau et les principes actifs de diverse nature. Elles sont destinées à être prises par cuillerées, à des intervalles déterminés.

Les potions, d'après leur aspect et leur composition, peuvent être partagées en trois groupes :

1º Potions transparentes ;
2º Potions troubles, dites juleps, dont la base est la potion gommeuse ;
3º Potions laiteuses ou huileuses, dites loochs.

1º *Potions transparentes.* — La potion transparente a pour caractère distinctif la limpidité. Toutes les substances médicamenteuses qu'elle renferme et qui composent le principe actif, sont dissoutes. Conséquemment, ce genre de potions ne renferme jamais d'huile ni de poudres insolubles. Le véhicule peut varier : tantôt c'est de l'eau ordinaire, tantôt un infusé ou un décocté, tantôt de l'eau distillée ou une eau distillée aromatique, etc.

Tous ces liquides, l'eau exceptée, peuvent en outre être considérés comme faisant partie du principe actif de la potion.

Les proportions des substances qui doivent servir à la préparation des infusés ou des décoctés destinés à entrer dans la composition d'une potion quelconque, sont fixées par le Codex à 2 0/0 pour les fleurs et les feuilles, à 4 0/0 pour les racines, les bois, les écorces, les tiges.

Règle générale appliquée à la préparation des trois espèces de potions, et plus particulièrement à la préparation de la potion transparente :

Toutes les fois qu'on a à préparer une potion avec un infusé ou un décocté obtenus de substances végétales, filtrer le liquide, chaud quand on a employé la décoction, froid quand on a employé l'infusion.

Exemple pour le premier cas : les potions préparées avec un décocté de quinquina ou de gayac, ou avec une substance résineuse.

Exemple pour le second cas : les potions obtenues avec infusés de plantes aromatiques.

Peser ensuite dans la fiole la quantité prescrite de sirop et ajouter l'infusé ou le décocté.

Quand la potion comporte des extraits, les dissoudre dans le véhicule, par trituration et en opérant à froid, s'ils sont mous ; par digestion dans une capsule, s'ils sont secs. Opérer la filtration de la liqueur, si le filtre ne doit éliminer rien des principes actifs ; laisser seulement déposer quelques instants et décanter dans la fiole, si le contraire doit avoir lieu.

Il y a des cas, en effet, où la filtration de la liqueur extractive ne saurait être pratiquée sans inconvénient ; c'est particulièrement quand l'extrait de sa nature n'est soluble qu'incomplétement dans le véhicule de la potion et que néanmoins la presque totalité de sa substance est douée de propriétés médicamenteuses. Les extraits de quinquina j. c., de valériane, de gayac et, en général, tous les extraits hydro-alcooliques, qui sont d'une composition plus ou moins résineuse ou grasse, et dont les principes immédiats peuvent être partiellement en voie de partage, se trouvent dans cette condition. En filtrant, l'on s'exposerait assurément à retrancher de la potion une forte proportion des principes actifs que l'on recherche ; c'est pourquoi l'on s'en tient alors à laisser déposer un instant. Mais la potion ainsi obtenue est légèrement trouble, et il convient de l'agiter à chaque cuillerée qu'on administre au malade.

Quand la potion doit renfermer des substances minérales solubles, les dissoudre encore au moyen du mortier, et si la solution n'est pas parfaitement limpide et qu'il s'agit de préparer une potion du premier genre, faire usage du filtre.

Lorsque le principe actif est contenu uniquement dans le sirop, peser celui-ci dans la fiole dès le début de la préparation. Exemple : la potion calmante composée avec sirop d'opium et eau.

S'il entre des eaux distillées aromatiques ou des teintures, les ajouter à la fin ; des huiles essentielles, les agiter dès le début de la préparation et dans la fiole même, avec quelques gouttes d'alcool, pour rendre plus facile leur incorporation au véhicule aqueux.

2o *Potions troubles, dites juleps*. — Les juleps ont pour base la potion gommeuse et celle-ci ne diffère d'ailleurs de la potion transparente que par la gomme qu'elle renferme et qui lui donne une consistance plus épaisse.

Préparée d'après la formule du Codex, la potion gommeuse possède donc aussi le caractère de limpidité particulier à la potion transparente. De même que cette dernière, elle peut être composée avec des infusés, des décoctés ; elle peut contenir des extraits, des sels, etc. — Rarement elle est employée seule; mais elle sert fréquemment, à cause de sa consistance, à suspendre des poudres insolubles d'origine végétale, minérale ou animale. On l'emploie encore assez ordinairement à émulsionner des huiles ; dans ce dernier cas, le médicament est une potion laiteuse.

Potion gommeuse. — *Sa préparation :*

    Pr: Gomme arabique pulvérisée....................   10
        Sirop de gomme............................   30
        Eau distillée de fleurs d'oranger...................   10
        Eau commune...............................   100

Triturer la gomme avec le sirop dans un mortier et ajouter peu à peu les autres substances.

La potion gommeuse devient potion trouble ou julep, lorsqu'elle renferme, à l'état de suspension, des poudres insolubles, parmi lesquelles on peut citer le kermès, le sous-nitrate de bismuth, l'oxyde blanc d'antimoine, la scammonée, la gomme ammoniaque, l'ipéca, le calomel, etc.

Règle. — Pour effectuer la préparation des potions de ce genre, commencer par réduire en poudres fines, si elles ne l'étaient déjà, les substances insolubles qui doivent être tenues en suspension dans le corps du julep ; ajouter la gomme ; triturer un instant pour obtenir un mélange exact; ajouter le sirop et battre le tout pour développer le mucilage ; achever la préparation en ajoutant l'eau par petites quantités et en continuant de triturer jusqu'à la fin.

Lorsque la gomme adraganthe remplace, sur prescription, la gomme arabique, on doit apporter le plus grand soin au développement du mucilage et, en conséquence, opérer très-lentement la confection du julep.

Les potions de ce genre le plus fréquemment usitées, sont : les juleps kermétisés, au sous-nitrate de bismuth, à l'oxyde blanc d'antimoine, au calomel.

Lorsque la substance insoluble est de nature résineuse ou gomme résineuse, il est surtout nécessaire de s'appliquer à la bien pulvériser avant d'y mélanger la gomme et d'ajouter le sirop, autrement l'on obtiendrait une potion grumelée, et la poudre manquant de ténuité, se déposerait rapidement. Il en résulterait l'inconvénient grave pour le malade d'être exposé à absorber le principe actif d'un seul coup et à la fin de la potion.

Au lieu d'opérer le mélange de la poudre médicamenteuse avec la gomme, certains praticiens préfèrent préparer d'abord la potion gommeuse, puis diviser la poudre dans le mortier humide et l'incorporer peu à peu au reste de la potion. Ce procédé réussit parfaitement.

3o *Potions laiteuses, dites loochs.* — Ces potions ont pour véhicule, soit la potion gommeuse, soit de l'eau albumineuse, soit de l'eau et un sirop.

Dans les deux premiers cas, elles sont préparées par l'intermédiaire du mortier, en triturant et en battant le tout.

Dans le troisième cas, par agitation rapide effectuée dans la fiole même.

Le caractère distinctif de ces potions est la lactescence. Celle-ci tient à la présence, dans le liquide aqueux, de l'huile émulsionnée et comme pulvérisée par l'intermédiaire de la gomme et de l'eau, ou de l'albumine et de l'eau, ou d'un sirop et de l'eau.

1o *Looch avec potion gommeuse pour véhicule.* — On peut préparer ce genre de potions de plusieurs manières :

1o Commencer par développer le mucilage avec le sirop et la gomme arabique ou adraganthe, selon que la prescription mentionne l'une ou l'autre de ces deux dernières substances ; ajouter l'huile ; triturer et battre le tout, de manière à bien diviser le corps gras et à interposer convenablement les molécules hétérogènes ; achever la potion lentement et par additions successives de petites quantités d'eau.

2° Effectuer d'abord le mélange de l'huile et de la gomme ; ajouter le sirop ; triturer et battre fortement pour interposer les molécules des trois substances ; achever la potion en ajoutant l'eau peu à peu.

3° Mélanger ensemble dans le mortier et en battant fortement huile, gomme et sirop, et quand le mucilage est bien développé et que l'huile et le sirop sont parfaitement interposés, ajouter l'eau par petites quantités.

Ces trois modes de préparation se valent et peuvent, par conséquent, être employés indifféremment.

2° *Looch avec eau albumineuse pour véhicule.* — On prépare encore une potion laiteuse, lorsqu'on emploie l'albumine de l'œuf (jaune d'œuf) pour diviser l'huile ou une substance résineuse.

A cet effet, triturer rapidement le jaune d'œuf avec l'huile ou la matière résineuse jusqu'à ce que l'une ou l'autre substance soit parfaitement dissoute ou divisée. A ce moment, ajouter l'eau ou le sirop par petites quantités.

Pendant la manipulation, le jaune d'œuf dissout d'abord l'huile ou la résine, puis les maintient émulsionnées quand elles viennent à être précipitées par l'eau.

3° *Loochs avec eau et sirop pour véhicule :*

Opérer par agitation rapide et dans la fiole même le mélange de l'huile, du sirop et de l'eau.

Les molécules de ces trois substances sont interposées de façon que l'huile se trouve parfaitement suspendue. Le sirop d'orgeat, qui est chargé de parenchyme et d'albumine, est celui qu'il convient d'employer de préférence à la composition de ce genre de loochs : le parenchyme très-divisé des amandes remplit présentement le même rôle que l'albumine de l'œuf ou que la gomme vis-à-vis de l'huile.

Le looch blanc du Codex fait partie des potions laiteuses ; nous en donnons la préparation :

Pr: Amandes douces mondées, n° 80
    Id.   amères mondées, n° 2.
Sucre blanc.................................... 30ᵍ
Gomme adraganthe........................... 0 50ᶜ
Eau distillée de fleurs d'oranger............... 10
Eau commune.................................. 120

Faire une émulsion avec les amandes, l'eau commune et la presque totalité du sucre ; passer à travers l'étamine en soie ; triturer la gomme adraganthe avec le reste du sucre ; délayer la poudre obtenue avec une petite quantité d'émulsion ; battre vivement pour développer le mucilage ; ajouter peu à peu le reste de l'émulsion et l'eau de fleurs d'oranger (Codex).

Il y a certaines précautions à prendre pour bien réussir ce médicament. Il importe, pour monder les amandes, de ne pas les soumettre trop longtemps à l'action de l'eau bouillante, afin d'éviter la coagulation d'une trop grande quantité d'albumine et d'annuler les propriétés de la synaptase.

Il y a lieu de les contuser vigoureusement, en présence du sucre, pour arriver à diviser leur substance, l'huile et le parenchyme compris, en particules très-ténues.

Il convient de passer l'émulsion, en exprimant légèrement, à travers l'étamine en soie, pour permettre au parenchyme très-divisé de faire partie de la composition du looch.

On emploiera à la préparation des ustensiles parfaitement propres pour ne pas affaiblir la couleur laiteuse de la potion.

Collyres. — Les collyres sont des médicaments destinés au traitement des maladies des yeux.

Ils peuvent être solides, liquides ou gazeux.

S'ils sont composés avec une substance solide, qui d'ailleurs est toujours susceptible de se dissoudre, celle-ci sera amenée à l'état de poudre impalpable. — Elle est destinée à être insufflée dans l'œil au moyen d'un tube de plume d'oie. Citons, comme exemple, les collyres secs de sulfate de soude, de calomel.

S'ils sont liquides, leur préparation sera effectuée par simple solution, et la liqueur sera filtrée, si elle ne présente pas une limpidité parfaite. — Ils sont appliqués par gouttes. Exemples : les collyres laudanisés, au sulfate de zinc, à la pierre divine.

S'ils sont gazeux, c'est-à-dire produits par la vaporisation d'un liquide ou par le dégagement d'un gaz, leur emploi consiste à approcher de l'œil le liquide qui dégage les vapeurs ou le gaz.

Parmi les collyres gazeux, nous citerons une dissolution ammoniacale, le baume de Fioraventi.

Gargarisme et collutoires. — Ce sont des médicaments destinés à guérir les maux de gorge ou de la bouche.

Les gargarismes ont pour véhicule l'eau; les collutoires, le miel, ou un mellite, ou un sirop astringent.

Le principe actif de ces deux formes médicamenteuses est très-ordinairement une substance minérale soluble.

Ils sont préparés par simple solution ou par simple mélange. — Exemples : les gargarismes et les collutoires avec chlorate de potasse, avec alun, avec borate de soude.

Souvent aussi, les gargarismes sont composés avec des infusés ou des décoctés de substances végétales, servant de véhicules et de principe actif; en ce cas, l'infusé ou le décocté sera filtré. — Exemples : les gargarismes dits *astringents,* — *antiscorbutique, détersif.*

On édulcore toujours les gargarismes, soit avec le miel, ou le mellite de roses, ou le sirop de mûres, ou même le sirop d'opium.

Injections. — Les injections sont des médicaments dont le véhicule est l'eau et le principe actif de diverse nature.

Elles sont destinées à être introduites dans quelque cavité du corps au moyen d'une petite seringue. Leur composition indique le mode de préparation qu'il convient de suivre.

Fomentations. — La fomentation consiste à exposer à l'action d'une vapeur aromatique ou autre un membre malade.

Les fomentations sont appliquées à l'usage externe et à l'usage interne. Exemple : pour le premier cas, les fomentations aromatiques; pour le second cas, celles qui consistent à aspirer le gaz chlore ou les vapeurs d'iode.

DISTILLATION.

Eau distillée. — L'eau distillée est de l'eau pure. On la prépare au moyen d'un appareil qu'on appelle *alambic*.

L'alambic peut présenter diverses formes; mais il se compose, nécessairement, de quatre pièces principales et mobiles : la *cucurbite* ou chaudière; le *bain-marie* qui plonge dans la cucurbite; le *chapiteau* qui recouvre le bain-marie; le *serpentin* ou refrigérant, dans lequel s'opère la condensation de la vapeur d'eau.

Pendant la préparation des eaux distillées aromatiques, effectuée au bain-marie, cette dernière pièce et la cucurbite communiquent entre elles, par l'intermédiaire d'un tube extérieur qui est disposé de façon à ne livrer passage qu'à la vapeur d'eau.

Préparation. — Préparer de l'eau distillée, c'est faire passer l'eau ordinaire à l'état de vapeur par l'effet de la chaleur, et condenser la vapeur par l'eau froide. Après avoir versé l'eau dans la cucurbite, adapter le chapiteau et à la suite le refrigérant; luter au besoin les jointures et faire bouillir.

Le premier demi-litre d'eau qui passe à la distillation est rejeté, parce qu'il contient en dissolution les éléments de l'air, le gaz carbonique compris. Ce qui passe ensuite est conservé pour être employé sous le nom d'eau distillée.

On reconnaît que l'eau distillée est pure, lorsqu'elle ne se trouble pas par l'eau de chaux ou par le nitrate d'argent. Le trouble déterminé par le premier réactif indiquerait qu'elle renferme du gaz carbonique; par le second réactif, qu'elle contient de l'acide chlorhydrique.

L'eau distillée est maintenue, privée d'acide carbonique, en la tenant renfermée dans des flacons complétement remplis; elle est obtenue pure d'acide chlorhydrique, si l'on prend la précaution d'ajouter, au début, à l'eau de la cucurbite, une petite quantité de potasse ou de soude ou de chaux caustique.

La présence de l'acide chlorhydrique dans l'eau distillée tient à du chlorure de magnésium que presque toutes les eaux de source renferment. Ce chlorure, de même que tous les chlorures à propriétés acides, ne peut supporter une température élevée sans subir la décomposition, et les parois de la cucurbite, où il se dépose quand le niveau de l'eau vient à baisser, sont suffisamment chauffées pour opérer cet effet. Les éléments d'un équivalent d'eau prennent part à la réaction, selon l'équation suivante :

$$MgCl + HO = MgO + HCl$$

Tandis que la magnésie reste dans la cucurbite, le gaz chlorhydrique est entraîné par la vapeur d'eau et se condense avec elle.

L'emploi des alcalis a pour but de transformer le chlorure de magnésium en chlorure alcalin :

$$MgCl + CaO = MgO + CaCl$$

Et comme les chlorures de calcium, de potassium, de sodium sont basiques et indécomposables par la chaleur, la formation de l'acide chlorhydrique est dès lors évitée.

Eaux distillées aromatiques. — On donne ce nom à de l'eau qui a été chargée d'huile essentielle, par distillation avec des plantes ou substances aromatiques.

Les eaux distillées aromatiques peuvent encore renfermer certains principes fugaces mal définis, appartenant à l'espèce de plante employée, principes secondaires dont la présence dans le produit est le plus souvent désavantageuse, et qui préexistent dans la plante ou bien s'y développent sous l'influence de la température de l'ébullition. Ainsi, l'eau distillée de cannelle contient, outre l'essence de cannelle, de l'acide cinnamique ; l'eau distillée de valériane, de l'acide valérianique ; toutes renferment une quantité plus ou moins grande d'acide acétique.

Préparation. — Les eaux distillées aromatiques sont obtenues à l'aide de l'alambic, par l'un des quatre modes suivants :

1º Les plantes plongent dans l'eau de la cucurbite, et le procédé de distillation est dit : *distillation à feu nu.*

2º Les plantes sont disposées dans un seau troué, qui lui-même plonge dans la cucurbite. On dit alors que la distillation est effectuée au *seau troué.*

3º La distillation se fait à la vapeur, en usant d'un bain-marie spécial, qui contient les substances, et au fond duquel est amenée la vapeur d'eau par l'intermédiaire d'un tube en cuivre communiquant avec la chaudière. Les plantes, dans ce cas, reposent sur un diaphragme, et la distillation est dite : *à la vapeur.*

4º La distillation est pratiquée au bain-marie, à une température qui égale au moins 100º, ou bien à la vapeur d'eau surchauffée.

Dans les deux cas, l'alambic est agencé de façon à comprimer la vapeur dans la cucurbite, circonstance qui fait monter la température du bain-marie et surchauffe la vapeur. A cet effet, quand on opère au bain-marie, l'on bouche l'orifice de la cucurbite avec un liége traversé par un tube de verre, afin de procurer à la vapeur d'eau une faible issue pour s'échapper ; ou bien, ce qui est préférable, l'on se sert d'une chaudière possédant un tube d'échappement, qui lui-même est muni d'une clef qu'on fait mouvoir à volonté. On peut encore additionner l'eau dans la cucurbite d'une certaine quantité de sel marin qui, en retardant le point de l'ébullition, fait monter la température du bain-marie.

Quand on se propose de soumettre les substances à la vapeur d'eau surchauffée, il convient d'opérer avec un alambic dont le tube de communication, entre la cucurbite et le bain-marie, possède aussi une clef susceptible d'être tournée à volonté : la température de la vapeur s'élévera d'autant plus que l'issue pour s'échapper lui sera accordée plus exiguë. Nous ajouterons que la prudence recommande, quand on distille par ce quatrième procédé, d'adapter à l'alambic un thermomètre, qui permet de suivre la marche ascensionnelle de la température, afin de ne pas dépasser certaines limites.

La distillation ainsi effectuée est dite : *distillation au bain-marie ou à la vapeur d'eau surchauffés.*

Théorie de la distillation. — Supposons l'alambic monté et chauffé ; quand arrive l'ébullition, des vapeurs aqueuses se produisent abondamment et passent au réfrigérant, entraînant avec elles l'huile essentielle des plantes, et en général tout principe fugace à cette température ; car l'on conçoit que les huiles essentielles, dont la vapeur possède une tension considérable, même à la température ordinaire de l'atmosphère, soient facilement entraînées par l'eau au terme de l'ébullition. Les deux substances, intimement mélangées sous l'état de vapeurs, se condensent, et dans le changement d'état, l'essence est comme pulvérisée par l'intermédiaire de l'eau : une partie se dissout, l'autre reste en suspension en troublant la transparence du liquide.

Dans le plus grand nombre des cas, le premier produit de la distillation est presque incolore et limpide ; il est néanmoins le plus suave, parce qu'il renferme la partie la plus fugace, la plus volatile de l'essence, une sorte d'*oléoptème.* Le second produit est généralement trouble, laiteux, et son arome est moins agréable, parce qu'il contient la partie la plus pesante de l'huile essentielle, une sorte de *stéaroptème.*

Observons toutefois que cette manière d'envisager la composition des produits de la distillation ne doit être acceptée que comme représentant un fait général ; car il existe des eaux distillées aromatiques, dont la première quantité écoulée au réfrigérant est au contraire la plus laiteuse et la plus odorante. Nous citerons comme exemple l'eau distillée de raifort. Enfin l'on arrête ordinairement la distillation lorsque la liqueur passe limpide et à peu près inodore, l'opération étant en ce cas considérée comme terminée.

Lors de la préparation des eaux distillées aromatiques, quand on opère sur une grande quantité de substance, l'on se préoccupe habituellement de récolter l'essence qui surnage si elle est plus légère que l'eau, ou qui se dépose au fond du récipient si elle est plus lourde. Des appareils particuliers, dont il sera fait mention au chapitre des huiles essentielles, sont employés à cet usage.

Revue des quatre procédés de distillation. — Examinons maintenant les quatre procédés de distillation que nous venons de décrire, au point de vue de la qualité des produits qu'ils donnent.

1° *Distillation à feu nu.* — Ce procédé offre trois graves inconvénients. D'abord les plantes, plongeant dans la cucurbite, s'attachent en partie aux parois et y subissent l'effet d'une température trop vive qui les carbonise. Ensuite l'eau se charge d'une foule de principes gommeux, mucilagineux, extractifs, qu'elle abandonne sous forme d'extraits sur les parois de la chaudière, à mesure que le niveau baisse, et qui, de même que les plantes, sont partiellement carbonisés par la chaleur. Or, les produits de la décomposition sont, dans les deux cas, des empyreumes. Enfin l'essence n'étant pas un produit très-fixe, le contact prolongé qu'elle subit avec une surface métallique trop chauffée peut, dans une certaine mesure, ébranler sa constitution et provoquer dans la suite son altération.

2° *Distillation au seau troué.* — Ce second procédé, consistant dans l'emploi d'un seau troué, est une modification heureuse du premier. Les plantes ne sont plus contiguës aux parois de la cucurbite; par conséquent, elles ne sont plus exposées à brûler. Mais l'appareil n'empêche pas l'extrait des plantes de se former pendant la distillation, de se déposer sur les parois de la chaudière, de se carburer enfin comme précédemment. Il ne soustrait pas non plus l'huile essentielle à l'action trop vive et trop prolongée de la chaleur. En sorte que ce second procédé de distillation ne fait disparaître qu'une partie des inconvénients particuliers au premier procédé.

3° *Distillation à la vapeur.* — Ce mode est, dans la grande généralité des cas, le mode de distillation par excellence; il ne souffre aucune critique. Les plantes reposent sur un diaphragme : elles sont pénétrées en tous points et également par la vapeur d'eau; et la température atteignant à peine 100° dans tout le corps du bain-marie, la formation d'empyreumes est absolument évitée.

4° Distillation au bain-marie et à la vapeur surchauffés. — Ce quatrième procédé est appliqué à la préparation des eaux distillées aromatiques obtenues de plantes ou substances chez lesquelles l'huile essentielle n'est pas toute formée, notamment à la préparation : des eaux distillées de *laurier-cerise*, d'*amandes amères*, des hydrolats de *raifort*, de *cochléaria*, de *cresson*.

L'essence de ces substances ne préexiste pas ; elle ne se forme que sous l'influence de l'eau par un effet de fermentation secondaire et pour ainsi dire analogue à une réaction chimique : réaction entre la myrosine et l'acide myronique du myronate de potasse, pour l'essence de moutarde ; entre l'amygdaline et la synaptase, pour l'essence d'amandes amères ; entre un principe particulier amer et une substance soluble dans l'alcool, pour l'eau de laurier-cerise. Car l'on doit admettre qu'il n'y a de fermentations véritables que là où il existe des ferments. Or dans la circonstance présente, il n'en existe pas ; c'est-à-dire que ces diverses essences se forment sans qu'il apparaisse dans le milieu ni végétal microscopique, ni animalcule.

Pour préparer les eaux distillées aromatiques par ce procédé : contuser les plantes vertes, afin de dégager les principes immédiats dont la réaction doit engendrer l'essence. Mélanger la pulpe dans le bain-marie avec la quantité d'eau prescrite. Laisser macérer pendant au moins vingt-quatre heures. Si, au lieu de plantes vertes, l'on opère avec le tourteau de semences (amandes amères, moutarde noire) : délayer celui-ci avec l'eau et laisser macérer comme précédemment. Agencer et luter l'alambic comme il a été indiqué. Distiller au bain-marie jusqu'à cessation de vapeurs, ou bien à la vapeur surchauffée.

Nous préférons effectuer la distillation au bain-marie ; le liquide ainsi obtenu se présente constamment plus riche en essence et, de plus, toujours identique pour une même quantité de substances premières. Il est plus riche, parce que l'usage du bain-marie procure l'avantage de faire macérer les substances au milieu de l'eau qui seule doit fournir l'eau distillée, et l'on peut admettre que toute la quantité employée à la macération se trouve complétement saturé de l'huile essentielle avant qu'on procède à la distillation.

Il est toujours identique pour un produit de même nature, parce que les poids de l'eau, de la substance végétale, le temps accordé à la macération sont fixés invariablement.

Tandis qu'en opérant à la vapeur surchauffée, l'eau de condensation provenant de la cucurbite vient s'ajouter à l'eau contenue dans le bain-marie pour une même quantité de liquide distillé, et, par suite, l'huile essentielle est plus diluée dans ce second produit que dans le premier. En outre, la marche de la distillation pratiquée à la vapeur peut dépendre du coup de feu qui engendre dans la cucurbite un dégagement de vapeurs plus ou moins considérable, circonstance capable de faire varier la quantité de l'huile essentielle entraînée par l'eau.

On peut encore appliquer à la préparation de ces sortes d'eaux distillées le premier procédé (distillation à feu nu); mais alors, il faut se résigner à encourir l'inconvénient qui lui est particulier, la production d'empyreumes.

On prépare les eaux distillées aromatiques avec des plantes vertes ou sèches. Quand l'essence est toute formée, il n'est pas douteux que les plantes vertes donnent des produits plus riches et plus suaves. Mais il y a des cas où l'on est forcé de faire usage de plantes sèches; alors, on conseille de commencer par les faire macérer pendant quelques heures dans l'eau qui doit servir à la distillation. Nous ne pouvons partager cet avis, nous fondant sur les motifs suivants : l'huile essentielle étant à peu près insoluble dans l'eau froide, la macération préalable ne donne qu'un résultat négatif touchant la dissolution de cette substance; mais, par contre, elle détermine la dissolution d'une quantité considérable de principes mucilagineux, extractifs et autres qui ne doivent pas entrer dans la composition du liquide distillé; qui même, à la suite de l'abaissement du niveau d'eau, quand on opère au seau troué ou à feu nu, sont susceptibles de subir la décomposition au contact des parois de la chaudière et, par suite, d'altérer le produit par la volatilisation d'empyreumes. En conséquence, il semble rationnel de ne pas avoir recours à la macération préalable, même à l'égard des plantes sèches; au contraire, de ne les introduire dans l'appareil distillatoire (1er et 2e procédé), comme on le fait, du reste, pour les plantes vertes, que vers l'époque où l'ébullition se prononce. En agissant ainsi, l'on obtient l'avantage de faire durer moins longtemps la distillation, d'amoindrir la dissolution de l'extractif, et partant, la production d'empyreumes.

On recommande encore de faire subir aux plantes sèches la division préalable. L'on conçoit qu'il est avantageux de râper les bois denses dont le tissu intérieur renferme l'huile essentielle; de couper les racines en tranches minces, et les plantes herbacées en deux ou trois tronçons, quand elles sont employées entières pour en faciliter l'introduction dans l'appareil distillatoire. Mais la division préalable devient réellement défectueuse, si on l'étend aux feuilles et aux fleurs : il y a en ce cas une perte d'essence, bien qu'elle soit minime, l'incision ne touchant qu'à un très-petit nombre de cellules essentielles. Il y a surtout formation d'une grande quantité d'extrait de plantes pendant la distillation, parce qu'en ouvrant les vaisseaux l'on favorise la dilution du suc séveux, et dès lors les inconvénients de la macération préalable se reproduisent.

Concluons que le seul cas où il est utile, indispensable même de faire subir aux plantes l'opération préliminaire de la division ou de la macération, lors de la préparation des eaux distillées aromatiques, se présente quand l'huile essentielle ne préexiste pas dans la substance.

Les eaux distillées aromatiques fraîchement préparées possèdent ce que l'on appelle un goût de feu, qui en diminue l'arome agréable. Elles perdent ce mauvais goût en vieillissant. L'on prétend même qu'on peut le faire disparaître presque instantanément, en maintenant plongés pendant quelques minutes dans un bain de glace les vases récipients.

La plupart des eaux distillées aromatiques récemment préparées sont sursaturées d'essence, qui en trouble la transparence ; il n'y a pas lieu de se préoccuper de cette condition, qui accuse simplement la richesse du produit; d'ailleurs, l'essence tenue en suspension finit toujours par se déposer au fond des flacons, ou par se séparer à la surface du liquide distillé ; celui-ci serait du reste, au besoin, obtenu limpide immédiatement par filtration. Mais il ne faudrait pas croire que le filtre, en retenant de l'essence, diminuerait d'une quantité quelconque le principe actif d'une autre nature et propre à certaines eaux distillées aromatiques ; que l'eau distillée de laurier-cerise, par exemple, après avoir été filtrée au papier, fût appauvrie d'acide cyanhydrique, cet acide étant parfaitement soluble dans l'eau.

Conservation. — Les eaux distillées aromatiques ne se conservent assez bien qu'en lieu frais et obscur, et la lumière est encore présentement l'agent principal qui en détermine l'altération. Dans les plantes, l'huile essentielle est placée à l'abri du rayon chimique sous l'enveloppe colorée de la cellule ou lacune qui la renferme et qui retient ce rayon ; dans les eaux distillées, la même substance n'est plus protégée contre l'action décomposante du rayon élémentaire de lumière, en dehors de l'obscurité. Ajoutons que la chaleur, lors de la distillation, a pu ébranler la constitution des principes essentiels, et conséquemment, en favoriser l'altération.

Il n'est pas facile d'indiquer le genre de décomposition que chaque espèce d'eau distillée aromatique subit; le plus souvent, comme dans l'eau de fleurs d'oranger, c'est à la fermentation visqueuse qu'il semble se rattacher. Il est du moins exact que cette dernière eau, après s'être altérée, est devenue filante et que le trouble qui s'y produit a l'aspect de chapelets agglomérés, analogues au ferment visqueux.

L'on a remarqué que certaines essences des eaux distillées aromatiques, se combinent quelquefois avec l'eau, en formant de véritables hydrates d'huile volatile. Ainsi se comporte l'essence de térébenthine, lorsqu'on l'abandonne pendant plusieurs mois mélangée avec de l'eau. Mais il ne faut pas confondre le trouble occasionné à la suite de l'endommagement, avec les hydrates d'huile volatile : la plupart de celles qui présentent ce caractère, sont réellement altérées et doivent être rejetées de l'usage médical.

On a proposé, pour garantir les eaux aromatiques de l'altération, de leur ajouter, avant ou après la distillation, 1/10 d'alcool. Lorsque l'addition de ce liquide se fait dans l'alambic même, le produit obtenu est plus chargé d'essence, et néanmoins plus limpide que si l'on avait opéré simplement avec de l'eau ordinaire. C'est, du reste, un fait acquis, que l'eau alcoolisée entraîne à la distillation une plus forte dose d'essence que l'eau commune. Mais le but qu'on se propose, c'est-à-dire, une meilleure conservation de l'eau distillée aromatique, n'est pas atteint : celle-ci s'acidifie rapidement, lorsque les bouteilles qui la renferment sont entamées ; et ce résultat n'a rien qui surprenne, quand on sait que les eaux distillées peuvent toujours renfermer une certaine quantité d'azote, faisant partie constituante de l'essence même, ou appartenant aux empyreumes ; qu'en outre, la liqueur alcoolisée ayant le contact de l'air, se trouve occuper les conditions favorables à l'acétification. Toutefois, cette dernière demeure languissante et devient rarement complète, parce que l'élément minéral fait défaut aux mycodermes (*Voir Fermentation acide*).

Certaines eaux distillées aromatiques, entre autres celles de laurier-cerise, de fleurs de pêcher, de noyaux de cerises, se conservent facilement, même au contact de l'air et exposées à la lumière diffuse. Ne serait-ce point parce qu'un ferment quelconque ne peut vivre dans un liquide contenant de l'acide cyanhydrique ?

Produits de condensation obtenus de substances végétales, les eaux distillées aromatiques renferment toutes un peu d'acide acétique, et quelques-unes d'entre elles contiennent, en outre, un acide particulier. Cette composition oblige à ne pas faire usage de vases métalliques pour récipients, de peur que le liquide ne dissolve du métal. La présence de ce dernier y serait d'ailleurs constatée par les réactifs ordinaires. S'il s'agissait du cuivre, l'ammoniaque, ajouté en excès à un échantillon de l'eau suspecte, ferait prendre à celle-ci une couleur bleue plus ou moins intense, en raison de la quantité de métal dissous :

$$CuO,\ C^4H^3O^3 + 2\ (AzH^4O) = CuO,\ AzH^4O + AzH^4O,\ C^4H^3O^3$$

Avec le prussiate jaune de potasse, l'on obtiendrait un précipité marron (ce réactif est très-sensible) :

$$2 (CuO, C^4H^5O^5) + K^2feCy^5 = 2 (KO, C^4H^5O^5) + Cu^2feCy^5$$

La division établie par certains auteurs, en eaux distillées odorantes et en eaux distillées inodores, est superflue, et la préparation de ces dernières est inutile. En effet, ce que l'on cherche dans la préparation des eaux distillées aromatiques, c'est d'obtenir de l'eau saturée de l'huile essentielle appartenant aux plantes. Si celles-ci sont inodores, c'est perdre son temps de les soumettre à la distillation. Les seuls principes fugaces que certaines d'entre elles peuvent donner sont : un peu d'huile âcre (solanées), ou des principes mal définis, sans odeur appréciable et dont les propriétés thérapeutiques sont inconnues et probablement nulles (chicoracées), de l'acide acétique, des empyreumes qui prennent naissance principalement pendant la distillation à feu nu. Il est même étrange qu'à propos de la préparation des eaux distillées inodores, l'on semble avoir à cœur d'augmenter la quantité des empyreumes par cela même qu'on recommande de cohober trois ou quatre fois le liquide distillé.

Il y a obligation d'effectuer le dosage de l'acide cyanhydrique que renferment certaines eaux distillées, comme l'eau distillée de laurier-cerise, avant de les employer aux usages pharmaceutiques. Trois procédés sont particulièrement appliqués à cet effet.

(Nous avons pensé qu'il était utile d'indiquer la marche à suivre dans ces trois opérations pour habituer les élèves à ces sortes d'essais).

1° *Essai par une solution titrée de nitrate d'argent.* — Supposons qu'il s'agit de faire l'essai de l'eau distillée de laurier-cerise :

Commencer par ajouter une goutte de solution étendue de potasse à un volume déterminé de l'eau aromatique (la quantité d'alcali doit être moindre, au point de vue des équivalents chimiques, que la quantité d'acide cyanhydrique). — Du cyanure de potassium, avec excès d'acide cyanhydrique, s'établit dans la liqueur.

Verser, goutte à goutte, de la solution titrée de nitrate d'argent. — Du cyanure d'argent se forme, et passe immédiatement, par agitation, à l'état de cyanure double d'argent et de potassium soluble :

$$AgO, AzO^5 + KCy + HCy = KCy, AgCy + HO, AzO^5$$

Continuer de verser avec précaution de la solution titrée. — Le cyanure double finit par être transformé complétement en cyanure d'argent insoluble, et il se forme en même temps de l'azotate de potasse :

$$KCy, AgCy + AgO, AzO^5 = 2 (AgCy) + KO, AzO^5$$

Arrêter l'affusion de la liqueur titrée, lorsqu'une goutte de cette liqueur ne produit plus de précipité blanc (AgCy). — Compter alors le nombre de centimètres cubes employés à la réaction ; en déduire la quantité d'azotate d'argent et, par suite, la quantité d'argent métallique qui se trouve combiné avec le cyanogène.

Cette première donnée acquise conduit à connaître la quantité de cyanogène dans le précipité AgCy. — On pose la proportion :

Éq: de l'argent : éq: du cyanogène :: poids de l'argent connu : X

D'où X = la quantité de cyanogène.

Par une deuxième proportion, l'on détermine la quantité d'hydrogène appartenant à l'acide cyanhydrique (HCy) :

Éq: du cyanogène : éq: de l'hydrogène :: poids connu du cyanogène : Y

D'où Y = le poids de l'hydrogène.

D'où X + Y, ou les chiffres qu'ils représentent, égalent le poids recherché de l'acide cyanhydrique contenu dans la quantité d'eau distillée aromatique.

2° *Par l'ammoniaque et une solution titrée de sulfate de cuivre* (procédé employé par M. BUIGNET) (1) :

Commencer par additionner l'eau soumise à l'essai d'un excès d'ammoniaque. — Du cyanure d'ammonium se forme (AzH^4Cy).

Verser ensuite avec précaution, goutte à goutte, de la solution titrée de sulfate de cuivre. — Du cyanure double d'ammonium et de cuivre s'établit, et en même temps du sulfate d'ammoniaque :

$$2(AzH^4Cy) + n(AzH^4O) + CuO,SO^3 = AzH^4Cy,CuCy + AzH^4O,SO^3 + n(AzH^4O)$$

Continuer à verser de la liqueur d'épreuve jusqu'au moment où l'eau distillée aromatique se teint en bleu. — La couleur bleue indique que tout le cyanogène de l'acide cyanhydrique se trouve occuper la combinaison de sel double soluble (AzH^4Cy, $CuCy$). Elle est due à la réaction de l'ammoniaque sur le sulfate de cuivre employé en excès. Il se forme du sulfate d'ammoniaque et de l'ammoniure de cuivre, selon l'équation suivante :

$$AzH^4Cu,CuCy + CuO,SO^3 + n(AzH^4O)$$
$$= AzH^4Cu,CuCy + AzH^4O,SO^3 + CuO,n(AzH^4O)$$

L'opération étant terminée, effectuer le calcul de la manière suivante :

On recherche d'abord la quantité de cuivre qui se trouve combiné au cyanogène sous l'état de cyanure double, en posant la proportion :

Éq: du sulfate de cuivre : la quantité employée de sulfate de cuivre, moins la dernière goutte qui a fait bleuir la liqueur :: éq: du cuivre : X

X = le poids du cuivre combiné au cyanogène.

Par une deuxième proportion, on détermine le poids du cyanogène :

Éq: du cuivre : poids du cuivre employé dans la réaction :: éq: du cyanogène : Y.

Y = le poids du cyanogène combiné au cuivre.

D'où X + Y = le poids du cyanure de cuivre formé.

Par une troisième proportion, l'on détermine le poids du cyanure d'ammonium :

Éq: du cyanure de cuivre : poids trouvé du cyanure du même métal :: éq: du cyanure d'ammonium : A

A = le poids du cyanure d'ammonium combiné au cyanure de cuivre sous la composition de sel double soluble.

---

(1) Le Codex fait préparer la liqueur d'épreuve au sulfate de cuivre, en employant 23,09 de ce sel cristallisé pour 1000 gr. d'eau distillée.

Par une quatrième proportion, l'on détermine le poids du cyanogène appartenant au cyanure d'ammonium trouvé :

Éq: du cyanure d'ammonium : poids trouvé du cyanure d'ammonium :: éq: du cyanogène : B

B = la quantité de cyanogène combiné avec l'ammonium.

D'où Y + B = le poids total du cyanogène.

Enfin, par une cinquième proportion, l'on détermine le poids de l'hydrogène, qui était combiné à Y + B de cyanogène sous l'état d'acide cyanhydrique :

Éq: du cyanogène : Y + B :: éq: de l'hydrogène : C

C = cette quantité d'hydrogène.

D'où Y + B + C = le poids de l'acide cyanhydrique que renfermait la quantité d'eau distillée de laurier-cerise soumise à l'essai.

3º *Par la teinture d'iode titrée, en présence de l'empois d'amidon.* — Ce procédé d'essai repose sur l'affinité plus grande de l'hydrogène pour l'iode que pour le cyanogène.

La liqueur d'épreuve est obtenue en dissolvant une quantité déterminée d'iode dans un certain volume d'alcool. L'eau distillée aromatique est, dès le début, additionnée de quelques gouttes d'empois d'amidon.

Verser goutte à goutte de la liqueur d'épreuve dans la liqueur d'essai, jusqu'à ce qu'une coloration bleue s'établisse persistante ; calculer alors la quantité d'iode, qui a servi à la réaction, d'après le nombre de centimètres cubes employés, moins la dernière goutte.

La quantité d'iode connue, rechercher le poids du cyanogène, en établissant la proportion suivante :

Éq: de l'iode : éq: du cyanogène :: poids de l'iode employé dans l'expérience : X

X = le poids du cyanogène qui était combiné à l'hydrogène sous la composition de HCy.

Par une deuxième proportion, déterminer le poids de l'hydrogène :

Éq: du cyanogène : éq: de l'hydrogène :: X : Y

Y = le poids de l'hydrogène.

D'où X + Y = le poids de l'acide cyanhydrique recherché.

Quel que soit le procédé qu'on emploie, il importe d'opérer rapidement, afin d'éviter d'être mis dans l'erreur par l'affaiblissement des couleurs engendrées sous l'action des réactifs.

Le titre en acide cyanhydrique pour l'eau distillée de laurier-cerise est fixé par le Codex à 0,05 %. Celle-ci présente très-souvent à l'essai un titre supérieur ; dès lors, il y a obligation de la ramener par addition d'eau distillée ordinaire au titre conventionnel.

Supposons que l'essai accuse 0,08 % d'acide cyanhydrique au lieu de 0,05 %. Nous posons la proportion :

$$0,08 : 0,05 :: 100 : X$$

X = le poids d'eau distillée de laurier-cerise contenant 0,05 % d'acide. Ce poids (62,5) est inférieur à 100 gr. ; on le complétera par addition d'eau distillée ordinaire.

L'on prépare :

A la vapeur (troisième procédé de distillation) toutes les eaux distillées aromatiques obtenues avec des fleurs. Exemples : les eaux distillées de roses, de fleurs d'oranger, de tilleul, de sureau, de bluet, de camomille.

Au seau troué (deuxième procédé de distillation), toutes celles que l'on obtient avec la plante entière, ou bien avec les feuilles, les racines, l'écorce. Exemples : les eaux distillées d'absinthe, de bourgeons de sapin, de cannelle, d'hysope, de laitue vireuse, de mélilot, de mélisse, de menthe poivrée, de plantain, de valériane et même de laurier-cerise. Toutefois, si l'on dispose d'un alambic d'une grande capacité, il est préférable d'opérer à la vapeur (troisième procédé).

Au bain-marie ou à la vapeur surchauffés (quatrième procédé de distillation), toutes les eaux distillées aromatiques obtenues avec des plantes ou avec le tourteau de semences dans lesquelles l'huile essentielle ne préexiste pas.

On s'en tient à la prescription du Codex pour les proportions des substances.

SOLUTIONS PAR L'ALCOOL.

Les formes pharmaceutiques auxquelles l'alcool sert de base, sont les *teintures alcooliques* (alcoolés), les *alcoolatures*, les *alcoolats*.

Teintures alcooliques (alcoolés). — On appelle teintures alcooliques, de l'alcool plus ou moins concentré tenant en dissolution des principes médicamenteux. Parmi ces principes, peuvent se rencontrer des alcaloïdes, des résines, des gommes-résines, des sucres, des corps gras, de la chlorophylle, des huiles essentielles, etc..., en un mot toutes substances formant les principes immédiats et une partie de l'extractif particuliers à la matière première.

L'alcool, dans ces sortes de préparations, joue le rôle d'agent dissolvant et d'agent conservateur ; il maintient en outre ses propriétés intrinsèques.

Les teintures alcooliques sont préparées avec des substances sèches ou vertes ; de là la dénomination de *teintures* proprement dites et d'*alcoolatures*.

Les substances solides sont préalablement pulvérisées ou contusées, pour permettre au véhicule spiritueux de les pénétrer plus facilement.

L'alcool est prescrit sous trois degrés différents de concentration.

L'alcool à 90° est réservé pour les teintures purement résineuses, ou métalliques, ou essentielles, ces substances ne se dissolvant convenablement dans le véhicule que quand il est suffisamment concentré. Exemples : *alcool camphré, teinture d'iode.*

L'alcool à 80° est employé à la préparation des teintures dont la matière première est fournie par une gomme-résine, ou par une substance grasse animale, ou par une substance végétale très-aromatique, ou par une matière quelconque d'une texture difficile à pénétrer.

Exemples : teintures de *noix vomiques,* de *girofle,* d'*ellébore,* de *cannelle,* de *cantharides,* de *castoréum,* d'*ambre gris,* de *scammonée,* de *cochenille,* de *safran,* de *musc,* de *benjoin,* de *tolu,* d'*assa fœtida,* d'*euphorbe,* de *myrrhe,* etc.

L'alcool à 60° est choisi de préférence pour servir à la préparation des teintures composées avec des substances dont la sève a été spécialement aqueuse, qui contiennent des sels alcaloïdiques ou simplement de la matière extractive, mucilagineuse, gommeuse..., parce que l'alcool aqueux entraîne en dissolution mieux que ne le ferait l'alcool fort, parmi ces principes, ceux qu'on se propose d'introduire dans l'alcoolée, comme jouissant de propriétés médicamenteuses, et abandonne à l'état insoluble la plus grande partie des autres matières (gomme, mucilage), considérées comme inertes.

Exemples : teintures de *gentiane,* de *gayac,* de *colchique* (bulbes), de *colchique* (semences), d'*arnica,* de *quassia amara,* de *colombo,* de *squammes de scille,* de *rhubarbe,* de *jalap,* d'*ipécacuanha,* de *cachou,* d'*aloès,* d'*absinthe,* de *quinquina rouge,* de *quinquina jaune,* de *quinquina gris,* de *belladone,* de *digitale,* de *ciguë,* de *jusquiame,* de *ratanhia,* de *valériane,* de *stramoine.*

Le rapport du poids de la matière première et du liquide spiritueux a été fixé par le Codex de 1 à 5 pour le plus grand nombre des teintures; de 1 à 10 pour les teintures de semences de colchique, de vanille, de cantharides, de castoréum, de musc, d'ambre gris, de cochenille, de safran; de 1 à 12 pour la teinture d'iode.

Les modes de dissolution mis en usage sont : la solution simple, la digestion en vase couvert, la lixiviation, la macération.

La solution simple et la digestion sont appliquées toutes les fois que les substances médicamenteuses sont totalement solubles dans l'alcool; on filtre à la fin. — Parmi les teintures ainsi obtenues, nous citerons l'alcool camphré, les teintures avec des baumes, la teinture d'iode. — Quant à la préparation de cette dernière, elle peut être effectuée indifféremment par macération, ou par digestion, ou par simple solution, sans qu'il y ait à craindre, comme on le suppose généralement, quand on opère par digestion, la formation d'acide iodhydrique; du reste, cet acide, en raison de son instabilité, se décomposerait au contact de l'air en eau et en iode, s'il venait à se produire :

$$HI + O = I + HO$$

et l'iode rentrerait en dissolution dans l'alcool, ou bien resterait indissous, selon le degré de saturation du véhicule.

Les modes de lixiviation et de macération sont appliqués à la préparation des teintures composées avec des substances incomplétement solubles dans l'alcool et dont la nature est spécialement résineuse, gommo-résineuse, extractive, alcaloïdique. Ce genre de teintures est le plus nombreux, et le Codex prescrit fréquemment la lixiviation à leur préparation. Mais cette prescription du nouveau Codex ne sera certes pas acceptée facilement de la part des pharmaciens, qui s'en rapportent aux données de l'expérience, pour apprécier tel ou tel mode de préparation, et règlent en conséquence leur ligne de conduite dans les opérations ayant trait à leur art. Ils préféreront sans aucun doute l'usage de la macération, partageant à cet égard l'avis de Soubeyran, qui fut maître dans notre profession.

Du reste, comme nous l'avons déjà observé, les prescriptions du formulaire légal ne sont rigoureusement obligatoires, au point de vue du *modus faciendi*, que lorsqu'elles permettent d'obtenir des médicaments toujours identiques. Si cette condition n'est pas remplie et qu'on peut mieux faire arbitrairement, il y a lieu de modifier. Or, c'est un fait notoire que la lixiviation, appliquée à la préparation des teintures alcooliques, ne procure qu'accidentellement à ces dernières l'identité requise de concentration.

Rappelons, pour nous édifier à ce sujet, les défauts que comporte ce mode de solution, quel que soit d'ailleurs l'agencement qu'on donne à l'appareil dont on se sert :

1° Il n'est pas facile, lors de la préparation des alcoolés, de soumettre à la lixiviation des poudres présentant dans toutes les officines le même degré de ténuité. En ce cas, le véhicule, qui les traverse, les pénètre plus ou moins, se sature inégalement de principes solubles aux diverses opérations.

2° La capacité de l'appareil servant à lessiver est rarement la même ; la quantité de la matière première peut varier aussi, et partant, l'épaisseur de la couche qu'elle forme. Dès lors, le contact du liquide avec les substances étant maintenu pendant un temps variable, les solutés de même nature sont exposés à posséder une concentration inégale.

3° Un tassement de la matière, égal dans toute la masse, est à peu près impossible à obtenir à chaque nouvelle manipulation ; mais ce défaut détermine la formation de fausses voies par lesquelles le liquide s'écoule trop facilement. Des bulles d'air interceptées peuvent encore amener le même inconvénient. Or, toutes ces difficultés dans l'exécution tendent à produire le même résultat : l'inégalité de concentration des teintures de même espèce.

4° Il y a perte de la liqueur, à moins qu'on exprime le résidu, car l'on sait qu'on ne peut déplacer au moyen de l'eau l'alcool dont il reste imbibé.

La macération, au contraire, appliquée à la préparation des teintures alcooliques, ne présente aucun de ces défauts. Aussitôt qu'elle est effectuée, la matière est exprimée et la liqueur filtrée, sans que cette double manipulation détermine une déperdition sensible d'alcool ; d'ailleurs, cette déperdition doit être considérée comme étant à peu près la même dans toutes les officines pour un même poids d'une même teinture ; c'est pourquoi par l'emploi de ce dernier procédé, l'identité de concentration des produits est maintenue.

Le temps employé à la macération peut varier entre huit ou quinze jours, suivant la prescription du Codex.

Les teintures alcooliques sont simples ou composées, c'est-à-dire qu'elles sont préparées avec une ou plusieurs substances médicamenteuses. Dans ce dernier cas, et quand les matières présentent une différence de solubilité dans le véhicule, il convient de commencer la macération avec celles qui livrent à l'alcool la plus faible quantité de principes ; puis l'on ajoute celles qui en livrent davantage. — Sont préparés par ce mode : l'*élixir de Garus, de longue vie*, le *baume de Commandeur*, etc. Le but que l'on se propose, en opérant ainsi, est d'éviter de saturer le véhicule de principes relativement très-solubles et n'appartenant qu'à une partie des ingrédients employés, cette condition devant le rendre moins apte à dissoudre les principes d'une moindre solubilité, qui font partie des autres ingrédients.

Les teintures composées de *raifort*, de *gentiane*, l'*eau vulnéraire rouge*, sont obtenues par une seule macération de toutes les substances. Le *laudanum de Rousseau* est obtenu par un procédé mixte.

Alcoolatures. — Elles sont préparées avec des plantes vertes, par contusion de la substance et macération de la pulpe dans l'alcool ; la matière est exprimée et la liqueur est filtrée à la fin.

Ce mode de préparation est le seul qui convienne ; par exemple, il est préférable à celui qui consiste à contuser les substances, à faire écouler le suc par expression, à mélanger celui-ci avec l'alcool, puis à filtrer en dernier lieu.

Il faut croire, en effet, que le marc, composé de ligneux et des tissus vasculaire et cellulaire, retient des principes immédiats susceptibles de se dissoudre dans l'alcool.

Les plantes étant employées fraîches, l'usage de l'alcool à 90° est nécessaire.

Lorsqu'il s'agit de préparer des alcoolatures avec des plantes des crucifères, comme l'alcoolature de cochléaria, il convient d'abandonner la pulpe à elle-même pendant quelques heures; c'est afin de permettre à l'essence, qui ne préexiste pas, de se développer sous l'influence de l'humidité. Si le mélange avec l'alcool fort était effectué immédiatement, la réaction des principes immédiats, qui engendre l'huile essentielle, serait contrariée par la présence du véhicule, et le produit serait nécessairement obtenu moins riche.

Les alcoolatures sont avec raison considérées comme étant généralement plus actives que les teintures de même espèce, surtout celles qui ont été obtenues avec des plantes appartenant aux familles des solanées et des renonculacées; le principe narcotico-âcre y est, en effet, plus concentré. C'est pourquoi il y a lieu de ne pas confondre dans l'usage ces deux produits médicamenteux.

Les teintures et les alcoolatures jouissent d'une bonne conservation. Néanmoins, il y a sous ce rapport une différence à établir entre les teintures obtenues avec de l'alcool présentant les trois degrés de concentration. Celles qui sont préparées avec de l'alcool fort se conservent indéfiniment; celles qui contiennent de l'alcool faible sont susceptibles de s'acidifier en vieillissant. Il n'est besoin, pour que cet effet se produise, que du contact de l'air et de l'évaporation d'une certaine quantité du liquide spiritueux, le milieu contenant d'ailleurs une dose plus que suffisante de substances albuminoïdes et minérales pour servir au développement des mycodermes. En un mot, l'alcool n'agissant comme agent conservateur que quand il est en force, en d'autres termes, par influence de masse (et c'est le cas des teintures et des alcoolatures), lorsque le liquide spiritueux vient à diminuer, l'altération de la composition médicamenteuse peut s'ensuivre (1). Ajoutons qu'il convient de tenir les

---

(1) L'expérience suivante confirme ces données :

En été, placer trois flacons ouverts à côté les uns des autres ; dans chacun d'eux, verser 250 gr. de suc de groseilles clarifié par cinq jours de fermentation ; abandonner tel quel le flacon n° 1 ; ajouter 20 gr. d'alcool fort au liquide du flacon n° 2, et 250 gr. à celui du flacon n° 3 ; les recouvrir avec un petit cornet de papier, de façon à ne pas intercepter complètement l'air.

On observe que le liquide du flacon n° 1 entre presque immédiatement en fermentation acide ; que celui du flacon n° 2 se maintient intact pendant 15 jours au moins ; que celui du flacon n° 3 se conserve en bon état presque indéfiniment et jusqu'à ce que l'alcool ait été vaporisé spontanément en grande partie. On constate, d'ailleurs, à la surface de ces trois liqueurs, l'absence ou la présence des mycodermes, leur développement et aussi l'odeur plus ou moins prononcée de vinaigre.

teintures et les alcoolatures à l'abri de la lumière, pour prévenir leur décoloration ; c'est pourquoi les flacons qui les renferment devront être déposés dans un lieu obscur, s'ils ne possèdent pas l'une des couleurs, rouge, jaune ou noire.

Alcoolats. — On nomme *alcoolats*, de l'alcool plus ou moins concentré qui a été chargé d'huile essentielle par distillation avec des substances aromatiques.

Les alcoolats sont simples ou composés, selon que la distillation a été effectuée au contact d'une ou de plusieurs espèces de plantes. Celles-ci sont employées vertes ou sèches ; vertes, elles donnent un produit plus suave et plus abondant en essence.

La distillation est effectuée au bain-marie ordinaire ou bien à la vapeur. Quand on opère au bain-marie, les substances y sont déposées au milieu du liquide, et la distillation est poussée jusqu'à siccité.

Quand on opère à la vapeur, l'alcool est employé aqueux et occupe l'intérieur de la cucurbite ; ses vapeurs pénètrent dans le bain-marie où sont placées les substances, et l'on a soin d'arrêter la distillation avant que tout le liquide ait passé au réfrigérant ; ce qui donne la raison de l'addition d'eau au liquide spiritueux.

Lorsque les plantes ou substances sont employées desséchées, l'on est dans l'habitude de les faire macérer pendant quelques heures dans l'alcool avant de distiller. Cette opération préliminaire ne présente, dans la circonstance, aucun des inconvénients signalés au chapitre des eaux distillées aromatiques ; l'alcool, en effet, développe peu ou point de mucilage ; d'ailleurs, les plantes dans la préparation des alcoolats sont toujours disposées dans le bain-marie ; enfin, l'alcool, vu sa faculté de dissoudre les matières résineuses et grasses, ramollit pendant la macération l'enveloppe des cellules essentielles, circonstance qui permet à l'essence de s'en échapper plus facilement pendant la distillation. On tient compte de la perte de l'eau de végétation en additionnant l'alcool d'une certaine quantité d'eau.

Lorsqu'on fait usage de plantes fraîches, l'on distille sans avoir recours à la macération préalable et en employant de l'alcool concentré, de peur que l'alcoolat ne soit trop affaibli par l'eau de végétation.

Lorsque l'huile essentielle n'est pas toute formée dans la substance première, celle-ci sera d'abord délayée dans le bain-marie à l'état de poudre grossière avec une petite quantité d'eau, si elle est sèche. Elle sera contusée, puis placée dans le même appareil et abandonnée à elle-même pendant quelques heures, si elle est fraîche. Cette manipulation, qui précède immédiatement le mélange avec l'alcool et la distillation, a pour but de permettre à l'essence de se développer ; ce qui n'aurait pas lieu ou du moins d'une façon très-imparfaite, si les substances étaient dès le début trempées dans l'alcool.

Quelquefois, l'on ajoute aux matières à distiller une eau aromatique ; c'est, par exemple, l'eau de cannelle dans la préparation de l'alcoolat de Sylvius ; l'eau de fleurs d'oranger dans celle de l'élixir de Garus.

La théorie que nous avons donnée de la préparation des eaux distillées aromatiques pourrait être appliquée à la préparation des alcoolats, avec cette différence que le point d'ébullition de la liqueur alcoolisée est avancé de plusieurs degrés par rapport au point d'ébullition de l'eau ; que le produit qui distille est à peu près limpide à toute époque de la condensation, tandis qu'il est ordinairement laiteux pour les eaux distillées aromatiques ; que, néanmoins, l'alcoolat est plus riche en essence que l'eau aromatique préparée avec un même poids d'une même substance. Tous ces faits s'expliquent d'ailleurs. En effet, l'eau bout à 100°, l'alcool à 76°. Les huiles essentielles sont peu solubles dans l'eau, et un excès en trouble la transparence ; elles sont, au contraire, très-solubles dans l'alcool, et une grande quantité d'essence ne fait qu'enrichir la liqueur.

La raison de la grande solubilité des huiles essentielles dans l'alcool doit sans doute être attribuée au rapprochement de composition des corps en présence : l'alcool et les essences sont riches en carbone et en hydrogène ; de là, une certaine tendance à se pénétrer réciproquement, sinon par une action chimique, du moins par une action physique ; de là, enfin, leur mélange intime et facile, soit à l'état liquide, soit à l'état gazeux.

Parce que l'alcool est en forte proportion dans les alcoolats, ces médicaments sont d'une bonne conservation, surtout lorsque l'on prend la précaution de les tenir à l'abri de la lumière.

VINS MÉDICINAUX

On donne cette dénomination aux vins qui tiennent en dissolution des principes médicamenteux.

On fait usage, pour leur préparation, de diverses sortes de vins, connus sous les noms de vins rouges, blancs et de liqueur.

Considérés au point de vue général de leur composition, les vins peuvent contenir en quantités variables : de l'eau, de l'alcool, de l'acide acétique, du tannin, des principes colorants, du bitartrate de potasse, du tartrate neutre de la même base, du tartrate de chaux, du sulfate de potasse, de l'acide et de l'éther œnanthiques, un arome spécial propre au terroir et qui indique le cru.

La quantité d'alcool varie entre 6 à 12 % dans les vins blancs; entre 6 à 14 % dans les vins rouges de Bordeaux, de Bourgogne; entre 16 à 20 % dans les vins sucrés de Malaga, de Frontignan, de Madère.

Ces trois sortes de vins se distinguent entre eux par des caractères bien tranchés :

Le vin blanc est presque incolore, dépourvu d'astringence (il renferme peu ou point de tannin), souvent acidule à la dégustation.

Le vin rouge est foncé en couleur, légèrement amer et d'autant plus astringent qu'il est plus jeune, ce qui tient à la quantité relativement forte de tannin qu'il renferme.

Les vins de liqueur, Malaga, Madère, Frontignan, sont peu colorés et à peu près privés de tannin et de tartre. Ils se distinguent particulièrement par leur richesse en alcool et souvent par un goût sucré.

Quant à la présence du sucre, elle se rattache à un arrêt prématuré de la fermentation alcoolique, soit que les substances protéiques ont fait défaut à la levûre, quand du sucre existait encore en certaine quantité, soit surtout que l'alcool en excès a empoisonné le ferment.

La disparition complète des principes protéiques et la richesse en alcool, procurent aux vins de liqueur une conservation mieux assurée que celle des vins blancs et rouges.

Il est indispensable d'employer à la préparation des vins médicinaux, des vins de bonne qualité et exempts de toute sophistication. S'il appartient à un bon cru, s'il a été fabriqué avec soin, si la fermentation s'y est développée régulièrement, si, enfin, l'on s'est préoccupé de sa conservation, le vin possède les qualités requises à l'usage pharmaceutique. Du reste, sous ce rapport, le palais d'un gourmet en indiquera mieux les qualités ou les défauts que ne pourrait le faire le plus habile chimiste.

Mais il peut arriver que les vins aient subi une sophistication quelconque, dans le but de masquer des défauts naturels ou d'exagérer les qualités qu'ils possèdent faiblement; alors il est utile de s'enquérir de la fraude, pour juger de sa gravité et, à l'occasion, mettre hors d'emploi le liquide spiritueux.

1° *Fraude par coupage avec l'eau.* — On la reconnaît sûrement, en soumettant à la distillation une quantité déterminée du vin proposé à l'expertise, soit un litre. L'appareil dont on se sert est un petit alambic fabriqué pour ces sortes d'essais. L'on retire, à la distillation, 1/3 de litre pour les vins rouges et blancs; 2/3 pour les vins de liqueur. L'on pèse le liquide distillé à l'aide de l'alcoomètre centésimal. La richesse exacte en alcool est indiquée, pour les vins rouges et blancs, en divisant par 3 le nombre de degrés que donne l'instrument; pour les vins de liqueur, en soustrayant 1/3 du nombre de degrés trouvés, ou ce qui revient au même, en divisant par 3 le nombre de degrés, et en multipliant le quotient par 2.

On peut encore retirer à la distillation la moitié du vin ; étendre le liquide distillé de son volume d'eau distillée, et prendre ensuite la richesse en alcool, à l'aide de l'aréomètre : elle représente la richesse du vin.

2° *Fraude par mélange avec les gros vins du Midi.* — On fraude les vins de Bordeaux de qualité inférieure, en les mélangeant avec les gros vins du midi de la France. Cette sophistication est mise en pratique, principalement dans le but de masquer la détérioration avancée du liquide, ou bien de déguiser des défauts qu'il tient d'une mauvaise récolte. Le moyen le plus sûr pour constater la fraude est de s'en rapporter à la dégustation d'un habile courtier.

3° *Fraude par addition de matières colorantes (baies de sureau, de cornouiller, bois de campêche, de Fernambouc, etc.).* — Les vins dont la couleur a été rehaussée artificiellement sont le plus ordinairement ceux que la fermentation acide a endommagés; le but qu'on se propose est de leur procurer une coloration factice. Divers essais sont indiqués pour déceler la fraude, mais tous ne donnent que des réactions indécises. Nous indiquons les deux procédés qui nous paraissent répondre d'une manière plus satisfaisante au but proposé.

1° Agiter une certaine quantité du liquide soupçonné, avec un peu de gélatine dissoute dans suffisante quantité d'eau ; filtrer. Le tannin du vin formera, avec la gélatine, un coagulum qui entraînera la plus grande partie de la matière colorante propre au vin ; de sorte que le liquide passera au filtre, à peine coloré en rose, si la fraude n'existe pas ; tandis qu'il conservera une couleur foncée, si au contraire elle existe.

2° Additionner le vin d'un excès d'ammoniaque, puis de sulfhydrate d'ammoniaque ; filtrer en dernier lieu. Le vin naturel passera avec une teinte verte, le vin fraudé avec une coloration bleue, ou rouge, ou violette.

4° *Fraude par les alcalis, l'alcool, les cassonades ou le glucose.* — D'ordinaire, le négociant ne s'en tient pas seulement à colorer artificiellement un vin que la fermentation acide a dépouillé de son coloris, il cherche, en outre, à masquer la présence de l'acide acétique, en saturant celui-ci par un alcali, et à déguiser la perte de propriétés naturelles, en ajoutant de l'alcool et des cassonades ou du glucose.

Pour reconnaître le vinaigre : évaporer au bain-marie jusqu'à consistance pâteuse quelques litres de vin ; traiter le produit par l'acide sulfurique. L'acide acétique accusera aussitôt sa présence par l'odeur piquante qui lui est propre.

Pour noter la présence du sucre : évaporer au bain-marie plusieurs litres du liquide sophistiqué ; reprendre l'extrait obtenu par l'alcool qui dissoudra le sucre ; évaporer la solution alcoolique pour le faire cristalliser.

Et si l'on désire effectuer le dosage approximatif de la même substance : évaporer au bain-marie un litre de vin, de manière à l'amener au volume de 100 centim. cubes environ ; clarifier par le sous-acétate de plomb ; filtrer et laver le précipité avec un filet d'eau distillée ; précipiter l'excès de plomb par le carbonate de soude ; filtrer de nouveau et laver le précipité comme précédemment ; faire bouillir pendant quelques instants la liqueur ainsi obtenue, après l'avoir additionnée d'une quantité d'acide sulfurique suffisante pour lui communiquer une réaction légèrement acide ; sursaturer ensuite, par une solution concentrée de potasse ou de soude, et continuer encore de faire bouillir pendant cinq minutes, en ajoutant au besoin de l'eau distillée, pour maintenir le liquide, approximativement au volume de 100 centim. cubes. Si la liqueur contient du sucre, elle passera à la couleur brune, d'autant plus foncée que la proportion en sera plus forte ; filtrer et ramener au besoin le liquide par addition d'eau à 100 centim. cubes ; le rapporter, quant à la couleur, à une même quantité d'une solution titrée de glucose qu'on a portée à l'ébullition pendant quelques moments, en présence d'un alcali. Terminer l'essai en suivant la marche que nous indiquons pour le dosage du glucose (par un alcali). Diviser, en dernier lieu, par 10, la quantité trouvée de sucre, et selon que le chiffre du quotient sera plus ou moins élevé, il y aura ou il n'y aura pas lieu de conclure à la fraude (MACÉ).

L'addition de matières sucrées à des vins que la fermentation acide a altérés ne dénote pas, d'ailleurs, une bien grande habileté chez le marchand, car les défauts qu'il a ainsi masqués ne peuvent tarder à reparaître et même à augmenter. C'est que le liquide est naturellement riche en principes albuminoïdes, comme sont tous les vins à qui le sucre a fait défaut avant l'achèvement de la clarification. Il s'ensuit que l'alcool ajouté passera après quelque temps à l'état de vinaigre ; que le glucose subira dans une certaine mesure l'action du ferment alcoolique, et l'alcool de nouvelle formation, celle du ferment acide ; que même la fermentation visqueuse, à qui un milieu ainsi conditionné paraît convenir, s'y établira fréquemment ; de sorte que le vin ainsi frelaté, non-seulement s'acidifiera de nouveau, mais en outre sera exposé à graisser.

5° *Fraude par la fuchsine :*

Traiter le vin par un excès d'ammoniaque ; chauffer légèrement dans un tube bouché ; laisser refroidir ; agiter le tout avec de l'éther ; décanter ce liquide dans une capsule après repos et l'additionner de quelques gouttes d'acide acétique ; laisser évaporer spontanément : une coloration rose ou violet rose apparaîtra s'il y a fraude.

En agitant le vin suspect avec de l'alcool amylique, ce liquide surnage et se teint immédiatement en rose, couleur qui accuse la présence de la fuchsine.

Mais il vaut mieux s'en tenir au premier procédé d'essai, l'indication qu'il donne offrant une plus grande certitude.

La coloration artificielle d'un vin par la fuchsine étant reconnue, il y a lieu de rechercher si cette substance est arsenicale.

6° *Fraude par la litharge.* — Anciennement, on frelatait par la litharge les vins de mauvais goût et qui étaient devenus acides ; c'était dans le but non-seulement de neutraliser l'acide acétique, mais encore de procurer aux vins une saveur sucrée, due à la formation de l'acétate de plomb.

Aujourd'hui, la litharge n'est plus employée que très-rarement dans l'industrie des vins et uniquement pour clarifier ceux qui, appartenant à une mauvaise récolte, ou bien étant de crus inférieurs, refusent de fermenter alcooliquement et menacent de graisser. Comme le plomb est une substance éminemment toxique, quand on soupçonne sa présence dans une boisson, l'on doit s'empresser de s'éclairer à ce sujet par les recherches chimiques.

A cet effet, commencer par évaporer à siccité quelques litres de vin ; incinérer le résidu avec du nitrate de potasse, afin de brûler les matières organiques ; reprendre les cendres par l'acide azotique ; filtrer et évaporer de nouveau à peu près à siccité, mais cette fois en prenant des précautions pour chasser l'excès d'acide azotique sans décomposer les azotates ; reprendre par l'eau distillée et soumettre la liqueur ainsi obtenue à un courant d'hydrogène sulfuré. Le plomb, s'il en existait dans le vin, sera précipité à l'état de sulfure noir.

7° *Fraude par l'emploi du bisulfate de potasse.* — Le système actuellement suivi dans le commerce pour la clarification des vins de mauvaise qualité, porte le nom de *plâtrage*. Il consiste à mélanger au vin qui demeure trouble une dissolution de bisulfate de potasse, qu'on additionne souvent d'un lait de plâtre. Le bisulfate de potasse, en réagissant sur les sels calcaires et sur les tartrates alcalins solubles, détermine la formation de crème de tartre et de sulfate de chaux moins solubles. Ces corps, en se déposant, opèrent la clarification du vin. Mais celui-ci se trouve par cela même appauvri de tartrates et enrichi de sulfates, condition qui le rend inférieur, bien que possédant des apparences convenables.

La détermination de la quantité de tartrates et de sulfates contenus dans le vin suspect, conduit à connaître si le procédé de plâtrage lui a été appliqué.

A cet effet : évaporer un litre du vin dans une capsule de porcelaine ; calciner au rouge blanc ; reprendre par l'eau distillée ; filtrer ; faire l'essai alcalimétrique de la liqueur. Les tartrates ayant été transformés en carbonates alcalins, l'on arrive ainsi à connaître la quantité d'alcalis que renferment les cendres et, par suite, la quantité correspondante de tartrates que contenait le vin. Cette quantité ne doit pas être moindre que 2 grammes.

Ensuite, réunir ensemble la liqueur essayée, le résidu et le filtre ; faire bouillir le tout pendant 10 minutes dans la même capsule avec s. q. d'eau distillée, acidulée par l'acide azotique, dans le but de transformer les oxysulfures du résidu en sulfates ; ajouter ensuite une quantité de carbonate de soude pur, égale à dix fois au moins le poids du produit de la calcination ; faire bouillir pendant une demi-heure en remplaçant l'eau qui s'évapore, pour transformer les sulfates terreux et métalliques insolubles en sulfates alcalins solubles ; filtrer ; aciduler par l'acide chlorhydrique ; doser l'acide sulfurique au moyen d'une solution titrée de chlorure de baryum ; retrancher de la quantité trouvée la quantité du même acide employée à l'essai alcalimétrique. La différence fera connaître le poids correspondant des sulfates contenus dans le vin. Ce poids doit être inférieur à 0 gr. 75.

Souvent, l'on s'en tient simplement à déterminer la quantité de sulfates que peut contenir le vin. A cet effet, aciduler par l'acide chlorhydrique un volume déterminé du liquide primitif ; doser ensuite l'acide sulfurique au moyen d'une solution titrée de chlorure de baryum. La quantité d'acide sulfurique trouvée fait connaître la quantité correspondante de sulfates.

Hâtons-nous d'ajouter que nous n'attachons qu'une importance historique aux divers procédés d'essais que nous venons d'indiquer, car il existe un moyen bien simple d'en faire disparaître l'utilité : il consiste à s'adresser, comme en toute autre circonstance, à une maison sérieuse pour se fournir de vins, et à mettre un prix convenable dans l'achat, quand on les destine aux préparations pharmaceutiques.

Les trois espèces de vins ci-dessus mentionnées ne sont pas indifféremment employées à la préparation des vins médicinaux ; l'on doit consulter, pour le choix à faire, la composition de la matière médicamenteuse et la nature du vin.

Les *vins rouges* servent de préférence à préparer les vins médicamenteux amers, toniques, extractifs ; par exemple : les vins de *gentiane*, de *colombo*, d'*absinthe*, de *quassia amara, aromatique*, etc. Mais à cause du tannin qu'ils contiennent, ils devront être négligés pour la façon des vins ferrugineux, émétique, d'opium, de quinquina, d'ipéca, etc.; le tannin aurait pour effet de précipiter les métaux et une grande partie des alcaloïdes contenus dans ces substances. A l'appui de cette proposition, signalons quelques faits :

Lorsque l'on verse une solution de sulfate de quinine dans du vin rouge, un précipité abondant de tannate de quinine apparaît immédiatement et se maintient sous la forme insoluble. Un précipité analogue se forme encore quand on remplace le vin rouge par le vin blanc ou de liqueur, mais il est moins abondant et doit sa formation presque exclusivement à la présence, dans le vin, des tartrates de potasse et de chaux : une base plus puissante, la potasse, la chaux, déplace une base moins puissante, la quinine. Le précipité se redissout d'ailleurs à peu près entièrement par agitation.

Du vin rouge versé dans du vin de quinquina au vin blanc ou de liqueur fait précipiter ces derniers, tandis que du vin de quinquina au vin rouge ne trouble pas quand on l'additionne de vin blanc ou de vin de liqueur.

On peut constater, en outre, dans la première expérience, que la moitié environ de la quinine est précipitée par le tannin du vin rouge ; que d'ailleurs le précipité est d'autant plus abondant que le vin est plus jeune et plus coloré.

L'expérience consiste à mettre en contact 500 gr. de vin rouge, par exemple, et 0 gr. 50 de sulfate de quinine préalablement dissous dans un peu d'eau par trois gouttes d'acide sulfurique ; à filtrer après vingt-quatre heures ; à dissoudre de la même manière, 0 gr. 50 de sulfate de quinine dans 500 gr. d'eau distillée ; à traiter l'une et l'autre de ces deux liqueurs par une solution de tannin employée en quantité suffisante pour précipiter toute la quinine. En filtrant et en prenant séparément le poids des précipités (tannate de quinine) desséchés, l'on trouve que celui qui provient de la dissolution aqueuse est à peu près le double de celui qui appartient à la liqueur vineuse.

Une décomposition analogue se produit, si l'on opère avec un sel métallique soluble et du vin rouge ; avec un sel de fer au maximum, il se forme de l'encre.

Le vin blanc convient à la préparation de certains vins médica-menteux amers, tels que les vins d'*absinthe, diurétique de la Charité, antiscorbutique*, de *quinquina, ferrugineux;* il sera même employé avec avantage à la préparation du *vin émétique*, à la condition qu'il soit d'excellente qualité, exempt d'acidité; car si le vin blanc contenait un acide libre, l'acide acétique, par exemple, celui-ci décomposerait le tartrate de potasse et d'antimoine (l'émétique), et il se formerait de la crème de tartre, de l'acétate de potasse et un sous-sel d'antimoine :

$$2(KO,SbO^3,C^4H^4O^{10}) + C^4H^3O^3,HO$$
$$= KO,C^4H^3O^3 + KO,HO,C^8H^4O^{10} + (SbO^3)^3,C^8H^4O^{10} \ (1).$$

Il s'ensuivrait que les propriétés de l'émétique disparaîtraient avec sa composition chimique.

Enfin, les vins de liqueur conviennent à la préparation des vins médi-cinaux amers, alcaloïdiques : vins de *quinquina, ferrugineux*, et surtout à la préparation de ceux dont la substance médicamenteuse est riche en principes albuminoïdes, et partant, d'une altération facile : vins de *safran*, de *colchique*, de *scille*, d'*opium*, de *pepsine*, etc. On donne dans la circonstance la préférence aux vins de liqueur à cause de leur richesse en alcool, qui est une garantie de conservation.

---

(1) Théorie atomique :

$$2\left(C^4H^4O^6 \left\{ \begin{matrix} K \\ SbO \end{matrix} \right.\right) + C^8H^3O,OH = C^4H^4O^6 \left\{ \begin{matrix} K \\ H \end{matrix} \right. + C^4H^4O^6 \left\{ \begin{matrix} SbO \\ SbO \end{matrix} \right. + C^8H^3O,OK$$

Procédés de préparation des vins médicinaux. — La macération est le mode de dissolution qui convient le mieux à la préparation des vins médicinaux ; mais dans certains cas, il est avantageux de faire usage de teintures alcooliques employées telles quelles, ou bien préparées à dessein.

1° *Par macération :*

Employer les plantes ou substances desséchées, contusées ou même pulvérisées ; les mettre en contact avec le vin et laisser macérer pendant huit jours au moins, en ayant soin d'agiter le mélange de temps en temps. En dernier lieu, décanter, exprimer et filtrer.

Quand on fait usage de vins rouges ou blancs, le Codex prescrit avec raison de faire une première macération des substances, pendant douze heures, dans 60 grammes de bonne eau-de-vie par litre de vin. L'eau-de-vie pénètre la matière avec facilité et prédispose les principes médicamenteux à la dissolution. Elle agit encore, vis-à-vis du liquide vineux, comme agent conservateur, en le saturant pour ainsi dire de sa substance. Le médicament est, par cela même, obtenu plus riche et de meilleure conservation. Si cette première macération n'est pas appliquée à la préparation des vins médicinaux dont le véhicule est un vin de liqueur, c'est que celui-ci se trouve, par sa nature, suffisamment riche en alcool, et que l'addition d'eau-de-vie rendrait le médicament trop excitant et trop capiteux.

Les vins médicinaux, obtenus à l'avance par macération, ne tardent pas à se troubler et à déposer. Pour obvier à cet inconvénient, lorsque surtout l'on opère sur une grande échelle et que l'on se propose de prolonger la durée de ces médicaments, il convient de les tenir renfermés dans des vases que l'on remplit complétement et que l'on bouche soigneusement. Après deux mois environ de repos, on les filtre une seconde fois. Dès lors, ils ne déposent plus. On les conserve en lieu frais.

2° *Par les teintures concentrées :*

Faire le mélange de la teinture avec le vin ; laisser en contact pendant trois heures environ ; filtrer.

Les teintures sont employées telles qu'elles ont été préparées par les procédés ordinaires, et à la dose de 40 grammes par litre de vin, pour les vins d'*absinthe*, de *gentiane*, de *colombo*, de *quassia amara ;* et au besoin, de *rhubarbe*, de *colchique,* de *scille.*

Elles sont concentrées à dessein, en forçant dans leur préparation la dose des substances médicamenteuses (soit une proportion de matières pour quatre proportions d'alcool à 50°), et employées à la dose de 75 grammes par litre de vin, pour les vins de *quinquina.*

Ce mode de préparation est avantageux sous deux rapports : il permet de gagner du temps dans la façon du médicament, ce qui est à considérer ; en outre, le vin médicinal est toujours frais et le vin lui-même se trouve dans les meilleures conditions, au point de vue de ses qualités naturelles. Néanmoins, pour les raisons ci-dessus mentionnées, il ne peut convenir à la préparation des vins médicinaux, dont le véhicule est un vin de liqueur.

3° Un troisième procédé à peine digne d'être mentionné, est celui qui consiste dans l'usage de la lixiviation. Ce mode de dissolution est, dans la circonstance, moins applicable que jamais. En outre des graves inconvénients qu'elle comporte dans l'exécution et que nous avons rappelés au chapitre des teintures, la lixiviation offre encore, présentement, des défauts susceptibles d'occasionner l'altération du médicament. D'abord, l'opération marche lentement, et alors le vin s'évente, même dans un appareil fermé. Ensuite, lorsqu'on opère sur une grande échelle, avec un vin tant soit peu inférieur, il est rare que celui-ci ne subisse pas, surtout en été, un commencement d'acétification.

Ajoutons que les vins médicamenteux obtenus par lixiviation, précipitent beaucoup plus rapidement que ceux qui ont été préparés par macération.

Les vins médicinaux sont simples ou composés, selon que la matière avec laquelle ils ont été préparés, était elle-même simple ou composée. Le *laudanum de Sydenham,* les vins *diurétiques de Trousseau, de la Charité,* etc., sont des vins médicinaux composés.

Vin de pepsine. — Le procédé adopté par le Codex, pour l'extraction de la pepsine sous la forme de poudre, présente, à notre avis, entre autres défauts, celui d'employer l'hydrogène sulfuré pour précipiter le plomb à la suite de la clarification des liqueurs par la litharge ou par l'extrait de saturne : c'est un fait acquis que l'hydrogène sulfuré, dégagé dans un pareil milieu, qui a le contact de l'air et dont la composition est très-mobile, s'y dissout en partie, puis s'y change rapidement en eau et en soufre. Le soufre lui-même ne tarde pas à subir ses transformations ordinaires en acides hypo-sulfureux, sulfureux et sulfurique, composés qu'il est à peu près impossible d'éliminer complétement dans la suite de l'opération. En outre, il n'y a pas de doute que les propriétés naturelles de la pepsine, amenée à l'état de poudre déshydratée, soient amoindries et inférieures aux propriétés de la pepsine extraite et maintenue à l'état de dissolution ; du reste, la pepsine du commerce est loin de représenter un extrait pur du suc gastrique des caillettes : elle est associée à quantité de matières étrangères, caséiformes, mucilagineuses, qui proviennent du manque de clarification ou d'une clarification incomplète de la liqueur véhicule, et qui ont l'inconvénient de diminuer considérablement les propriétés digestives du produit, ainsi que la condition de bonne conservation.

Ces considérations nous ont conduit à prendre le vin de Malaga lui-même pour excipient, dans la préparation du vin de pepsine. Lorsque le vin est bien choisi, le médicament jouit d'ailleurs d'une bonne conservation.

Procédé de préparation. — Prendre un certain nombre de caillettes fraîches de mouton, soit trente, et de porc, soit cinq ; les diviser en deux parties avec des ciseaux dans le sens de leur longueur ; les vider et les nettoyer rapidement, en les trempant dans l'eau froide ; les abandonner pendant vingt-quatre heures au contact de dix litres de bon vin de Malaga ; en extraire la pulpe, en râclant avec un couteau la surface interne des fragments, après les avoir étalés sur une pierre de marbre. Réunir ensemble toutes les matières et continuer la macération dans un lieu frais pendant quatre jours, en ayant soin d'agiter de temps en temps (le pot à lait des ménages, une marmite en terre cuite, munis d'un couvercle, conviennent parfaitement à cet usage). Filtrer au filtre filasse et exprimer légèrement. Clarifier la liqueur par l'addition d'un mélange à parties égales de litharge et de sous-acétate de plomb ; à cet effet, agiter le tout à plusieurs reprises et laisser reposer pendant quelques heures. Traiter une petite quantité de la liqueur filtrée par quelques gouttes d'extrait de saturne, dans le but de s'assurer de la clarification. S'il se forme un précipité gélatineux, celle-ci n'est pas complète, et il est nécessaire d'additionner la liqueur d'une nouvelle quantité d'extrait de saturne, d'agiter et de laisser reposer. Répéter cet essai et la même manipulation jusqu'à ce que le même réactif n'engendre plus de coagulum, en se préoccupant toutefois d'éviter l'emploi d'un trop grand excès de plomb.

Lorsqu'on a acquis la certitude que la clarification est absolue, passer le tout au filtre filasse, laver le marc avec un demi-litre de bon vin de Malaga, puis filtrer au filtre Chardin. Précipiter l'excès de plomb par un léger excès d'acide sulfurique ; à cet effet, ajouter l'acide avec précaution et soumettre de temps en temps, après quelques heures de repos, une petite quantité de la liqueur filtrée à l'essai par l'acide sulfurique, d'une part, et par l'extrait de saturne, d'autre part. Si l'acide donne lieu à un trouble même nébuleux (sulfate de plomb), c'est qu'il existe encore dans la liqueur du plomb à précipiter ; en ce cas, l'addition d'une nouvelle quantité d'acide est nécessaire. Si, au contraire, la liqueur reste limpide en présence de l'acide sulfurique, mais se trouble même légèrement en présence de l'extrait de saturne, c'est que l'élimination du plomb est complète, moins la petite quantité qui se maintient soluble à l'état de bi-sulfate. Cette partie de l'opération est certainement la plus minutieuse ; on ne doit procéder que par tâtonnements ; il convient même par prudence de contrôler les essais ci-dessus par l'essai avec un monosulfure alcalin exempt de soufre. Ajouter $0^{gr}30$ de sulfhydrate de soude cristallisé, préalablement dissous dans quelques gouttes d'eau. Agiter et laisser en repos pendant vingt-quatre heures. Ajouter environ 100 gr. de charbon de peuplier pulvérisé. Agiter et filtrer au bout d'une heure : l'excès de plomb est précipité à l'état de sulfure, et la liqueur est dépouillée de gaz sulfhydrique. Ajouter en dernier lieu 30 gr. de carbonate de soude et 250 gr. de quinquina j. c. pulvérisé. Laisser macérer pendant quinze jours, en remuant de temps en temps. Filtrer. L'acide acétique provenant de l'acétate de plomb, ainsi qu'une petite quantité d'acide sulfurique que la liqueur peut contenir, sont saturés par la soude et par les alcaloïdes du quinquina, et si même il existe encore du plomb, la précipitation de ce corps est achevée à la faveur du carbonate alcalin et de la résine quinique.

Ainsi préparé, le vin de pepsine, de même que toute espèce de vin médicamenteux, se trouble quelque temps après sa préparation. Mais si l'on a le soin de le maintenir à la cave pendant deux mois après façon et de filtrer une dernière fois, il se conserve à peu près indéfiniment limpide, intact de toute altération et jouissant de toutes les propriétés digestives propres à la pepsine.

Ce procédé donne d'ailleurs un vin très-actif, comme le prouve son action dissolvante sur la fibrine animale. On peut lui associer de la *diastase* après préparation.

SOLUTIONS PAR LE VINAIGRE

Les vinaigres pharmaceutiques sont des aromates ou des médicaments. Les aromates au vinaigre ne renferment guère en dissolution que de l'huile essentielle : ils sont destinés à la toilette.

Les vinaigres médicamenteux contiennent spécialement des principes extractifs, immédiats, appartenant aux végétaux : ils sont employés comme remèdes.

Il importe que le vinaigre destiné aux usages de la pharmacie soit de bon goût et exempt de toute sophistication. Les industriels nous le livrent fréquemment falsifié :

Par des substances âcres (poivre, piments, garou, etc.). — On reconnaît la fraude en saturant l'acide acétique au moyen du bicarbonate de soude : l'âcreté propre aux matières introduites persiste ; on peut la spécifier par dégustation.

Par l'acide chlorhydrique. — Pour constater la présence de cet acide dans le vinaigre : soumettre à la distillation une certaine quantité du liquide : le gaz chlorhydrique est volatilisé. Traiter la liqueur distillée par le nitrate d'argent : il se formera, s'il y a fraude, un précipité blanc de chlorure d'argent soluble dans l'ammoniaque.

Par l'acide sulfurique. — Pour reconnaître la présence de cet acide : évaporer en consistance sirupeuse une certaine quantité du liquide suspect ; reprendre par l'alcool à 90°, qui dissout l'acide sulfurique sans entraîner les sulfates que peut contenir naturellement le vinaigre. Évaporer de nouveau pour chasser l'alcool ; reprendre par l'eau distillée, et finalement traiter par le chlorure de baryum : un précipité blanc de sulfate de baryte, insoluble dans l'acide azotique, se produira s'il y a fraude.

L'essai suivant est plus expéditif et tout aussi sûr :

Faire bouillir une petite quantité de vinaigre pendant un quart d'heure avec une pincée d'amidon, puis traiter la liqueur refroidie par quelques gouttes de teinture d'iode : elle ne bleuira pas, si le vinaigre contient de l'acide sulfurique ou chlorhydrique.

Par l'acide azotique. — Évaporer à siccité deux ou trois litres du liquide acide, en présence d'un alcali : l'extrait obtenu fusera par la chaleur ; — ou mieux en faire chauffer une petite quantité dans un tube avec addition de quelques gouttes d'acide sulfurique et de la tournure de cuivre : il y aura production de vapeurs rutilantes au contact de l'air.

Le dosage approximatif de l'acide acétique d'un vinaigre est obtenu par l'emploi d'une solution alcaline titrée qu'on verse goutte à goutte jusqu'à saturation dans un volume déterminé du liquide additionné de teinture de tournesol ; on déduit de la quantité d'alcali employé la quantité correspondante d'acide acétique.

Le Codex recommande de n'employer que des vinaigres dont 100 gr. saturent au moins 8 gr. de carbonate de soude anhydre.

Outre l'acide acétique, le vinaigre renferme souvent une petite quantité d'alcool, du bisulfate de potasse, de la crème de tartre et divers autres sels alcalins et alcalino-terreux ; il peut contenir en suspension une petite quantité de mycodermes.

Les caractères dissolvants du vinaigre, au point de vue pharmaceutique, se rattachent à l'eau et à l'acide acétique. Par l'eau, il dissout les matières extractives et salines ; par l'acide acétique, les huiles essentielles, les résines neutres ou faiblement électro-négatives, les huiles narcotico-âcres. Dans certains cas, il corrige l'âcreté propre aux substances, l'âcreté du colchique et de la scille, par exemple.

Des deux sortes de vinaigre, blanc et rouge, que nous livre le commerce, le vinaigre blanc, vinaigre de vin, est généralement préféré pour les usages pharmaceutiques, parce qu'il se conserve mieux que le vinaigre rouge.

Préparation des vinaigres aromates. — Les vinaigres aromates sont obtenus par distillation du vinaigre avec des plantes aromatiques. Ces dernières sont employées vertes ou desséchées. On opère dans un alambic étamé, et la distillation est effectuée à la vapeur... Les premières liqueurs qui passent au réfrigérant sont, comme pour les eaux distillées aromatiques, les plus riches en huile essentielle ; mais elles sont, par contre, les plus affaiblies en vinaigre. C'est que le liquide acide se concentre de plus en plus dans la cucurbite, à mesure que la distillation avance, tendant à gagner la température de 120°, à laquelle bout l'acide acétique quand il est pur. On ne retire ordinairement que les trois quarts du vinaigre employé primitivement.

Préparation des vinaigres médicinaux. — Les vinaigres médicinaux sont, comme les vins médicinaux, préparés par macération et clarifiés en dernier lieu par filtration au papier.

Les substances sont employées desséchées et concassées, ou bien fraîches et à l'état de pulpe. Les vinaigres les plus usuels sont : les vinaigres *scillitique, de colchique,* les vinaigres *rosat, framboisé, camphré, aromatique des hôpitaux, antiseptique* ou *des quatre voleurs,* le *vinaigre anglais.* Exemples :

VINAIGRE SCILLITIQUE. — Couper en menus fragments les squames de scille ; les faire macérer pendant huit jours dans la quantité prescrite de vinaigre ; exprimer et filtrer la liqueur.

VINAIGRE FRAMBOISÉ. — Écraser les framboises ; faire macérer la pulpe pendant huit jours dans la quantité prescrite de vinaigre. Passer le tout avec expression. Filtrer la liqueur.

Le fait saillant du vinaigre framboisé est sa conservation presque indéfinie ; il doit évidemment ce caractère à l'excès d'acide qui fait partie de sa composition. Aussi peut-il être cité comme preuve de l'influence exercée par le vinaigre sur les substances organiques, au point de vue de leur conservation.

Ce vinaigre, en effet, contient du sucre levulose, des substances albuminoïdes ; il a le contact de l'air et n'a pas souffert l'ébullition ; conséquemment, il réunit les conditions favorables à la fermentation alcoolique d'abord, acide ensuite. Néanmoins, il ne subit ni l'une, ni l'autre ; c'est sans doute qu'il se trouve être saturé du produit de la vie d'une espèce d'agents désorganisateurs, l'acide acétique ; et si la fermentation alcoolique elle-même est empêchée, c'est que la nature est devancée, par la présence de l'acide, dans son œuvre de décomposition, la fermentation acide succédant à la fermentation alcoolique.

SOLUTION PAR L'ÉTHER

Teintures éthérées. — Les teintures éthérées sont composées d'éther alcoolisé tenant en dissolution des principes médicamenteux.

L'éther alcoolisé dissout particulièrement les corps gras, les résines, la chlorophylle, les huiles essentielles, certains principes immédiats alcaloïdiques, des huiles âcres, volatiles, etc.

Il est obtenu, d'après la prescription du Codex, en mélangeant 712 p. d'éther pur avec 288 p. d'alcool à 90° ; il marque 0,76 au densimètre (56° Baumé).

Les teintures éthérées sont préparées :

Par solution simple. — Quand la substance médicamenteuse est entièrement soluble dans le véhicule ; exemples : les teintures éthérées de *camphre*, de *phosphore*.

Par macération. — Quand on opère avec des résines, des gommes-résines, des baumes, qui, à cause de leur nature, se laisseraient difficilement traiter dans l'appareil à déplacement. Les substances sont abandonnées en contact pendant dix jours, agitées de temps en temps, puis filtrées en vase couvert.

Sont préparées par ce mode les teintures éthérées : de *baume de Tolu*, d'*assa fœtida*, de *castoréum*, d'*ambre gris*, de *musc*. Le Codex prescrit de préparer la teinture *éthérée de cantharides* avec de l'éther acétique, de faire macérer pendant dix jours, de passer avec expression et de filtrer à la fin.

Par lixiviation. — Quand il s'agit de traiter des substances à composition extractive, alcaloïdique. L'appareil le plus commode pour cet usage consiste en une allonge de verre, reposant à frottement sur une carafe. On commence par mettre un peu de coton dans la douille de l'allonge, puis la matière végétale, et ensuite une rondelle d'étoffe de laine, qui la recouvre. On verse à la surface assez d'éther alcoolisé à 0,76 pour imbiber complétement la poudre. Alors, on ferme avec soin le joint de l'allonge avec la carafe, et l'on bouche exactement la tubulure supérieure. Après douze heures de macération, on établit une faible communication entre l'air extérieur et les deux parties de l'appareil, puis l'on fait passer sur la poudre la quantité d'éther prescrite. Quand celui-ci a cessé de couler, on déplace au moyen de l'eau la teinture éthérée retenue par la poudre (Codex).

Sont préparées par ce mode les teintures éthérées de *digitale*, de *feuilles de belladone*, de *ciguë*, de *jusquiame*, de *racines de valériane*, etc.

Les inconvénients que comporte la méthode de déplacement et que nous avons signalés à plusieurs reprises n'égalent pas, dans la circonstance présente, ceux qui résulteraient de l'expression et de la filtration, si on remplaçait la lixiviation par la macération. L'expression des matières et la filtration du liquide étant pratiquées en plein air, occasionneraient une forte déperdition d'éther, et les teintures jouiraient dès lors d'une concentration inégale.

Le véhicule des teintures éthérées peut s'acidifier quand celles-ci vieillissent au contact de l'air ; ce qui oblige de les tenir renfermées pour l'usage dans des fioles de faible capacité.

Il importe aussi que les récipients soient bien bouchés, de peur que l'évaporation n'amène une concentration exagérée du médicament.

SUCS PHARMACEUTIQUES

L'on donne la dénomination de *suc* à tout liquide séveux ou non séveux, de nature aqueuse, ou huileuse, ou résineuse, ou essentielle, extrait des parties herbacées, ou ligneuses, ou des fleurs, ou des fruits, ou des graines des végétaux.

Cette définition qui concerne particulièrement les sucs de plantes peut, en outre, être rapportée aux graisses et aux huiles qu'on retire des animaux.

Les sucs pharmaceutiques, considérés au point de vue général des procédés d'extraction, sont obtenus : *au moyen du pilon*, par contusion et expression de la pulpe : les sucs d'herbes ; — *au moyen de la râpe et expression* : les sucs de coings, de betteraves ; — *au moyen du moulin à dents et expression de la matière* : les huiles de lin, d'olive, d'œillette, etc. ; — *à l'aide des mains ou de la presse, par simple expression* : les sucs de fruits (baies) ; — *à l'aide d'incisions* : les térébenthines, les gommes-résines, les baumes, etc.; — *par distillation :* l'essence de térébenthine.

L'expression de la substance est pratiquée à froid ou à chaud, selon la nature du suc.

La clarification des sucs est opérée : par le repos, ou bien par filtration, ou bien par la chaleur de l'ébullition et filtration, ou enfin par la fermentation.

On divise les sucs pharmaceutiques, d'après leur nature, en cinq classes, savoir :

> Sucs aqueux,
> — huileux,
> — résineux,
> — laiteux,
> — essentiels ou huiles essentielles.

Sucs aqueux. — Ces sucs sont caractérisés par la nature aqueuse du véhicule ; celui-ci ne contient, d'une manière appréciable, ni huile, ni résine. Ils présentent entre eux des caractères assez tranchés qui font qu'on les subdivise en trois séries (SOUBEYRAN) :

> 1º Sucs extractifs,
> 2º Sucs sucrés,
> 3º Sucs acides.

SUCS EXTRACTIFS. — Ce sont des liquides séveux, de nature aqueuse, caractérisés par un goût sapide et par la couleur verte foncée, quand ils viennent d'être extraits des végétaux.

Ils sont obtenus des plantes vertes herbacées.

Ils peuvent contenir, à l'état de suspension ou de dissolution dans le liquide séveux : de la chlorophylle, des principes immédiats divers et particuliers à l'espèce de plante d'où ils proviennent, de l'albumine, de la pectose, du tannin, de la matière extractive, des sels minéraux, etc.

Chlorophylle. — C'est une substance neutre, insipide, inodore, de couleur vert foncé et dont la composition se rapproche de celle des résines ; elle se ramollit d'abord et se décompose ensuite par la chaleur ; elle est insoluble dans l'eau, s'y dissout sensiblement à la faveur des alcalis et des chlorures alcalins ; elle est très-soluble dans l'alcool, dans l'éther, dans les huiles. C'est à la chlorophylle que les plantes doivent leur couleur verte.

Pour la préparer : traiter par l'alcool le marc fraîchement exprimé des plantes ; filtrer ; évaporer au bain-marie ; laver l'extrait obtenu avec de l'eau distillée ; le reprendre par l'alcool fort, ou mieux par l'éther ; évaporer de nouveau spontanément ou à une douce chaleur. Le résidu est la chlorophylle, et se présente sous l'aspect d'une belle couleur verte.

Principes immédiats. — On peut appliquer cette dénomination à tout corps plus ou moins bien défini, d'origine organique, et dont l'élaboration est complétement achevée. Ces principes sont neutres, exemples, les sucres, l'amidon, la pectose, la pectine, la pectase, les huiles essentielles; — ou bien ils sont acides, exemples, les acides acétique, tartrique, malique, citrique, pectique, etc.; — ou bien ils sont basiques, exemples, la narcotine, certains principes appartenant spécialement aux plantes marines; — ou bien ils sont salins (et ce dernier état est celui que les alcaloïdes occupent le plus ordinairement dans l'organisme), exemples, les sels naturels de morphine, de codéine, de quinine, de cinchonine, de strychnine, de nicotine, de cicutine, d'atropine, etc., et encore les chlorures, bromures, iodures, sulfates, etc.; car il s'en faut qu'il soit démontré que ces derniers sels pénètrent dans l'économie végétale ou animale tout formés; il est probable, au contraire, que plusieurs d'entre eux acquièrent leur constitution sous la direction de la force vitale et au contact des cellules actuées. La stéarine, la margarine, l'oléine, la palmitine, etc., appartenant aux espèces animales ou végétales, sont aussi des principes immédiats salins.

Leur constitution étant achevée, les principes immédiats jouissent d'une certaine stabilité. Ils sont solubles ou insolubles dans les divers véhicules : l'eau, l'alcool, l'éther, les corps gras.

Si on les envisage sous l'état naturel, salin ou autre, au point de vue de leurs caractères de solubilité, l'on observe, à peu d'exceptions près, que ces caractères sont en rapport avec la nature même de la sève au milieu de laquelle les corps ont pris naissance.

Quand celle-ci a été aqueuse, les principes immédiats jouissent de la propriété d'être plus solubles dans l'eau que dans tout autre véhicule.

Quand elle a été essentielle ou grasse, ils sont au contraire insolubles dans l'eau, mais solubles dans les véhicules dont la composition se rapproche de celle qui fut particulière au liquide séveux leur ayant appartenu; par exemple : dans les huiles essentielles, dans l'alcool, dans les corps gras, etc... Ainsi, la propriété d'être solubles dans l'eau est acquise aux alcaloïdes sous l'état naturel, et celle d'être solubles dans les essences et dans les huiles fixes, aux térébenthines, aux résines et aux corps gras.

Le premier caractère de solubilité est même attaché à des corps de composition résineuse, quand ils ont été élaborés au milieu d'une sève aqueuse ou mixte : le gayac, le jalap, le quinquina jaune et rouge, la valériane, la rhubarbe, l'ipéca et toutes les gommes-résines livrent, en effet, de la résine à l'eau froide, tandis que les résines des pins, les térébenthines, dont l'élaboration a été effectuée au milieu d'une sève spécialement essentielle, n'entrent pas sensiblement en dissolution dans l'eau à la température ordinaire.

Tel est le fait, et l'on conçoit qu'il ne peut en être différemment, car un corps organique quelconque n'a pu recevoir sa constitution, au milieu d'un liquide séveux et au contact des cellules organisées, qu'à la condition d'avoir été maintenu soluble à toute époque de sa formation. Notons que la dessiccation de la matière peut amoindrir ce caractère; que la vétusté ou l'altération peuvent même le faire disparaître en grande partie.

La conséquence qui découle de cette particularité, au point de vue pharmaceutique, c'est que les substances à sève aqueuse donneront des solutions plus riches en principes immédiats, plus actives, quand elles seront traitées par l'eau que lorsqu'elles seront traitées par l'alcool concentré. Que même, si le contraire avait lieu, l'on serait encore en droit d'admettre que l'alcool, aidé ou non d'une influence étrangère, avant d'agir comme dissolvant, aurait d'abord détruit la nature saline de ces principes, en opérant la séparation des éléments acide et basique. Ainsi, l'on peut s'assurer que la teinture de quinquina j. c., obtenue avec l'alcool concentré, est constamment moins riche en alcaloïdes que le simple macéré à l'eau pour une même quantité de substance. La teinture renferme, il est vrai, plus de résine libre ou associée aux alcaloïdes, mais en réalité une quantité moindre de ces derniers principes que le macéré à l'eau; et plus la liqueur alcoolisée sera affaiblie d'alcool, plus elle s'enrichira d'alcaloïdes, jusqu'à ce qu'elle atteigne un certain degré de dilution propre à dissoudre, par l'eau, tout ce qui de ces mêmes principes se trouve à l'état salin; et, par l'alcool, tout ce qui est associé à de la résine. Ce degré nous a paru être fixé entre 40° et 56° centésimaux.

Cette manière de voir se rapproche, du reste, de celle admise par Soubeyran, quand il indique de préférence l'alcool à 56° pour la préparation de la plupart des teintures médicamenteuses alcaloïdiques et des solutions extractives hydro-alcooliques.

L'amidon, les essences, sont insolubles dans l'eau, bien qu'ils aient été élaborés au milieu d'une sève aqueuse; on peut, néanmoins, les ranger parmi les principes immédiats des plantes qui les ont fournis; car il est à croire que ces corps ont été maintenus solubles jusqu'à l'achèvement de leur constitution. Nous voyons, en effet, l'amidon, produit intracellulaire, contenir encore de l'amidogène soluble ou la substance rudimentaire d'où il dérive.

Quant aux essences, il y a lieu d'admettre qu'aussitôt la condition d'insolubilité acquise, elles sont rejetées en dehors de la circulation de la sève, localisées dans des cellules ou lacunes spéciales, en quelque sorte comme le précipité chimique qui, prenant naissance dans une liqueur, se trouve dès lors retranché en dehors de la sphère d'action des composants de cette liqueur.

Mais l'on peut se refuser raisonnablement d'admettre comme principes immédiats certaines substances exsudées à la surface des corps organisés, soit par suite d'un état maladif du sujet ou d'une surabondance de matériaux séveux, soit comme produits d'excrétion ou de sécrétion. La gomme des cerisiers, certaines résines, la cire, font partie de ce genre de substances. Parce qu'elles modifient à peu près indéfiniment leur composition au contact de l'air, l'on ne peut pas dire qu'elles soient parvenues sous la direction de la force vitale au dernier terme d'une constitution définie. D'ailleurs, un agent étranger, l'oxygène de l'air, prend part aux changements qu'elles ne cessent de subir.

Les principes immédiats sont solides ou liquides, à la température ordinaire ; ils sont susceptibles de cristalliser ou bien sont amorphes. L'ébullition prolongée dissocie la plupart de ceux qui sont de nature végétale, et fait passer à un état moins soluble leurs éléments basique et acide ; une température dépassant 250° les altère tous et les produits de la décomposition sont complexes, empyreumatiques.

Substances protéiques, albuminoïdes. — Ces substances forment un groupe de corps quaternaires azotés, dont la composition élémentaire est à peu près identique, mais qui diffèrent souvent entre eux sous le rapport des caractères de solubilité.

Ainsi, parmi ces substances, la fibrine animale, la fibrine végétale, sont insolubles dans l'eau ; la glutine est soluble dans l'alcool ; l'albumine de l'œuf, l'albumine végétale, sont solubles dans l'eau et insolubles dans l'alcool.

Les substances albuminoïdes d'origine végétale, solubles dans l'eau, commencent à se coaguler vers 76° ; mais l'albumine animale, comme le blanc d'œuf, n'est coagulée qu'à l'ébullition ; encore cette température doit-elle être entretenue pendant au moins dix minutes pour achever la coagulation de la substance protéique.

Le tannin, le bichlorure de mercure, les sels solubles de plomb, la litharge, précipitent l'albumine de sa dissolution aqueuse, en formant avec elle des composés insolubles. L'alcool, certaines essences, certains acides, en opèrent simplement la coagulation.

Caractères physiologiques et chimiques des substances protéiques. — Parmi les substances protéiques, celles qui sont insolubles jouissent de la propriété de se dissoudre en présence du suc gastrique (pepsine). Toutes se putréfient au contact de l'air, en présence de l'humidité, et fournissent ainsi aux ferments l'élément principal (l'azote) de leur nourriture.

Toute substance protéique, soumise à la distillation sèche, dégage de l'eau, du carbonate, du sulfhydrate, du cyanhydrate d'ammoniaque, des huiles empyreumatiques, et le résidu est un charbon poreux.

Chauffée avec les alcalis, elle dégage de l'ammoniaque.

Traitée à la fusion ignée avec les mêmes corps, elle engendre des cyanures alcalins.

Enfin, ces mêmes substances présentent les trois réactions suivantes :

1° Coloration rouge au contact d'un mélange d'azotate et d'azotite de mercure ;

2° Coloration jaune au contact de l'acide azotique ;

3° Coloration bleue lorsqu'elles sont bouillies en présence de l'acide chlorhydrique.

Les substances albuminoïdes ne paraissent être tenues en dissolution dans l'organisme ou dans un liquide quelconque qu'à la faveur des bases : lorsque celles-ci sont saturées sans excès d'acide, l'albumine passe à l'état insoluble ; la plupart des acides énergiques sont susceptibles de produire cet effet ; l'acide phosphorique trihydraté et l'acide acétique font exception.

Préparation de l'albumine. — Le blanc d'œuf est de l'albumine animale presque pure. On obtient encore celle-ci en malaxant avec les mains, sous un filet d'eau, du caillot de sang renfermé dans un linge ; la matière blanche qui forme le résidu est la *fibrine animale ;* mais cette substance est insoluble dans l'eau, caractère qui la distingue de l'albumine de l'œuf.

L'albumine peut aussi être extraite des végétaux. Lorsqu'on malaxe sous un filet d'eau une pâte de farine de froment, une partie est entraînée par le liquide, une autre reste dans les mains ; la matière entraînée est composée principalement de grains d'amidon et d'albumine. L'amidon demeure en suspension dans l'eau de lavage, l'albumine s'y dissout. Si l'on filtre, le liquide qui passe contient une assez grande quantité d'albumine végétale. La pâte plastique (gluten), formant résidu, est composée d'autres substances protéiques, douées des mêmes propriétés chimiques que l'albumine, mais qui en diffèrent particulièrement par le caractère d'insolubilité dans l'eau. Elles se distinguent encore entre elles par la manière de se comporter en présence de l'alcool. Ainsi, lorsqu'on soumet cette pâte à l'action de l'alcool bouillant, le véhicule laisse un résidu, dit *fibrine végétale,* de même composition que la fibrine obtenue du caillot du sang (fibrine animale). De plus, il abandonne en refroidissant une autre substance dite *caséine,* un des principes immé-

diats du lait. La caséine se distingue de l'albumine ordinaire (albumine
végétale et animale), en ce qu'elle n'est pas coagulée entièrement par
la chaleur de l'ébullition même prolongée, et en ce que tous les acides,
même l'acide acétique dilué, produisent d'une façon absolue cet effet;
il convient néanmoins, quand on veut réussir promptement cette expérience, d'aider la réaction par la chaleur.

Enfin, l'alcool refroidi retient en dissolution une dernière substance
protéique, dite *glutine,* qui ne paraît être qu'une modification de l'albumine.

L'amandine, la légumine, peuvent encore être considérées comme
faisant partie des substances protéiques.

SÉRIE PECTIQUE. — On comprend sous ce nom la réunion de plusieurs
corps, savoir : la pectose, la pectine, la pectase, les acides pectosique et
pectique, etc.

Pectose. — La pectose unie ou non aux substances protéiques, est la
substance presque rudimentaire que la vie végétative emploie, soit pour
fabriquer les tissus, la vraie cellulose, soit pour être transformée en
pectine sous l'action des acides végétaux, ou, plus vraisemblablement,
sous la seule influence des cellules actuées.

Préparation de la pectose. — La pectose existe dans les fruits verts; on peut
l'obtenir au moyen de la pulpe des poires vertes : le marc, après avoir été lavé
avec de l'eau chaude et exprimé, représente la pectose. Notons que cette substance
varie dans sa composition, selon l'époque où on la considère.

Ainsi préparée, elle se partage, sous l'action de l'ébullition de l'eau et
en présence des acides, en deux espèces de substances : l'une qui se
dissout, l'autre qui reste insoluble; cette dernière, par sa composition
chimique, ressemble à la cellulose. Un acide quelconque, même le suc
acide de la poire verte dont on s'est servi, suffit pour opérer en partie
cette transformation (MALAGUTI).

Pectine. — La pectine existe dans tous les fruits mûrs; elle subit
des transformations isomériques, dites *para-pectine* et *méta-pectine,*
qui changent peu ses propriétés physiques et chimiques. Elle est caractérisée par sa solubilité dans l'eau, son insolubilité dans l'alcool; elle
est incristallisable et ne précipite pas par l'acétate neutre de plomb,
mais seulement par le sous-acétate; elle est neutre aux réactifs colorés.

Préparation de la pectine. — Prendre du suc exprimé de la pulpe de poires
mûres; le traiter par l'acide oxalique qui précipite la chaux; filtrer; verser
dans la liqueur claire s. q. d'une dissolution de tannin, qui précipite l'albumine;
filtrer une seconde fois pour séparer le coagulum; traiter en dernier lieu par un
excès d'alcool fort : la pectine se dépose.

Pectase et acide pectosique. — Dans les fruits mûrs, se trouve, conjointement avec la pectine, une substance mal définie, dite *pectase*, dont le rôle paraît être de transformer, par action de contact, la pectine en un composé moins soluble, et qui se prend en gelée dans une liqueur concentrée. La pectine ainsi modifiée est appelée acide *pectosique*.

Les alcalis paraissent agir sur la pectine de la même façon que la pectase.

Acide pectique. — A la suite de l'action prolongée de la pectase sur la pectine, l'acide pectosique devient acide pectique moins soluble encore que l'acide pectosique. Les gelées végétales se composent principalement de ces deux acides. Le coagulum qui se forme tout d'abord dans le suc de groseilles additionné de suc de cerises aigres, lorsqu'on abandonne le tout à la fermentation, est aussi formé en grande partie par les deux acides pectosique et pectique.

Préparation de l'acide pectique. — Faire bouillir le suc obtenu de la pulpe de carotte avec une faible dissolution de carbonate de soude : du pectate de soude soluble se forme. Filtrer la liqueur ; la traiter ensuite par une dissolution de chlorure de calcium : du chlorure de sodium et du pectate de chaux insoluble prennent naissance. Filtrer et décomposer en dernier lieu le pectate de chaux par l'acide chlorhydrique : l'acide pectique se sépare sous forme de gelée.

La pectine des fruits mûrs se présente à nous comme le corps unique dérivant de la pectose soluble, à la suite des transformations que celle-ci subit sous l'influence des forces végétatives. Si l'acide pectique existe à l'état de pectates dans certaines racines charnues, dans certaines feuilles, dans certains boutons de fleurs, il est du moins constant que les fruits parvenus à la maturité et maintenus intacts, n'en contiennent pas, et les pectates appartenant aux organes ci-dessus doivent, dès lors, être considérés comme engendrés par des fonctions électives d'un système cellulaire différent de celui du fruit.

Quant à l'acide libre rencontré dans les fruits verts et qu'on suppose être de l'acide pectique, son élaboration n'est pas achevée, puisque plus tard, à l'époque de la maturité, ce même acide sera transformé en pectine.

D'autre part, il est positif que la pectine des fruits mûrs ne passe à la composition d'acides pectosique et pectique qu'à la suite d'un mouvement de décomposition, qui se rattache à une fermentation secondaire ; de sorte que les produits qui dérivent de la pectine accusent la résolution. Il en est ainsi des modifications en acides métapectique et parapectique solubles que subit l'acide pectique : elles paraissent être le résultat de la continuité de phénomènes analogues de fermentation. Il se trouve, en effet, malgré l'avis contraire de certains chimistes, que l'influence exercée par des acides quelconques est nulle pour produire le même effet, selon que l'on peut s'en assurer en maintenant pendant longtemps en contact de l'acide chlorhydrique ou sulfurique avec de l'acide pectique : ce dernier conserve quand même la consistance gélatineuse qui lui est propre.

L'expérience est exécutée très-simplement en ajoutant à du miel rosat de l'acide sulfurique ou chlorhydrique jusqu'à réaction franchement acide : les pectates du mellite sont décomposés ; mais l'acide pectique mis en liberté procure indéfiniment au mellite une consistance gélatineuse. Or, cette consistance devrait finir par disparaître, si l'acide pectique passait à l'état d'acides parapectique ou métapectique solubles.

Tannin : $C^{44}H^{22}O^{24}$. — Le tannin, que l'on peut aussi considérer comme un principe immédiat, est une substance qui se rencontre dans une foule de plantes et plus particulièrement dans l'écorce et dans les feuilles des arbres. Ses propriétés diffèrent souvent, selon son origine ; d'où il y a lieu de conclure à l'existence de plusieurs variétés de tannin.

Néanmoins les tannins se comportent tous à peu près de la même façon vis-à-vis des substances protéiques, des alcaloïdes et des sels métalliques solubles. Ainsi, quelle que soit sa provenance, le tannin formera constamment une combinaison insoluble et imputrescible avec l'albumine, la gélatine, la fibrine, les tissus, l'épiderme et la peau des animaux ; il précipitera le métal de la plupart des dissolutions métalliques, les alcaloïdes et même plusieurs acides organiques (MALAGUTI).

Le tannin est sans action immédiate sur les sels de protoxyde de fer ; mais à la suite de la suroxydation du métal, une couleur noire, couleur de l'encre, apparaît bientôt : elle est due à la combinaison du tannin avec le sesquioxyde de fer.

Le tannin est très-soluble dans l'eau et dans l'alcool, à peu près insoluble dans l'éther.

Dans l'industrie, son usage principal est de servir au tannage des peaux ; on l'emploie encore quelquefois à la clarification des vins de mauvais crus, lorsqu'ils refusent de fermenter alcooliquement et menacent de graisser ; la matière dont on se sert dans ce cas et qui contient du tannin est le plus ordinairement l'écorce de chêne grossièrement pulvérisée. Il est employé en pharmacie comme astringent.

Préparation du tannin. — On l'obtient de la noix de galles préalablement réduite en poudre grossière. A cet effet, tasser légèrement cette substance dans un appareil à déplacement reposant sur une carafe ; lessiver avec de l'éther aqueux. Le véhicule pénètre la poudre et s'écoule dans le récipient, entraînant tout ce qui est soluble. La liqueur éthérée se partage en deux couches ; la supérieure, légère, verdâtre, est composée d'éther tenant en dissolution des matières organiques diverses ; l'inférieure, sirupeuse, aqueuse, tenant en dissolution le tannin. Décanter la couche supérieure ; laver l'inférieure à plusieurs reprises avec de l'éther, puis la faire évaporer dans le vide : le résidu forme le tannin.

Acide gallique. — *Préparation*. — Dissous dans l'eau et abandonné au contact de l'air, le tannin absorbe l'oxygène, dégage du gaz carbonique et se transforme en acide gallique $C^{14}H^6O^{10}$ et en glucose, $C^{12}H^{12}O^{12}$. Dans l'industrie, cet acide est obtenu de la noix de galles, dont la poudre, après avoir été humectée, est abandonnée à elle-même pendant plusieurs mois, pour permettre au tannin de s'oxyder ; la matière est ensuite desséchée et traitée par l'alcool bouillant qui lui enlève l'acide gallique, et en laisse déposer la plus grande partie pendant le refroidissement.

L'acide gallique est peu soluble dans l'eau froide, beaucoup plus soluble dans l'eau bouillante, très-soluble dans l'alcool bouillant et très-peu soluble dans l'éther.

Il se comporte comme le tannin vis-à-vis des sels de fer, des sels métalliques solubles et des alcaloïdes ; mais il ne précipite pas la gélatine et ne se fixe pas sur les membranes animales.

Matière extractive. — Il y a lieu d'être embarrassé quand on cherche à donner une définition exacte de la *matière extractive*, parce que cette substance est complexe, composée réellement d'un nombre indéterminé de principes particuliers aux plantes qui la fournissent. Il nous semble ne pouvoir mieux faire que de rapporter cette dénomination : *à la réunion de toutes substances solubles et maintenues à l'état de dissolution dans la sève du végétal, quand il s'agit de plantes vertes,* ou bien *à la réunion de toutes substances solubles dans l'eau, mais desséchées, que renferment les cellules et les vaisseaux des végétaux, quand il s'agit de plantes sèches.* Il nous paraît même rationnel de considérer encore comme faisant partie de cette même matière, toute substance incrustée dans les tissus et qui, à la suite de la déshydratation prolongée, refusent de se dissoudre immédiatement dans l'eau, ou bien qui de leur nature ne sont solubles que dans un autre véhicule, l'alcool, l'éther, etc.

Envisagée de cette manière, la matière extractive se trouve comprendre deux groupes de substances : d'une part, les principes immédiats, c'est-à-dire les corps chimiques dont l'élaboration est achevée : *principes définis;* d'autre part, des corps dont la formation n'est qu'ébauchée, et partant, qui ne possèdent ni constitution fixe, ni forme déterminable, bien qu'ils soient maintenus dissous dans le liquide séveux, si on les considère dans le végétal vivant : *principes non définis.*

Parmi ces derniers se trouvent compris en particulier les alcaloïdes en voie de formation, et comme exemple, nous signalerons les *igasurines* de la noix vomique, auxquelles M. Desnoix a assigné par l'analyse dix compositions différentes. Ils sont réellement les plus abondants au milieu de la sève, mais aussi ceux qui sont doués de l'instabilité la plus prononcée. C'est à ces mêmes principes que la dénomination de matière extractive doit être particulièrement rapportée. Est-il nécessaire d'ajouter que les propriétés médicamenteuses de cette substance sont en rapport avec l'espèce de plante qui la fournit ?

La matière extractive est très-altérable au contact de l'air. Pour nous faire une idée de ce caractère distinctif, considérons-la dans les plantes vertes ou dans le suc de plantes et dans les plantes sèches, à la température ordinaire et à celle de l'ébullition.

Dans le végétal vivant, les éléments qui forment la matière extractive non élaborée, se trouvent groupés presqu'à l'état rudimentaire, y subissent d'une façon continue l'impulsion de la force vitale, et sous une direction tendent à se retrancher dans une constitution déterminée. Ils participent ainsi à la vie végétative, jusqu'au moment où la mort de la plante vient arrêter leur évolution moléculaire. Dès lors, à l'action vitale succède brusquement l'action de l'oxygène de l'air, et leur mouvement d'élaboration s'arrête pour faire place à un mouvement de décomposition, que rend d'autant plus facile l'état pour ainsi dire naissant où ils sont surpris. Aussi la matière extractive s'altère-t-elle promptement après la cessation de la vie de la plante, comme le prouve la couleur foncée qu'elle revêt bientôt et qui accuse dans sa composition ultérieure un excès de carbone. Que s'il arrive que la plante ou le suc de plantes sont abandonnés pendant quelque temps au contact de l'air, l'altération de cette première sorte de matière se communique même aux principes immédiats par un effet d'ébranlement moléculaire. A cette époque, la décomposition de la substance devient profonde, surtout quand à l'action de l'oxygène vient se joindre l'action des ferments : tous les principes dont est formée la matière extractive, élaborée ou non, peuvent être dans la circonstance complétement dissociés, décomposés, et la substance organique tout entière détruite ou transformée à l'état d'humus.

Dans les plantes sèches, la matière extractive s'est encore altérée pendant la dessiccation, sous l'influence de l'oxygène de l'air ; mais l'effet n'a pu s'étendre qu'à une petite quantité de matériaux séveux non élaborés, pourvu que la dessiccation ait été bien conduite. Il est même présumable que le produit de cette altération, peu sensible d'ailleurs, est fixé par le tannin sur la fibre végétale, de façon à isoler l'intérieur de la plante et à protéger dans cette partie la substance complexe qu'elle contient. En outre, l'eau de végétation ayant été rapidement volatilisée, les fermentations sont devenues impossibles ; aussi les plantes conservent-elles, après dessiccation, presque intacts, leur couleur première, leur arome, et partant, leurs propriétés médicamenteuses.

Si l'altération de la matière extractive au milieu d'une substance humide se manifeste aussi visiblement à la température ordinaire, avec quelle rapidité, avec quelle intensité ne doit-elle pas se produire à la température de l'ébullition ? Rappelons-nous l'instabilité qui caractérise spécialement les composés organiques ; n'oublions pas que l'eau est le milieu qui favorise le mieux le combat que se livrent les forces, les affinités des corps simples et composés, quand elles tendent à opérer des transformations ou de doubles décompositions ; que la chaleur, de même que la lumière, contrarie toutes les stabilités propres aux corps chimiques, et nous serons édifiés sur la prompte et profonde altération que doit subir la matière extractive, lorsqu'elle supporte la température de l'ébullition en présence de l'air. Aussi est-ce principalement dans cette circonstance qu'une abondante quantité de matière insoluble prend naissance, soit qu'elle provienne de matériaux non constitués, qui, étant les plus instables, s'oxydent les premiers, se carbonisent ; ou des principes immédiats eux-mêmes, dont la constitution est ébranlée, qui se dissocient, perdent dès lors leur solubilité et même sont susceptibles d'être carburés ; ou de la chlorophylle, qui se résinifie et se brûle ; ou des substances gommo-résineuses, qui rompent d'abord l'association de leurs principes et subissent ensuite le même mouvement de décomposition. Une partie de ces substances et autres sont attaquées par le tannin, qui en s'altérant lui-même les réunit sous une forme insoluble, riche en carbone ; en cet état, elles constituent le véritable *apothème* des auteurs.

L'apothème ne possède pas d'ailleurs la même composition dans toutes les substances extractives altérées par l'ébullition. Ainsi l'opium donne un apothème d'huile, de résine et de narcotine altérées ; le quinquina, un apothème d'amidon uni au tannin et une combinaison de rouge cinchonique avec la cinchonine et la quinine (SOUBEYRAN).

L'apothème ne se définit pas plus facilement que l'extractif ; on constate seulement que sa composition est complexe, qu'il présente une couleur brun foncé, qu'il est insoluble dans l'eau, soluble dans les solutions alcalines, que même les alcalis paraissent hâter singulièrement sa formation dans une liqueur extractive portée à l'ébullition en présence de l'air. On explique ce dernier fait par l'affinité que les alcalis ont pour l'eau et pour l'acide carbonique, affinité que d'ailleurs la température du milieu ne peut qu'exalter ; or, l'acide carbonique en particulier, dans la circonstance présente, ne peut se former qu'aux dépens des éléments constituants de la matière extractive. Les acides précipitent l'apothème de sa dissolution dans les alcalis.

Préparation des sucs extractifs. — Pour extraire le suc séveux des plantes herbacées, les monder au besoin des parties altérées par l'âge, et, si elles sont salies, les soumettre au lavage ; puis les piler dans un mortier en marbre, ou en porcelaine si le suc est acide ; passer la pulpe avec expression, si elle est suffisamment aqueuse ; lorsque au contraire le suc est peu abondant ou visqueux (et c'est le cas le plus fréquent), la délayer avec une petite quantité d'eau avant d'exprimer.

Le suc provenant de cette première opération est toujours trouble, parce qu'en outre de la substance extractive soluble, il contient en suspension du parenchyme formé des tissus cellulaire et vasculaire déchirés, de la chlorophylle, des matières albuminoïdes coagulées par le tannin, etc. Il ne convient pas de l'administrer en cet état comme médicament, de peur d'occasionner de la répugnance aux malades ; mais quand il a été passé avec expression au filtre filasse, il est propre à servir immédiatement à la préparation des extraits de sucs non dépurés.

Clarification des sucs extractifs. — 1º *A froid* (sucs non dépurés). — Dans le plus grand nombre des cas les sucs extractifs sont clarifiés après l'expression. L'opération est pratiquée à froid par le *repos* ou par la *filtration*.

Clarifier un suc extractif par le *repos*, c'est l'abandonner tranquille pendant un temps suffisant pour permettre aux fèces de se déposer ; mais ce procédé ne donne jamais un liquide limpide ; il exige, d'ailleurs, un temps trop long, qui occasionne nécessairement l'altération du produit.

Par le *filtre ordinaire* on obtient un suc limpide, mais l'opération est encore trop lente, et partant, comporte le même inconvénient que précédemment ; — par le *filtre Chardin* et par le *filtre filasse*, l'écoulement est relativement prompt et la liqueur peut être obtenue suffisamment limpide.

La conservation des sucs extractifs clarifiés à froid est de courte durée, et ce caractère tient principalement à la grande quantité de matière extractive non élaborée et de substances protéiques qu'ils tiennent en dissolution ; aussi doit-on, comme cela se pratique pour les sucs d'herbes, les employer immédiatement après préparation.

2º *A chaud* (sucs dépurés). — Le suc est chauffé jusqu'à l'ébullition, puis passé au filtre filasse ou à l'étamine, si l'on opère sur une grande quantité ; ou bien au filtre Chardin, si l'on opère sur une petite quantité. Il s'écoule limpide et avec une grande facilité ; ce qui tient à la coagulation de l'albumine qui a emprisonné sous forme de coagulum tout ce qui était à l'état de suspension dans le liquide, de façon à en opérer la clarification.

Certains sucs très-aromatiques ou narcotiques sont clarifiés par la chaleur en vase clos, afin d'éviter la déperdition des principes volatils auxquels on tient. La méthode d'Appert est, à cette occasion, avantageusement appliquée, et les sucs sont filtrés refroidis.

Quand on opère sur une petite quantité de sucs de cette nature, l'on peut s'en tenir, d'après Soubeyran, à tremper dans l'eau bouillante le flacon qui les renferme, après l'avoir fermé par une feuille de parchemin troué; toutefois, ce dernier procédé de clarification ne permet pas d'éviter toute déperdition d'huile volatile.

D'autres sucs extractifs aromatiques, tels que les sucs antiscorbutiques, sont assez bien clarifiés à froid par l'addition de jus d'oranges aigres. Il faut croire que ce fait se rattache à la saturation des alcalis appartenant à la substance protéique par les acides du jus d'oranges : la protéine, en passant dès lors à l'état insoluble, entraînerait les matières qui n'étaient que suspendues dans la liqueur.

L'extractif est la base des extraits pharmaceutiques.

EXTRAITS PHARMACEUTIQUES

On donne le nom d'*extraits* au produit de l'évaporation de solutions médicamenteuses amené jusqu'en consistance *pâteuse,* ou *pilulaire,* ou *sèche.*

Les solutions sont : des sucs de fruits ou de plantes vertes herbacées ; ou bien elles sont obtenues de plantes sèches par l'emploi d'un liquide dissolvant, convenablement choisi : l'eau, l'alcool, l'éther. On prépare aussi quelquefois des extraits pharmaceutiques avec des substances d'origine animale : tel est l'extrait de fiel de bœuf.

Le but que l'on se propose par la préparation des extraits est d'obtenir sous un faible volume tout ce que des substances données peuvent livrer de principes solubles, doués de propriétés médicamenteuses.

La préparation des extraits comprend deux opérations bien distinctes :

I. — Préparation de la liqueur extractive.

II. — Évaporation de cette liqueur.

Nous compléterons l'étude de cette forme médicamenteuse par l'examen de la proposition suivante :

III. — Déterminer la valeur relative des extraits divers au point de vue de leur *composition* et de leur *conservation.*

I. — **Préparation de la liqueur extractive.** — Elle est obtenue avec des *fruits succulents,* avec des *plantes vertes,* avec des *substances sèches.*

Avec fruits succulents (baies). — Lorsque la matière première est formée de fruits succulents, tels que ceux de nerprun, de sureau : les écraser avec les mains ; clarifier le suc par une légère fermentation, en abandonnant la pulpe à elle-même pendant vingt-quatre heures ; passer ensuite avec expression au blanchet ou mieux au filtre filasse.

Les solutions que l'on destine à la façon des confitures de cerises, de mûres, de framboises, de groseilles, sont, comme précédemment, obtenues par simple expression des fruits. Le suc est immédiatement passé à la toile avec expression, et la liqueur, additionnée de sucre, est portée à l'ébullition, clarifiée et évaporée à cette même température jusqu'à ce que la matière se prenne en gelée par le refroidissement.

Avec des plantes vertes. — Lorsqu'il s'agit de préparer des liqueurs extractives avec des plantes vertes herbacées : piler ces dernières dans un mortier en marbre, ou en bois, ou en porcelaine, selon leur nature, de façon à les réduire en pulpe (le mortier en bois ou en porcelaine doit être exclusivement employé à la préparation des pulpes acides) ; soumettre le tout à la presse ; clarifier le suc qui s'écoule, soit en faisant usage du filtre filasse, et ainsi obtenu, il porte le nom de *suc non dépuré ;* soit en le portant à l'ébullition avant de filtrer au même filtre ou au filtre Chardin, et il est dit alors *suc dépuré.*

Le Codex prescrit d'appliquer la dépuration à la préparation des liqueurs extractives obtenues des feuilles vertes de *ciguë,* de *belladone,* d'*anémone pulsatille,* de *chicorée,* de *fumeterre,* de *jusquiame,* de *laitue,* de *pissenlit,* de *rhus radicans,* de *stramoine,* de *trèfle d'eau,* de *noyer,* de *brou de noix,* etc.

Avec des plantes sèches. — Lorsque l'on se propose d'obtenir des liqueurs extractives avec des plantes sèches : les inciser ou les pulvériser, selon la circonstance ; traiter ensuite la matière : par l'eau, ou par l'alcool, ou par l'éther, de façon à obtenir une liqueur concentrée.

1º *Par l'eau.* — Quatre modes de dissolution sont le plus ordinairement appliqués à cet effet. Ce sont : la lixiviation, la double digestion à 80º, la décoction et la macération (le Codex prescrit, en outre, l'infusion).

Solution obtenue par lixiviation. — La marche à suivre pour lessiver nous est connue : pulvériser la substance ; la tasser dans l'appareil à déplacement où, ce qui est préférable, en effectuer le tassement après l'avoir humectée d'eau ; la faire traverser par un courant continu de ce véhicule. La liqueur ainsi obtenue, chargée de principes solubles, est une solution extractive propre à être soumise immédiatement à l'évaporation.

Le Codex prescrit la lixiviation, par l'eau, au traitement des substances suivantes :

Racines de *gentiane,* d'*aunée,* de *bardane,* de *bistorte,* de *chiendent,* de *patience,* de *ratanhia,* de *saponaire,* de *réglisse,* de bois de *quassia amara,* d'écorce de *monesia,* de tiges de *douce-amère.*

Il est juste de reconnaître que les défauts particuliers au procédé de la lixiviation et dont la conséquence est, dans maintes circonstances, de faire disparaître l'identité requise de concentration des produits médicamenteux, n'offrent dans le cas présent aucun effet fâcheux, puisqu'il importe seulement que l'extrait obtenu à la suite de l'évaporation des liqueurs possède cette identité.

Toutefois, parce qu'il y a lieu de craindre, quand on opère avec l'eau froide, que la matière ne soit incomplétement épuisée, à moins de forcer la dose du véhicule ; parce qu'en outre, l'opération exige un temps relativement long pour être terminée (circonstance qui favorise l'altération des principes médicamenteux), nous nous croyons suffisamment autorisé à remplacer, même à l'égard des substances ci-dessus, la lixiviation par la double digestion et à réserver exclusivement l'usage de ce premier mode de dissolution à la préparation des liqueurs extractives hydro-alcooliques et éthérées, et afin de mieux faire saisir les motifs de cette préférence, rappelons brièvement les avantages particuliers au mode de digestion : — les propriétés dissolvantes du véhicule sont augmentées par la chaleur, et l'opération est accélérée; néanmoins, la température n'atteignant pas 100°, la constitution saline des principes immédiats, solubles de leur nature, est maintenue. Les matières inertes (résine, fécule, etc.), qui se trouvent dans la masse, dégagées de toute association, restent indissoutes. Le tannin, la matière extractive proprement dite, ne sont pas sensiblement altérés, et dès lors, comme résultat final, la formation de l'apothème insoluble est évitée. Les fermentations ne peuvent se développer, parce que les germes ferments sont anéantis.

Solution par double digestion. — Manipulation. — Verser sur la matière préalablement contusée ou pulvérisée environ cinq parties d'eau chaude. Faire digérer pendant quatre heures à la température d'environ 80°, et agiter fréquemment. A la fin, filtrer la liqueur chaude au filtre filasse ou à l'étamine, de manière à l'obtenir limpide. Renouveler une seconde fois la même manipulation avec une égale quantité d'eau. En dernier lieu, exprimer le résidu et filtrer immédiatement la liqueur d'expression comme précédemment. Réunir les liquides ainsi obtenus, et les soumettre aussitôt à l'évaporation.

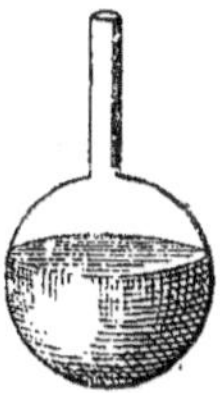

Fig. 7.

Des récipients de nature diverse et présentant différentes formes sont susceptibles de servir à la digestion :

1° Un simple ballon en verre, quand on agit sur une petite quantité de matière (fig. 7).

2° Un vase en terre cuite représentant une marmite de forme ovale, à faible ouverture, munie d'un couvercle et de la capacité de 10 à 20 litres, quand on agit sur une quantité assez considérable (fig. 8 et 8 *bis*).

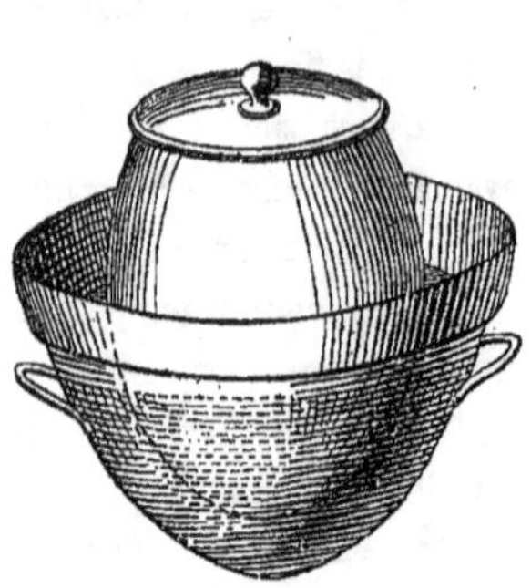
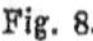
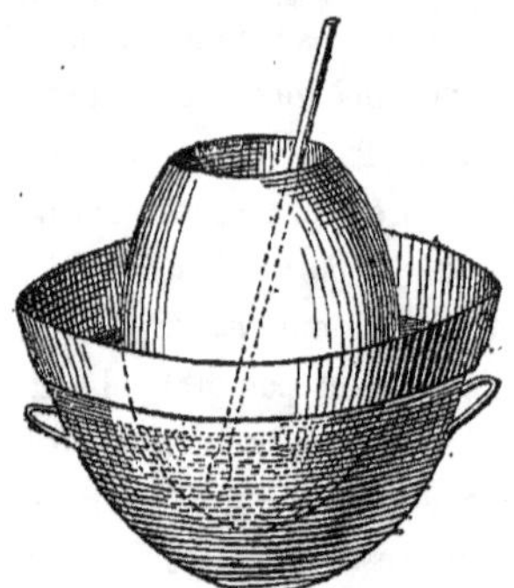

Fig. 8. Fig. 8 *bis*.

3° Une bassine en cuivre rouge bien nettoyée, ou mieux le bain-marie de l'alambic ordinaire, quand la masse de la substance première est considérable. L'on peut encore faire usage d'un grand pot de terre, qu'on tient à une certaine distance d'un foyer de chaleur, tout le temps que dure la digestion, de manière à éviter l'ébullition.

La digestion est pratiquée commodément au bain de sable, lorsqu'on se sert des deux premiers récipients. Dans tous les cas, l'on a soin au début du traitement d'employer le véhicule suffisamment chaud.

La théorie de la double digestion peut être exprimée de la manière suivante :

Soit 1,000 gr. le poids de la matière première ;

100 gr. le poids des principes solubles à extraire ;

5,000 gr. le poids de l'eau employée à une première digestion.

Admettons, en outre, que cette quantité d'eau est suffisante pour entraîner en dissolution tout ce qui est soluble.

La première digestion étant effectuée, il sera possible, dans le plus grand nombre des cas, de décanter environ 4 kil. de liqueur qui seront passés au filtre filasse. Cette quantité emportera les 4/5 de 100 gr. de principes solubles ou 80 gr., et il restera 1 kil. de liquide imbibant le résidu et retenant 1/5 de 100 gr. ou 20 gr. des mêmes principes.

La seconde digestion étant effectuée avec la même quantité d'eau, 5 kil. environ de liquide pourront être décantés, qui emporteront les 5/6 de 20 gr. de principes solubles. Or, 1/6 de 20 ou $\frac{20}{6} = 3, 4$, et cette quantité multipliée par 5 ou $(3, 4 \times 5) = 17$ gr., et il restera 3 gr. de principes solubles retenus par un litre d'eau imbibant le marc. Mais si l'on a le soin d'exprimer à la fin, la perte devient à peu près nulle.

Le Codex prescrit la double infusion à l'égard des feuilles de *digitale*, d'*armoise*, de *séné*, de *fleurs de camomille*, de *sommités d'absinthe*, de *petite centaurée*, etc., qu'on a soin d'inciser ou de contuser préalablement.

La double infusion se confond presque avec la double digestion, sans cependant en posséder tous les avantages ; ce qui nous fait préférer l'emploi du second procédé, même au traitement de ces dernières substances.

Solution par macération. — La macération est appliquée à la préparation des liqueurs extractives, obtenues avec des substances dont les principes médicamenteux sont suffisamment solubles à froid, tandis qu'ils modifieraient d'une façon désavantageuse leurs caractères de solubilité ou même s'altéreraient sous l'action d'une température tant soit peu élevée.

Telles sont obtenues toutes les solutions avec des substances chargées de tannin et de mucilage, par exemple : avec le *cachou*, la *consoude*, la *guimauve*, etc.

Toutefois, l'on peut encore, dans le cas présent et sans encourir d'inconvénient, substituer à la macération la double digestion effectuée à une température inférieure à 75°.

Mais la macération sera exclusivement appliquée :

1° Lorsqu'on se préoccupera de ne pas introduire dans la solution extractive une trop grande quantité de matières inertes, d'ailleurs peu solubles à froid et solubles à chaud. Citons comme exemple : la préparation de la solution qui doit fournir l'*extrait d'opium :* une certaine élévation de température aurait dans ce cas pour effet de faire pénétrer dans le véhicule une abondante quantité de matières gommo-résineuses qu'on tient à éliminer le plus possible.

2° Lorsqu'il s'agira de traiter des substances dont les principes médicamenteux ne sont solubles que sous un état particulier d'association avec d'autres principes, association naturelle que l'élévation de température même modérée du véhicule détruirait. La *scille*, la *rhubarbe*, l'*aloès*, le *genièvre*, sont de ce nombre ; c'est pourquoi leurs solutions extractives seront obtenues par macération.

La rhubarbe est employée hachée, le genièvre et la scille contusés, l'opium coupé en tranches minces. On fait macérer ces substances à deux reprises différentes, dans la quantité d'eau prescrite, pendant douze heures au moins, pendant quarante-huit heures au plus, selon la saison. Le macéré est passé au filtre filasse, exprimé, et la liqueur est, au besoin, filtrée au filtre Chardin.

Solution par décoction. — Ce mode de dissolution est nécessairement appliqué à la préparation des liqueurs extractives obtenues, soit de bois très-durs qui opposent une forte résistance à la pénétration de l'eau, soit de matières essentiellement résineuses qu'on a intérêt à introduire dans la composition de l'extrait et qui ne sont susceptibles de se dissoudre qu'à la faveur de l'ébullition prolongée : le *gaïac* rentre particulièrement dans cette catégorie de substances.

Mais il convient de rappeler que la décoction sera particulièrement évitée toutes les fois que les principes médicamenteux des matières premières seront plus spécialement de nature extractive, ou tannante, ou alcaloïdique : les deux premières substances s'altèrent profondément à l'ébullition, les dernières passent de l'état soluble à un état moins soluble, à la suite du partage que cette température détermine entre leurs éléments basique et acide.

Signalons un exemple de ce dernier cas : le quinquina j. c., traité par décoction dans l'eau, donne une moins grande quantité d'alcaloïdes solubles que lorsqu'il est traité par un des autres modes de dissolution ; la preuve en est acquise lorsque après avoir traité une même dose de cette substance par les divers modes de dissolution et avec une égale quantité d'eau, l'on précipite les liqueurs refroidies et filtrées, soit par l'iodure double de potassium et de mercure, soit par une dissolution de tannin : le précipité alcaloïdique que donne le décocté de quinquina est constamment le moins abondant.

2º *Par l'alcool.* — Le Codex prescrit assez souvent, en place de l'eau, l'usage de l'alcool à 60º, ou à 80º, ou à 90º centésimaux pour la préparation des liqueurs extractives.

On fait usage de l'alcool à 60º à l'égard des substances dont les principes médicamenteux sont solubles à peu près également dans l'eau alcoolisée et dans l'eau simple.

Tels sont les principes alcaloïdiques ou résineux du *quinquina jaune*, de la *belladone*, de la *rhubarbe*, de la *valériane*, de l'*ellébore*, de l'*aconit*, de la *digitale*, de la *stramoine*, de la *scille*, etc. Mais nous croyons devoir observer, nous fondant sur l'expérience, qu'on obtiendrait encore avec ces dernières substances des solutions plus riches en principes médicamenteux, en substituant l'alcool à 50º à l'alcool à 60º.

Par l'emploi de ce même véhicule, l'on a spécialement en vue d'éliminer de la solution une partie des matières inertes, gomme, mucilage, qui ne font que diminuer l'activité de l'extrait en augmentant la masse.

L'on fait usage de l'alcool à 80º quand on se propose le but de pénétrer une substance dure et élastique, dont les principes sont d'ailleurs plus particulièrement solubles dans l'alcool concentré ; la *noix vomique*, la *fève de Calabar* sont pour ces motifs traitées par l'alcool à 80º, et même l'on a soin dans le traitement de la dernière substance d'employer le véhicule bouillant.

On emploie l'alcool à 90° quand on se propose de ne dissoudre d'une substance que la résine qu'elle renferme. C'est par ce véhicule que sont extraites les résines de *gaïac*, de *jalap*, de *scammonée*, de *quinquina*, et si l'on désire les obtenir à l'état de pureté, l'extrait alcoolique est repris par l'eau chaude ; le précipité résineux qui se forme pendant le refroidissement est lavé, exprimé, puis traité par digestion avec l'alcool concentré ; la liqueur est en dernier lieu évaporée à siccité ; — le résidu représente la résine pure.

Les modes de dissolution mis en usage pour la préparation des liqueurs hydro-alcooliques sont la lixiviation, la macération, la digestion en vase clos.

Solutions avec l'alcool à 60°. — *Par lixiviation.* — Le Codex prescrit avec raison ce mode au traitement des substances suivantes, préalablement desséchées et pulvérisées : feuilles de *digitale*, *ipéca*, *polygala*, *salsepareille*, *valériane*, *quinquina gris, jaune* et *rouge*, écorce d'*orme*, racines de *grenadier*, feuilles d'*aconit*, d'*anémone*, de *belladone*, de *ciguë*, de *jusquiame*, de *rhue*, de *sabine*, de *stramoine*, etc.

La manipulation consiste à verser sur les substances modérément tassées dans l'appareil à déplacement une suffisante quantité d'alcool à 60° ; à laisser macérer douze heures ; au bout de ce temps, à rendre libre l'écoulement ; à faire passer successivement sur la matière la totalité du véhicule prescrit.

Solutions avec l'alcool à 60°. — *Par macération.* — Ce mode est appliqué au traitement des squames de *scille*, de l'*agaric*, des *cantharides*, du *colombo*, de la *coloquinte*, du *houblon*, du *pavot blanc*, du *safran*, de la *rhubarbe*, etc.

Faire macérer à deux reprises et pendant plusieurs jours les substances concassées ; passer à la chausse et exprimer le marc après chaque macération. Filtrer la liqueur au papier.

Solutions avec l'alcool à 60°. — *Par digestion.* — Ce mode est appliqué au traitement des substances difficiles à pénétrer, par exemple : au traitement des semences de *stramoine*, de *ciguë*, de *colchique*, de *jusquiame*.

Faire digérer la matière grossièrement pulvérisée et à deux reprises dans la quantité d'alcool prescrite ; passer à la chausse après chaque manipulation ; exprimer et filtrer la liqueur au papier.

Solutions avec l'alcool à 80°. — *Par digestion.* — L'alcool à 80° est employé au traitement de la *noix vomique* par deux digestions successives ; au traitement de la *fève de Calabar*, par digestion d'abord et par lixiviation ensuite ; de plus, le véhicule dans cette dernière partie de la manipulation est employé bouillant ; dans les deux cas, la matière est finalement exprimée, et la liqueur filtrée au papier.

3° *Par l'éther.* — L'éther est employé comme véhicule à la préparation des liqueurs extractives de *fougère mâle*, de *cantharides*, de *semen-contra*, de *garou*. Les trois premières substances sont traitées par déplacement ; avec la quatrième, l'on prépare d'abord un extrait hydro-alcoolique qui lui-même est repris par l'éther dans un flacon bouchant à l'émeri.

II. — **Évaporation de la liqueur extractive.** — Cette opération peut être effectuée par quatre procédés différents, savoir :

        1° Évaporation à l'étuve ;
        2° A feu nu ;
        3° Au bain-marie ;
        4° Dans le vide.

1° *Évaporation à l'étuve.* — L'évaporation à l'étuve n'est guère appliquée qu'aux sucs non dépurés, obtenus de plantes vertes herbacées ou des baies ; dans ce dernier cas, l'extrait porte le nom de *rob*.

La manipulation consiste à disposer le suc sur des assiettes ou sur des plaques de fer étamées, à l'abandonner tel quel jusqu'à parfaite dessiccation. Parce qu'il présente une large surface à l'air, l'évaporation de l'humidité est prompte. A la sortie de l'étuve, l'extrait est détaché du récipient au moyen d'un couteau à lame plate ou bien en imprimant une légère torsion aux plaques de fer. Puis, il est enfermé immédiatement dans des flacons de petite capacité, que l'on remplit et que l'on bouche hermétiquement. Ces deux conditions sont indispensables à la bonne conservation du produit (extraits aujourd'hui à peu près inusités).

2° *Évaporation à feu nu ou au bain de sable.* — Elle n'est guère applicable qu'aux liqueurs extractives aqueuses ; l'extrait est amené à la consistance *molle* ou *pilulaire*.

L'opération est pratiquée dans une capsule en porcelaine reposant, soit sur un fourneau de manière à être suffisamment distante des charbons allumés, soit sur un bain de sable modérément chauffé ; elle demande à être conduite avec la plus grande attention. Ainsi, l'ébullition sera évitée, de peur d'engendrer l'apothème aux dépens des principes médicamenteux ; la liqueur sera agitée avec une spatule en os ou en bois, à peu près constamment et principalement vers la fin de l'évaporation, afin de hâter la formation de la vapeur d'eau et d'empêcher que des dépôts de matières, douées de propriétés médicamenteuses et relativement denses, ne séjournent trop longtemps sur les parois inférieures et plus chaudes de la capsule, où elles subiraient, sinon la décomposition profonde, du moins des transformations qui affaibliraient leurs caractères de solubilité.

A ce propos, il y a lieu d'observer que presque toutes les liqueurs extractives qui ne sont pas essentiellement gommeuses, mucilagineuses, déposent plus ou moins vers la fin de la concentration. Ce dépôt est variable dans sa composition et demande à être bien connu pour que l'on puisse prendre à son égard la détermination, ou de le maintenir dans l'extrait, ou de l'éliminer.

Il peut tenir à peu près exclusivement à la concentration des liqueurs quand l'opération a été conduite avec soin; car l'on conçoit que des substances solubles dans une grande quantité d'eau diminuent leur solubilité dans une quantité moindre, et, par suite, se déposent. En ce cas, s'il est acquis que le dépôt est formé de substances de nature résineuse, douées notamment de propriétés médicamenteuses, ou encore de principes alcaloïdiques à constitution saline, naturellement solubles dans l'eau, mais en voie de partage et tendant à gagner l'état insoluble, il sera maintenu pour faire partie de l'extrait. Mais afin d'empêcher que ces principes ne restent interposés dans la masse extractive et ne procurent au produit un aspect grumelé, il convient, pour rendre à celui-ci l'homogénéité nécessaire, d'additionner la liqueur vers la fin de l'évaporation d'une petite quantité d'alcool aqueux. Ce véhicule, en pénétrant les matières du dépôt, les dissoudra ou pour le moins les amènera à l'état de pâte liante, facile à incorporer, et l'extrait ainsi imprégné dans toutes ses parties de principes résineux sera mieux disposé à la conservation.

L'on applique particulièrement cette modification à la préparation des extraits de *quinquina jaune* et *rouge*, de *genièvre*, de *gaïac*, de *houblon*, etc.

Si, au contraire, la composition de la liqueur et l'examen du dépôt indiquent que ce dernier est formé d'une ou de plusieurs des substances suivantes : albumine coagulée, parenchyme, fécule, matière extractive altérée, résine inerte, il conviendra de l'éliminer, en filtrant la liqueur chaude à l'étamine vers l'époque où elle aura été amenée par concentration aux 4/5 de son volume primitif.

Observons encore qu'il est quand même convenable, quand on tient à rehausser la valeur médicamenteuse d'un extrait quelconque, de filtrer toute liqueur extractive, comme précédemment, vers les 2/3 de la concentration, époque où il se fait à peu près constamment un certain dépôt étranger aux principes médicamenteux.

3° *Évaporation au bain-marie.* — Elle est applicable directement à toute sorte de liqueur extractive aqueuse; elle n'est applicable aux liqueurs alcooliques, hydro-alcooliques et éthérées qu'après concentration préalable de ces liqueurs effectuée au bain-marie de l'alambic. L'extrait est amené à l'état de consistance *molle*, *pilulaire* ou *sèche*.

Le bain-marie ordinaire, tel que nous l'avons décrit au chapitre de l'évaporation, comporte l'inconvénient d'introduire dans l'extrait une certaine quantité de cuivre et d'étain; c'est pourquoi nous préférons lui substituer l'appareil modifié ci-dessous. Il se compose : 1º d'une bassine chaudière destinée à recevoir l'eau qui doit être portée à l'ébullition; 2º d'une rondelle métallique en cuivre ou en ferblanc, s'emboîtant de quelques centimètres sur la bassine et portant un tube à dégagement; 3º d'une forte capsule en porcelaine, remplaçant le bain-marie ordinaire et reposant par ses parois sur les bords de la rondelle.

Cette dernière pièce est consolidée, en interposant entre elle et la rondelle métallique une bandelette de toile (fig. 9).

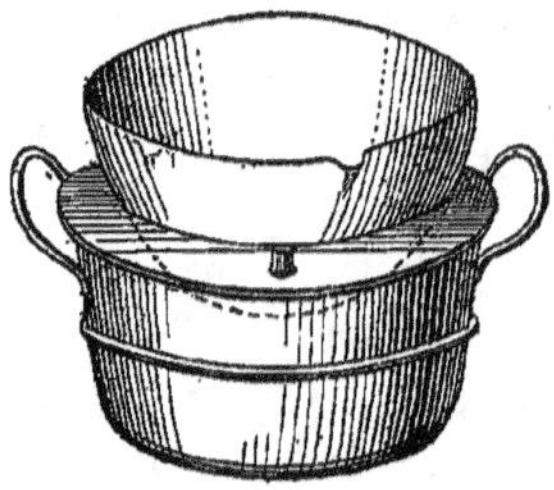

Fig. 9.

La température du bain-marie n'atteint jamais 100º, ce qui explique tous les avantages de ce procédé d'évaporation. Ainsi, la matière extractive n'est pas sensiblement altérée; les principes immédiats de nature saline conservent assez bien leur constitution, et partant, leurs caractères de solubilité; l'huile narcotique, s'il en existe dans la liqueur, est volatilisée en plus faible quantité que par le procédé précédent; en outre, la conduite de l'opération est plus facile au *bain-marie* qu'à *feu nu*.

En effet, quand on évapore au bain-marie, il n'est pas nécessaire d'agiter continuellement la liqueur, mais seulement vers la fin de l'opération, pour activer la formation de la vapeur d'eau et abréger le plus possible le temps employé à la concentration.

L'évaporation pratiquée au bain-marie, de même que celle pratiquée à feu nu, donne lieu à la formation d'un certain dépôt de matières. Mais tandis que dans le dernier cas, le dépôt est occasionné en partie par l'altération des principes médicamenteux, dans le premier cas, il n'est sensiblement produit que par la soustraction du liquide qui s'évapore. Toutefois, ces mêmes matières seront encore, dans la circonstance présente, retranchées ou maintenues, selon qu'elles apparaîtront inertes ou médicamenteuses.

4° Évaporation dans le vide. — Elle est directement applicable à toute sorte de liqueurs extractives. L'extrait est amené le plus ordinairement à l'état de *siccité complète*.

Aussitôt que la liqueur a été introduite dans l'appareil, elle entre en ébullition, bien que la température soit très-peu élevée. Ce fait tient au défaut de pression de l'air, ainsi qu'à la condensation subite de la vapeur d'eau, à mesure qu'elle se forme. Il en résulte que l'altération de la matière extractive proprement dite est rendue absolument impossible; que les principes immédiats sont simplement déshydratés et conservent leur constitution chimique; que les huiles essentielles et narcotico-âcres, s'il y en a, restent en grande partie dans le produit de l'évaporation. Aussi les extraits préparés par le procédé du vide présentent-ils une solubilité beaucoup plus grande dans le véhicule qui a servi à les extraire, et sont-ils plus aromatiques que ceux qui ont été obtenus par les trois autres procédés d'évaporation.

Par contre, ils absorbent plus facilement l'humidité; de sorte qu'il est indispensable, pour maintenir leurs propriétés natives, de les garantir le plus possible de l'accès de l'air. Autrement les divers avantages que nous venons de signaler et qui leur sont propres, disparaissent peu à peu, selon que nous essaierons de le démontrer plus loin.

Des extraits hydro-alcooliques repris par l'eau ont été préconisés par M. Grandval; l'évaporation des deux liqueurs est effectuée dans le vide, et le produit est amené à l'état de siccité. Ces extraits représentent exactement sous l'état naturel les principes médicamenteux particuliers aux substances employées. En outre, ils sont complétement solubles dans l'alcool à 56° et dans l'eau. Ces avantages compensent au delà la perte de matière inerte ou active qu'occasionne la reprise, par l'eau, de l'extrait hydro-alcoolique.

Quand il existe en pharmacie deux extraits préparés avec la même substance, l'un aqueux, l'autre alcoolique, si la prescription du médecin n'indique aucune mention, il y a obligation de ne faire usage que de l'extrait aqueux, ce dernier étant à peu près constamment le moins actif.

Ajoutons que les extraits amenés à l'état de consistance pilulaire sont d'un usage et d'un emploi plus faciles et aussi de meilleure conservation que les extraits de consistance molle.

Pour terminer l'étude de l'évaporation des liqueurs extractives, il nous reste à formuler certaines règles que l'opérateur ne doit jamais perdre de vue :

1º *L'évaporation doit être effectuée dans le temps le plus bref possible.* — Cette condition est commandée nécessairement par le caractère d'instabilité propre aux substances organiques. Or, toutes les circonstances qui peuvent accentuer cette instabilité se trouvent réunies dans l'opération qui consiste à évaporer une liqueur extractive : la présence de l'eau, la chaleur, le contact de l'air, et il est évident que plus le temps employé à l'opération sera long, plus les chances d'altération des principes médicamenteux seront augmentées. De là la nécessité d'employer à la préparation des extraits des solutions concentrées; de là encore l'obligation d'agiter fréquemment, surtout vers la fin de l'opération, afin d'accélérer le plus possible la formation de la vapeur d'eau.

2º *La liqueur qu'on évapore ne doit jamais atteindre 100º.* — Il convient de rappeler ici que c'est particulièrement à cette température que s'altère la matière extractive, que la constitution des principes immédiats est ébranlée et que l'apothème insoluble prend naissance. Les réactions qui se produisent lors de la décomposition des principes naturels peuvent varier ; mais toutes convergent au même résultat, l'anéantissement de la substance médicamenteuse. En sorte que l'on doit admettre qu'une solution extractive, entretenue à l'ébullition en présence de l'air, est déformée, carbonisée dans ses principes plus ou moins élaborés, et que l'extrait qu'elle donne perd à peu près complétement les propriétés que possédait la substance première qui l'a fourni.

3º *Il y a avantage à élever pendant quelques minutes la température de la liqueur vers 95º.* — C'est afin de tuer les germes ferments provenant de l'organisme ou de l'air, qu'elle renferme; de coaguler les principes albuminoïdes, qu'on élimine ensuite par filtration. Si ces dernières substances étaient maintenues dans la composition extractive, elles y favoriseraient ultérieurement le développement des moisissures, dont les germes appartiennent à l'air extérieur. Cette condition, qui ne peut être remplie par les procédés d'évaporation à l'étuve et dans le vide, n'est pas la moindre cause de l'altération relativement prompte que subissent les extraits aqueux qu'ils procurent.

III. — Détermination de la valeur relative des extraits. — Les extraits obtenus des diverses solutions extractives par l'un des quatre modes d'évaporation que nous avons indiqués sont loin de présenter une composition analogue, par rapport à la nature et à la quantité des principes médicamenteux qu'ils renferment sous un même poids. De plus, les uns s'altèrent plus ou moins rapidement quand ils vieillissent, tandis que les autres se maintiennent en bon état presque indéfiniment.

Déterminer la valeur médicinale des extraits, c'est donc indiquer ceux qui, sous un volume donné, possèdent relativement la plus forte dose de principes actifs et qui, en outre, demeurent plus longtemps exempts d'altération.

1° *Au point de vue de leur composition.* — La composition d'un extrait et, par suite, sa valeur médicamenteuse, dépend de la liqueur qui l'a fourni, du procédé d'évaporation appliqué à la concentration, de la consistance qu'il possède.

Pour fixer nos idées à ce sujet, considérons les divers extraits sous ces trois points de vue.

Extraits secs de sucs non dépurés, évaporés à l'étuve (inusités). — Ces extraits sont formés par l'assemblage de la matière extractive élaborée et composant les principes immédiats particuliers à l'espèce de substance ; de la matière extractive non élaborée, dont le caractère essentiel est l'instabilité et la valeur curative incertaine ; de débris parenchymenteux ; de mucilage ; de la chlorophylle ; de substances albuminoïdes ; de la fécule ; de sels minéraux divers et souvent de l'huile essentielle narcotique.

Cette composition admise, l'on aperçoit immédiatement le peu d'activité que, dans la plupart des cas, possède ce genre d'extraits. Seuls, en effet, parmi les substances que nous venons d'énumérer, les principes immédiats et l'huile narcotique âcre sont doués de propriétés médicamenteuses bien tranchées. Néanmoins, la préparation des extraits avec des sucs non dépurés a été longtemps préconisée, et il est, du reste, permis d'en espérer quelques avantages, quand on cherche à obtenir plus particulièrement des plantes l'huile essentielle narcotique que la dessiccation de ces dernières, pratiquée après la récolte, et l'évaporation de la liqueur extractive, effectuée sous l'action d'une chaleur plus vive, volatilisent et altèrent en partie.

Extraits préparés à feu nu ou au bain-marie avec des sucs dépurés, ou bien avec des solutions aqueuses obtenues des plantes sèches. — Les extraits préparés avec des sucs dépurés renferment particulièrement dans leur composition les deux sortes de matière extractive, c'est-à-dire les principes immédiats naturels à l'espèce de plante et la presque totalité de matière non constituée ; de l'huile narcotique âcre, lorsqu'ils proviennent de plantes narcotiques ; des matières gommeuses et des sels déliquescents. La présence de l'albumine, de la fécule, de la chlorophylle, du parenchyme, fait à peu près défaut, ces substances ayant été éliminées lors de la dépuration.

Parce qu'ils renferment une moins grande quantité de matières inertes que les extraits de sucs non dépurés, on est autorisé à les considérer comme plus actifs que ceux-ci ; de même, nous serons amené à leur reconnaître une meilleure conservation.

Les extraits préparés avec des plantes sèches par l'intermédiaire de l'eau sont formés particulièrement : par la première sorte de matière extractive, les principes immédiats ; par une certaine quantité de la seconde espèce, les matériaux séveux non constitués ; par des matières gommeuses, mucilagineuses. Ils renferment peu ou point d'albumine, cette substance ayant dû être coagulée par la chaleur appliquée à l'évaporation et éliminée par le filtre vers la fin de la concentration. Ils sont dépourvus de parenchyme, de fécule, de chlorophylle, les solutions extractives ayant été filtrées au début.

De ce que ces extraits possèdent une moindre quantité de matières inertes, et surtout de matière extractive non élaborée, leur énergie doit être considérée comme supérieure à celle des extraits de sucs dépurés. Cette supériorité peut, du reste, être démontrée de la manière suivante : prendre des feuilles de digitale fraîchement récoltées ; les diviser en deux parties égales ; dessécher l'une avant de l'employer à la préparation d'un extrait aqueux ; traiter immédiatement l'autre par le pilon et en exprimer le suc ; contuser de nouveau le marc en l'additionnant d'une quantité d'eau suffisante pour former une pâte molle ; exprimer une seconde fois ; enfin, après avoir opéré la dépuration des liqueurs, évaporer celles-ci de façon à obtenir un extrait dont la consistance sera la même que celle appartenant à l'extrait de la plante sèche. En prenant séparément le poids de ces deux produits, l'on constatera que celui qui appartient à l'extrait de suc dépuré est supérieur à celui que donne l'extrait aqueux. Cependant, il est évident que la quantité de principes immédiats qui entrent dans leur composition est la même, puisqu'ils proviennent l'un et l'autre d'une même quantité de matière première. Or, dans les principes immédiats d'un extrait, résident particulièrement les propriétés médicamenteuses, et présentement celui des deux, qui est le plus pesant, est, à n'en pas douter, le moins actif. Néanmoins, le Codex a maintenu la préparation d'un certain nombre d'extraits de sucs dépurés, et particulièrement dans le cas où une partie du principe actif de la substance première réside dans l'huile essentielle narcotique âcre.

Extraits aqueux préparés dans le vide. — Les extraits aqueux préparés dans le vide et provenant, soit de sucs dépurés, soit de solutions aqueuses obtenues avec des plantes sèches, présentent à peu près la même composition que les mêmes extraits préparés au bain-marie, si ce n'est ceux provenant de plantes sèches, qui contiennent une plus forte dose de substances albuminoïdes. Mais leur plus grande solubilité dans l'eau est un fait acquis, ce qui leur procure un avantage réel sur tous les autres genres d'extraits aqueux.

Si cet avantage n'était pas contrebalancé par un état essentiellement hygrométrique qui nuit à leur conservation, il n'y aurait pas à hésiter pour les classer au premier rang de cette forme médicamenteuse.

En résumé, parmi les extraits aqueux, ceux qui sont préparés au bain-marie et amenés à la consistance de pâte ferme nous paraissent tout aussi actifs que les mêmes qui sont obtenus à la suite de l'évaporation dans le vide. Les premiers conviendront particulièrement à la façon des pilules et des électuaires ; les seconds trouveront un emploi avantageux dans la préparation des potions et de certains sirops médicamenteux.

Quant aux *extraits mous*, bien qu'ils possèdent à peu près la même composition que les extraits secs et les extraits de consistance pilulaire (les uns et les autres provenant d'une même substance), ils sont d'autant plus inférieurs en activité à ces derniers qu'ils sont plus aqueux.

Extraits hydro-alcooliques non repris par l'eau et obtenus par évaporation au bain-marie ou dans le vide. — Ces extraits renferment dans leur composition les principes immédiats de la plante et souvent des huiles âcres volatiles, une proportion relativement faible de matière extractive non élaborée, de gomme, de mucilage, d'albumine, ces dernières substances étant d'ailleurs peu solubles dans l'alcool à 60°. Ils sont totalement privés d'amidon et de parenchyme, les solutions ayant été passées au filtre dès le début ; par contre, ils contiennent une plus forte proportion de résine (substance qui tantôt est inerte et tantôt est active) que les extraits aqueux, de la matière colorante, de la chlorophylle. A part ces deux derniers principes qui, du reste, entrent dans la composition extractive en très-faible quantité, tous les autres peuvent être considérés comme jouissant de propriétés médicamenteuses plus ou moins prononcées.

Ces extraits sont très-actifs.

Quant aux *extraits hydro-alcooliques mous*, ils sont, avec les extraits hydro-alcooliques secs ou pilulaires, dans le même rapport de composition et d'activité que le sont entre eux, les extraits aqueux de même consistance.

Les *extraits hydro-alcooliques secs et repris par l'eau* paraissent ne renfermer aucune substance inerte, et les éléments dont ils sont composés ne sont qu'une association pure et simple des principes immédiats particuliers aux plantes qui les ont fournis ; ils sont conséquemment très-actifs.

Cependant, n'allons pas croire qu'il conviendrait de reprendre par l'eau tous les extraits hydro-alcooliques dans le but d'augmenter leur activité ; par exemple : ceux qui sont obtenus de plantes narcotiques ou résineuses ne doivent jamais être repris par l'eau, quand dans l'huile âcre et dans la matière résineuse réside une partie ou la totalité des propriétés médicamenteuses que l'on recherche.

TABLEAU SYNOPTIQUE

Indiquant la composition des divers extraits.

EXTRAITS AQUEUX OBTENUS AVEC DES SUCS DE PLANTES (1)

NON DÉPURÉS	DÉPURÉS
Principes immédiats......... +	Principes immédiats......... +
Matière extractive non élaborée...................... — ou +	Matière extractive non élaborée...................... — ou +
Huile narcotique âcre....... +	1/2 huile narcotique âcre .... +
Gomme et mucilage......... —	Gomme et mucilage......... —
Albumine .... —	1/2 résine................... — ou +
Fécule .... —	1/2 tannin................... — ou +
Parenchyme................ —	Sels minéraux divers........ — ou +
Chlorophylle .... —	
Résine .... — ou +	
Tannin..................... — ou +	
Sels minéraux divers........ — ou +	

EXTRAITS AQUEUX OBTENUS AVEC DES PLANTES SÈCHES

DE CONSISTANCE PILULAIRE	SECS ET PRÉPARÉS DANS LE VIDE	MOUS
Principes immédiats. + 1/2 matière extractive non élaborée...... — ou + Gomme et mucilage. — 1/3 tannin.......... — ou + 1/4 résine........... — ou + Sels minéraux divers. — ou +	Présentent à peu près la même composition que les précédents, mais plus solubles ; contiennent, en plus, des substances albuminoïdes, et en moins, une petite quantité d'eau.	Même composition que les extraits de consistance pilulaire ; en plus, une certaine quantité d'eau.

EXTRAITS HYDRO-ALCOOLIQUES

SECS OU DE CONSISTANCE PILULAIRE	REPRIS PAR L'EAU
Principes immédiats........ + 1/2 huile âcre.............. + Chlorophylle et matière colorante..................... — Résine inerte ou active...... — ou + Sels minéraux divers........ — ou + 1/2 matière extractive....... — ou +	Principes immédiats............. + 1/4 huile âcre................... +
	HYDRO-ALCOOLIQUES MOUS
	Même composition que les extraits hydro-alcooliques secs ou de consistance pilulaire ; en plus, un certain poids d'eau alcoolisée.

La composition des extraits éthérés se rapproche sensiblement de celle des extraits hydro-alcooliques.

---

(1) Le signe + représente les substances jouissant d'un certaine activité.
Le signe — représente celles qui sont à peu près inertes.

2º *Au point de vue de leur conservation.* — Les extraits constituent une forme médicamenteuse destinée à être employée pendant un temps indéterminé ; c'est pourquoi leur composition doit être identique, leur substance inaltérée à toute époque de leur emploi. Mais il s'en faut que les extraits divers, mentionnés précédemment, offrent au même degré l'avantage d'une bonne conservation, et la cause déterminante de leur endommagement est certainement l'humidité. Pour nous rendre compte de l'influence de cet agent sur la matière extractive abandonnée à elle-même et suivre les changements que cette dernière subit, observons la manière de se comporter des extraits sous les divers états où on les obtient : aqueux, de consistance *pilulaire,* ou *sèche,* ou *molle ;* hydro-alcooliques, éthérés, et de même consistance que les extraits aqueux.

Extraits aqueux secs et de consistance pilulaire. — Si ces deux sortes d'extraits se maintenaient constamment privées d'eau, il est clair que leur substance se conserverait à peu près indéfiniment intacte, vu qu'une des conditions indispensables à l'altération produite soit par un effet de fermentation, soit par un effet d'oxydation, l'humidité, ferait défaut.

Mais il est à remarquer qu'il en est rarement ainsi ; l'état normal de la matière dite extractive était dans les plantes l'hydratation, la chaleur lors de l'évaporation est venue contrarier cet état ; mais la force calorifique une fois disparue, cette même matière subit de nouveau l'influence de son affinité pour l'eau : l'extrait s'hydrate en puisant dans l'air ambiant une certaine quantité de vapeurs aqueuses ; dès lors, il est susceptible de s'altérer.

Néanmoins, il y a une différence à établir entre la manière de se comporter des extraits, *secs* et *pilulaires,* quand ils s'hydratent.

Les uns se liquéfient à peu près complétement lorsque, pour l'usage, les flacons qui les renferment sont souvent débouchés ; les autres, après avoir été ramollis à la surface par un temps humide, repassent à la consistance de pâte ferme par un temps sec. Les premiers proviennent de sucs non dépurés, évaporés à l'étuve, ou de sucs dépurés, ou encore de liqueurs aqueuses provenant de plantes sèches et évaporées dans le vide. Les seconds appartiennent à la série d'extraits pilulaires, préparés par le bain-marie ordinaire.

Nous expliquons, comme suit, la manière différente de se comporter de ces deux genres d'extraits : la liqueur aqueuse qui a fourni les extraits secs a été évaporée sans subir l'agitation ; il s'en est suivi que la substance extractive a acquis un état particulier de porosité dû au dégagement des vapeurs qui ont soulevé la matière pâteuse vers la fin de l'évaporation. De plus, les extraits de sucs non dépurés renferment dans leur composition quantité de substances qui n'étaient que suspendues dans la liqueur extractive, substances essentiellement poreuses, comme le parenchyme, ou avides d'humidité, telles que la matière extractive non élaborée, l'albumine, la fécule, les sels divers.

D'où il est permis de considérer cette sorte d'extraits comme condensant l'humidité de l'air, et par une force physique : la porosité, et par une force chimique : l'affinité.

Si les extraits en consistance pilulaire se comportent d'une tout autre façon au contact de l'air humide, c'est d'abord parce que la liqueur qui les a fournis a été privée dès le début, par une première filtration, de toute substance parenchymenteuse et féculente ; qu'ensuite, l'agitation à laquelle elle a été soumise, a brisé la porosité du produit de l'évaporation ; qu'enfin ces extraits ont supporté dans le bain-marie une cuisson plus vive, une sorte de fusion qui les a pour ainsi dire massés. Aussi l'humidité ne ramollit-elle que leur surface en temps humide et disparaît-elle par un temps sec. Les extraits de quinquina et d'opium, en consistance pilulaire, sont deux exemples à citer sous ce rapport.

Enfin, de ce que les extraits secs provenant de l'évaporation à l'étuve ou dans le vide n'ont supporté qu'une basse température, ils tiennent nécessairement intacts et les germes ferments de l'organisme, et la substance qui peut servir à leur nourriture, s'ils viennent à se développer, l'albumine ; tandis que ceux qui proviennent de l'évaporation au bain-marie, les extraits en consistance pilulaire, sont, pour la raison contraire, privés de ces mêmes germes et de ces mêmes substances. Conséquemment, la fermentation (l'humidité aidant) sera possible dans les premiers, impossible dans les seconds.

De cet examen comparé découle la conclusion que les extraits amenés à la consistance de pâte ferme par le procédé d'évaporation au bain-marie ont l'avantage, au point de vue de la conservation, sur tous les extraits secs aqueux, évaporés soit à l'étuve, soit dans le vide.

Extraits aqueux mous. — Leur conservation est très-incertaine et, en tous cas, de courte durée. Il ne peut en être différemment, puisque ayant le contact de l'air, subissant une température moyenne et possédant un excès d'humidité, ils tombent directement sous la puissance des deux forces qui déterminent la décomposition des substances organiques : l'*oxygène* et les *fermentations* (moisissures).

Pour ce motif, ce genre d'extraits devrait être très-restreint en pharmacie. En tout cas, on doit éviter de les obtenir sous un état trop fluide, de peur d'augmenter les chances de leur altération.

On cherche actuellement à introduire dans l'usage de la pharmacie certains extraits de consistance plutôt fluide que molle. Ils sont obtenus par addition de glycérine à la substance extractive, de façon à obtenir une composition homogène, qu'on filtre à la fin. Ce produit, à la vérité, se défend assez bien contre l'altération qu'engendrent les moisissures ; rarement, il acquiert mauvais goût et mauvaise odeur ; mais la concentration du médicament est fâcheusement laissée à l'appréciation de chacun, et conséquemment le dosage en est fictif; en outre, vu leur état fluide, ces extraits ne sont pas propres à servir à la confection des pilules.

Extraits hydro-alcooliques secs. — Ce sont des produits de bonne conservation ; l'alcool a agi, lors de la dissolution et de l'évaporation, comme agent conservateur, en coagulant de l'albumine et en empoisonnant tout germe ferment ; en outre, il a dissous et disséminé dans la masse extractive certaines substances résineuses qui la garantissent contre l'absorption de l'humidité. Néanmoins, les extraits hydro-alcooliques de consistance pilulaire et préparés au bain-marie se maintiennent seuls indéfiniment sous le même état; ceux qui sont obtenus par l'évaporation dans le vide finissent par se ramollir plus ou moins pendant le débit de la substance, et il faut encore présentement attribuer la cause de ce changement de consistance principalement à la porosité de la masse extractive.

Toutefois, ces derniers extraits ne passent jamais à l'état de pâte molle. Dès que, par l'absorption des vapeurs aqueuses, le rapprochement des parties matérielles s'est effectué en détruisant les pores, la substance extractive se masse en consistance pilulaire, et là s'arrête le changement d'état, grâce aux matières résineuses dont elle est imprégnée.

Extraits hydro-alcooliques mous. — Ces extraits se couvrent en vieillissant d'une couche de moisissures, ayant l'apparence de celles qui recouvrent dans la même circonstance les extraits aqueux de même consistance. Mais la nature de ces deux sortes de végétations diffère, de même que le genre d'altération qu'elles produisent dans la substance médicamenteuse ; tandis que l'altération peut devenir profonde dans les extraits aqueux mous, elle n'acquiert presque aucune influence fâcheuse dans les extraits hydro-alcooliques mous; c'est que ceux-ci se ressentent toujours de la pénétration de l'alcool. Du reste, les mousses, séjournant à leur surface, sont des mycodermes qui endommagent à peine le médicament, en réagissant plus spécialement sur les derniers vestiges de l'alcool pour transformer ce véhicule en acide acétique. L'inconvénient le plus grave est une perte légère du produit, car il y a obligation de mettre de côté la couche mycodermique au fur et à mesure de l'emploi de l'extrait.

Les extraits éthérés durcissent en vieillissant, mais jouissent quand même d'une bonne conservation.

Cet examen autorise à conclure que les extraits hydro-alcooliques sont d'excellentes préparations pharmaceutiques, quel que soit d'ailleurs le procédé d'évaporation employé à les préparer et quelle que soit leur consistance, *sèche*, *pilulaire* ou *pâteuse*. Néanmoins, pour maintenir la qualité requise à toute préparation pharmaceutique, l'identité de concentration des principes médicamenteux, il serait à désirer qu'on n'employât que des extraits hydro-alcooliques *secs* ou amenés à la consistance de *pâte ferme*.

Les précautions ordinaires, qui visent la conservation des produits pharmaceutiques ayant supporté une température relativement élevée, sont à prendre à l'égard des extraits. Ainsi, les récipients ne seront fermés qu'après le refroidissement complet de la matière; ils ne posséderont qu'une faible capacité et seront entièrement remplis, quand il s'agira d'extraits mous.

SUCS SUCRÉS

MATIÈRE AMYLACÉE (fécule — amidon.)

$$C^{12}H^{10}O^{10} \qquad C^{18}H^{30}O^{15} \text{ (anhydride)}$$
form. dualistique.   form. atomique.

Considérée comme résultant de la condensation de trois molécules de glucose avec élimination de trois molécules d'eau :

$$3(C^6H^{12}O^6) = C^{18}H^{30}O^{15} + (H^2O)^3$$

La fécule, l'amidon, existent particulièrement dans les graines et dans certains bulbes des végétaux.

EXTRACTION DE LA FÉCULE :

Cette substance est extraite de la pomme de terre. L'opération se résume à soumettre les bulbes, après lavage, à l'action d'une râpe cylindrique d'une construction particulière et exécutant environ 800 tours à la minute. La pulpe tombe sur une série de toiles métalliques à tissu de plus en plus serré. Sur ces toiles, fonctionnant en tamis, se meut une double chaîne sans fin et munie de traverses qui éliminent les débris parenchymenteux. Tout l'appareil est arrosé par des filets d'eau qui, entraînant la fécule d'étage en étage, l'amènent en dernier lieu dans un cylindre à mailles très-serrées, situé inférieurement au milieu d'une grande cuve. Un mouvement rapide de rotation, auquel le cylindre est soumis, force la fécule, par un effet centrifuge, à traverser les mailles de la paroi, tandis que ce qui reste de pellicules et de débris est retenu à l'intérieur.

La fécule est mélangée de matières terreuse et sablonneuse ; on l'en débarrasse par lévigation, ce qui s'appelle *dessabler la fécule ;* en même temps, l'on enlève avec des racloirs l'huile grasse qui surnage les liquides. On laisse reposer ; on décante la partie liquide ; on délaie une dernière fois le dépôt dans l'eau, et l'on jette le tout d'abord sur un tamis de soie très-fin qui laisse passer la fécule et retient des vestiges de parenchyme, ensuite sur un molleton de laine à travers lequel l'eau seule filtre. Finalement, la fécule est étendue sur des airs en plâtre qui absorbent l'humidité, puis transportée à l'étuve où elle se dessèche complétement.

EXTRACTION DE L'AMIDON. — *Par malaxation.* — L'amidon est extrait du blé.

Le procédé par *malaxation* consiste à former avec de l'eau et de la farine de froment une bouillie qu'on introduit dans un appareil dit *amidonnière.* L'amidonnière se compose de deux demi-cylindres à mailles serrées, s'emboîtant l'un dans l'autre et se mouvant concentriquement sous une multitude de filets d'eau. Par suite, la pâte, étant forcée à décrire un mouvement de va-et-vient, laisse échapper son amidon à travers les mailles métalliques, tandis que le gluten, substance gommeuse, élastique, est retenu dans l'intérieur de la pièce. Le liquide qui contient l'amidon est immédiatement mélangé avec une petite quantité d'*eau sûre*, provenant d'une opération précédente, et abandonné au repos pendant huit jours. Une température moyenne y détermine une fermentation complexe, lactique, alcoolique ; le sucre de la farine est dédoublé et le gluten, qui a trouvé passage à travers le tissu métallique, rendu soluble. La partie liquide est soutirée, le dépôt d'amidon lavé et passé au tamis de soie, comme précédemment. La bouillie ainsi obtenue se partage rapidement en deux couches ; l'une blanche inférieure, qui donne de l'amidon de première qualité (l'amidon en aiguilles) ; l'autre verdâtre supérieure, qui donne un amidon de deuxième qualité. Ces deux sortes sont encore desséchées sur le plâtre, puis à l'étuve.

Par macération ou fermentation :

Ce procédé consiste à faire macérer pendant quinze jours dans de l'eau additionnée d'*eau sûre*, soit de la farine de froment, soit du blé concassé. La fermentation s'établit encore dans le milieu, en produisant les mêmes résultats que précédemment. La liqueur s'éclaircit, et l'amidon se dépose.

Ce procédé a l'inconvénient d'être insalubre, à cause des exhalations fétides (ammoniaque, hydrogène sulfuré) qu'il occasionne ; son rendement est aussi inférieur ; mais il a du moins l'avantage d'être applicable à des farines et à des blés avariés.

Caractères. — La matière amylacée est formée par des grains ovoïdes ou arrondis, de grosseur et d'aspect variables, souvent agglomérés et recouverts d'un involucre simulant une petite poche. Elle remplit des cellules dans certaines parties des plantes, et spécialement dans la graine. Elle présente partout la même composition chimique.

Les grains de fécule sont plus ovoïdes et plus volumineux que les grains d'amidon provenant du blé. Ils se font, en outre, remarquer par un caractère particulier : examinés à travers un cristal de spath d'Islande, sous la lumière polarisée, ils présentent tous une croix noire, dont le centre se confond avec le *hile*. Les grains d'amidon de diverses provenances offrent aussi entre eux des différences de caractères au point de vue physique, ce qui permet de faire usage du microscope pour établir leur origine.

Le grain amylacé est formé par un système de feuillets microscopiques, soudés entre eux et disposés concentriquement autour d'un point qu'on appelle *hile*.

Les caractères de solubilité de l'amidon à l'état naturel sont négatifs.

Exposée à l'air humide, la matière amylacée peut absorber jusqu'à 35 0/0 d'eau ou 10 équivalents ; dès lors, les grains d'amidon adhèrent notablement les uns aux autres, et la masse se pelotonne par pression.

RÉACTIF DE L'AMIDON. — La présence de la plus petite quantité d'amidon est décelée par l'iode : une belle couleur bleue se manifeste au contact des deux substances, pourvu que le grain soit désagrégé ou écrasé. S'il arrivait que le véhicule, qui contient l'amidon désagrégé, fût bon dissolvant de l'iode, la couleur bleue ne se maintiendrait que par l'emploi d'un excès de réactif : l'iode, dans cette circonstance, pénètre jusqu'à saturation dans la constitution du corps liquide avant de réagir sur l'amidon.

Lorsqu'on porte à l'ébullition une liqueur amylacée bleuie par l'iode, la couleur disparaît pour reparaître de nouveau pendant le refroidissement. On explique ce fait en admettant que l'iode se combine avec l'amidon pour former un composé incolore, l'iodure d'amidon ; que cet iodure, en dissolvant un excès d'iode, acquiert une coloration bleue ; mais que l'iode en excès venant à être précipité par une température de 60°, la décoloration de la liqueur s'ensuit ; qu'enfin, le refroidissement permet à l'iodure ioduré de se reformer.

L'ébullition prolongée, la lumière directe, les alcalis, opèrent pour toujours la décoloration du composé : la chaleur de l'ébullition vaporise l'iode ; la lumière détermine, dit-on, la formation d'acide iodhydrique ; la potasse engendre de l'iodure de potassium. Dans les deux derniers cas, quelques gouttes d'eau chlorée ou d'acide nitrique ramènent la couleur bleue, en reformant l'iodure ioduré.

Amidogène. — Si l'on dispose sur une plaque de verre une pincée d'amidon et qu'on y laisse tomber une goutte de teinture d'iode, l'amidon ne bleuit pas franchement, mais jaunit. Si, avant de soumettre ce corps au réactif, on le broie dans un mortier rugueux avec du sable, il prend alors une teinte bleue prononcée.

Lorsqu'on délaie de l'amidon dans l'eau froide et qu'on filtre, le liquide qui passe n'en renferme pas trace, selon que l'indique l'absence de coloration par la teinture d'iode. Mais si l'on triture la matière comme précédemment avant de la délayer dans l'eau, le liquide filtré bleuit par l'iode.

Lorsqu'on chauffe vers 60° de l'amidon délayé dans de l'eau et qu'on filtre ensuite, l'eau emporte encore en dissolution une substance sensible à l'iode, bien que le milieu ne soit pas épaissi à cette température.

Ces trois expériences démontrent :

1° Que l'iode ne réagit convenablement sur le grain d'amidon que si celui-ci est écrasé.

2° Que le grain de fécule contient dans son intérieur une substance spéciale, susceptible d'être impressionnée par l'iode ; que cette substance, mise à nu, est soluble dans l'eau à la température ordinaire.

3° Qu'elle est désagrégée d'abord et rendue soluble ensuite dans l'eau à 60°.

Cette même substance, qui est isomère avec l'amidon proprement dit, a reçu le nom d'*amidogène*. L'amidogène n'est évidemment que de la matière amylacée instable, dont la force vitale n'a pas eu le temps d'affermir la constitution ; on peut le comparer à de la matière extractive non élaborée ; en d'autres termes, l'amidogène est à l'amidon ce que la matière extractive non élaborée est à la matière extractive élaborée, formant les principes immédiats.

Iodure d'amidon. — L'iodure d'amidon existe en pharmacie sous les formes de poudre et de pâte. — Sous la forme de poudre, il est obtenu par trituration de l'iode avec l'amidon, préalablement impressionné par quelques gouttes d'acide nitrique. La couleur bleue qu'il possède est due à l'effet produit par l'iode sur l'amidogène dégagé. — Sous forme de pâte, il est préparé en soumettant pendant deux heures au bain-marie dans un flacon bouché à l'émeri, le mélange précédent additionné d'un peu d'eau. Le produit représente, après l'opération, principalement de l'iodure de dextrine soluble.

DÉSAGRÉGATION DE LA MATIÈRE AMYLACÉE. — On dit que la matière amylcacée se désagrége quand l'involucre qui la renferme se brise et que les feuillets dont est formé le grain d'amidon se décollent et se détendent (MALAGUTI). Dès lors, le liquide servant de véhicule, s'épaissit considérablement et bleuit d'une façon intense par l'iode. Néanmoins, la matière amylacée maintient encore sous cette condition son caractère d'insolubilité.

La désagrégation peut être effectuée par plusieurs agents :

Par la chaleur de l'ébullition. — Lorsqu'on porte à l'ébullition de l'eau contenant de l'amidon, celui-ci se gonfle, se désagrége, en un mot, passe à l'état d'empois.

Par les alcalis. — Les alcalis agissent à froid sur l'amidon délayé dans l'eau de la même manière que la chaleur de l'ébullition. M. Payen a mis à profit cette propriété pour l'essai commercial des sels ammoniacaux. Il opère au moyen d'une solution titrée de potasse ou de soude ; la quantité d'alcali employé pour amener l'épaississement de la liqueur ammoniacale contenant de l'amidon indique approximativement la quantité d'ammoniaque déplacé.

La matière amylacée commence toujours par se désagréger avant de se dissoudre.

Pharmacologie. — L'amidon, la fécule sont employés en médecine à l'état de poudre, pour dessécher des plaies et hâter leur cicatrisation.

L'amidon désagrégé procure aux *glycérolés* leur consistance demi-pâteuse.

MÉTAMORPHOSE DE LA MATIÈRE AMYLACÉE. — Sans rien perdre, sans rien gagner dans sa composition élémentaire, la matière amylacée

est susceptible de passer de l'état insoluble à l'état soluble (MALAGUTI).
On dit en ce cas qu'elle se métamorphose, et elle porte alors le nom de
dextrine, parce qu'elle dévie fortement à droite les rayons de la lumière
polarisée. Cet effet peut être produit par agents naturels et artificiels.

Par agents naturels. — La substance qui transforme particulièrement la matière amylacée en *dextrine* est la *diastase* (1). Son action est
si prompte qu'elle paraît s'exercer comme par enchantement. Il est
reconnu, en effet, qu'une proportion de diastase rend soluble, par effet
de catalytie, jusqu'à 2,000 proportions de fécule ou d'amidon.

La diastase n'est pas le seul agent d'origine organique capable de
rendre soluble la matière amylacée ; toutes les substances protéiques,
telles que le pancréas, la salive, la fibrine, le gluten, etc., en présence
de l'humidité, se comportent de la même façon, bien qu'avec moins
d'intensité. Ainsi, nous voyons de la colle, préparée avec de la farine de
froment, se liquéfier après un certain temps, et cet effet est produit par
le gluten qui se putréfie.

Par la chaleur seule. — Lorsqu'on expose la matière amylacée dans
un four chauffé à 210°, elle devient soluble dans l'eau.

Par l'ébullition prolongée. — On sait que l'empois d'amidon, maintenu pendant quelque temps à l'ébullition, perd la propriété de gommer
et devient complétement soluble.

Par les acides énergiques. — C'est en traitant à l'ébullition de la
fécule délayée dans de l'eau fortement acidulée par l'acide sulfurique
qu'on prépare dans l'industrie les sirops de dextrine et de glucose.

ACTION DE L'ACIDE AZOTIQUE CONCENTRÉ SUR L'AMIDON. — La matière

---

(1) DIASTASE. — *Son état naturel.* — Lors de la germination des grains d'orge,
de blé, etc., se développe près des germes une substance quaternaire azotée, la
diastase, qui rend soluble l'amidon des cotylédons ; dans le tubercule de la pomme
de terre, elle existe près du point d'insertion (MALAGUTI).

Le rôle de la diastase est surtout intéressant à l'époque où la plantule entre en
activité. Celle-ci a besoin, pour satisfaire aux exigences d'une frêle constitution
et exécuter sa première évolution à la surface du sol, d'une nourriture facilement
absorbable, d'un lait végétal, pour ainsi dire ; les cotylédons qui l'enveloppent
possèdent la matière première de cette nourriture, l'amidon ; mais ce corps n'est pas
disposé immédiatement à l'assimilation ; c'est pourquoi la nature a placé tout près
de la radicelle la diastase, avec mission de rendre soluble l'amidon dès les premiers
symptômes de vie manifestés par la jeune plante. Dès lors, celle-ci est mise à même
d'acquérir un certain développement, qui lui permet de se suffire par elle-même
dans la continuité de son existence.

La diastase est blanche, amorphe, neutre aux réactifs colorés, sans saveur. Elle est
soluble dans l'eau, insoluble dans l'alcool. Desséchée, elle se conserve sans altération ; humide, elle ne tarde pas à se putréfier. Son équivalent chimique n'a pu être
fixé. On la retire de la pulpe d'orge germée qu'on fait digérer dans de l'eau tiède ;
filtrant la liqueur ; la portant à la température de 75°, et précipitant par l'alcool
concentré.

amylacée, traitée à *froid* par l'acide azotique fumant, s'y combine, est transformée en pyroxane (xyloïdine), corps explosif. — A *chaud*, elle engendre des acides oxalique, carbonique, de l'eau, etc.

DEXTRINE

$$C^{12}H^{10}O^{10} \qquad C^{12}H^{20}O^{10}$$

form. dualistique. form. atomique.

Considérée comme engendrée par la condensation de deux molécules de glucose avec élimination de deux molécules d'eau :

$$^2(C^6H^{12}O^6) - (H^2O)^2 = C^{12}H^{20}O^{10} \text{ (anhydride)}$$

La dextrine est le premier degré de métamorphose que subit la matière amylacée. Elle existe dans le commerce sous les formes de *poudre* et de *sirop*, ce qui indique pour cette substance deux modes différents de préparation.

PRÉPARATION DU SIROP DE DEXTRINE. — *Par la diastase :*

Le procédé consiste à délayer successivement dans de l'eau, maintenue vers la température de 70°, de la pulpe d'orge germée et de l'amidon. Le mélange est agité pendant tout le temps que dure la réaction. L'opération est terminée quand, par l'essai à la teinture d'iode, l'on obtient simplement une coloration vineuse. La liqueur est alors portée rapidement à l'ébullition pour arrêter les effets ultérieurs de la diastase sur la dextrine. Elle est ensuite clarifiée, concentrée en consistance sirupeuse dans un appareil à double fond, chauffé par la vapeur, et finalement passée à la chausse.

Par l'acide sulfurique :

Le procédé consiste à chauffer l'empois d'amidon en présence de l'acide très-étendu, jusqu'à ce qu'une petite quantité du liquide soumis à l'essai par l'iode ne se colore plus en bleu. L'on sature alors l'acide sulfurique par la baryte ou par la chaux, et l'excès d'alcali par un courant de gaz carbonique. L'on concentre et l'on filtre comme précédemment. Si l'on a employé la chaux à la saturation, la petite quantité de sulfate de cette base, qui s'est maintenue soluble, se dépose pendant la concentration du sirop ; de même se comporte le bicarbonate, après s'être transformé sous l'action de la chaleur en carbonate insoluble.

Dextrine solide (léiocome) :

On la prépare en exposant de la fécule dans des fours chauffés à 210°, — ou bien en arrosant d'abord la matière première avec une petite quantité d'eau acidulée par l'acide azotique ; et, après l'avoir desséchée à air libre, en la soumettant à la température de 110°.

Dextrine pure. — Ces trois procédés de préparation ne donnent que de la dextrine impure : le sirop de dextrine contient du glucose ; le léiocome, de la fécule. — Pour l'obtenir à l'état de pureté :

Précipiter par l'alcool fort une dissolution aqueuse de dextrine provenant de l'action de la diastase sur la fécule. Renouveler deux ou trois fois la dissolution de la même substance et la précipitation par l'alcool.

Caractères. — La dextrine est amorphe, soluble dans l'eau, insoluble dans l'alcool concentré. Elle a l'aspect de la gomme arabique, quand elle est desséchée; mais elle en diffère en ce qu'elle ne donne pas, comme cette dernière, de l'acide mucique sous l'action de l'acide azotique.

Usages. — La dextrine en poudre (léiocome) est employée en chirurgie pour confectionner des bandelettes inamovibles. — Les pâtissiers la possèdent sous forme de sirop. — L'industrie l'emploie pour l'apprêt des tissus.

GLUCOSE

$$C^{12}H^{12}O^{12} \qquad C^{6}H^{12}O^{6}$$
form. dualistique.   form. atomique.

Considéré comme un alcool pentatomique, $C^{6}H^{7}O\,(OH)^{5}$, ou bien comme un aldéhyde de l'alcool hexatomique, $C^{6}H^{8}(OH)^{6}$, ou $C^{6}H^{14}O^{6}$ (mannite).

On désigne sous le nom de glucose des matières sucrées, très-solubles dans l'eau, moins solubles dans l'alcool, cristallisables, déviant vers la droite le plan de polarisation de la lumière polarisée et possédant toutes la même composition chimique.

Le glucose est rencontré dans le miel, à la surface des raisins secs, dans les liquides sécrétés par le foie, dans l'urine des diabétiques. Il prend naissance sous l'action prolongée de la diastase, des acides sulfurique, chlorhydrique, etc., de l'ébullition, des substances protéiques en décomposition, s'exerçant sur l'amidon, sur la dextrine ou même sur le sucre cristallisable, ces trois dernières substances modifiant dès lors leur composition de manière à se retrancher dans celle du glucose.

On le prépare dans l'industrie en traitant l'amidon par l'acide sulfurique en présence de l'eau bouillante, et on l'obtient sous les formes de *sirop*, ou de *masse solide*, ou à *l'état granulé*.

Préparation du glucose :

Sous forme de sirop. — L'on fait usage d'une cuve en bois qu'on remplit à moitié d'eau fortement acidulée par l'acide sulfurique. On y délaie l'amidon, et le tout est chauffé par la vapeur qu'un tube de plomb, contourné et troué, dégage au fond de la cuve. De temps en temps, la liqueur est essayée par la teinture d'iode, et lorsque ce réactif ne produit plus qu'une couleur jaunâtre, le terme de la réaction est atteint. L'on supprime la vapeur et l'on procède à la saturation de l'acide sulfurique par la craie : des essais au papier tournesol indiquent quand elle est complète. On abandonne la liqueur au repos pour permettre à la plus grande partie du sulfate de chaux de se déposer. L'on décante et l'on concentre dans une chaudière à double fond, jusqu'à la consistance de 28° Baumé. Le sirop est alors filtré bouillant sur du noir d'os.

Sous forme solide. — Si, dans l'opération précédente, l'on pousse la concentration jusqu'à 38° Baumé, l'on obtient par le refroidissement le glucose solide amorphe.

Sous forme granulé. — La même liqueur, concentrée à 38° Baumé, refroidie rapidement dans des réservoirs appropriés et agitée pendant le refroidissement, donne le glucose *granulé*.

L'on pourrait encore, dans la préparation du glucose, faire usage de la diastase à la place de l'acide sulfurique, en opérant à une température modérée et en ayant soin de prolonger le contact des substances ; mais l'on n'arriverait à saccharifier qu'une quantité relativement faible d'amidon, le rôle de la diastase s'arrêtant à un certain degré de saturation du milieu liquide par le glucose.

Cette façon de se comporter de la diastase, lors de son emploi dans la saccharification de la matière amylacée, a, ce nous semble, une grande analogie avec la manière de se comporter des ferments dans un milieu qui se trouve saturé du produit de leur vie. Dans les deux cas, en effet, nous voyons s'arrêter et l'action des agents, et la métamorphose du corps neutre. Toutefois, il y a cette différence que si les conditions du milieu changent, soit en l'étendant d'eau, soit en faisant cristalliser du glucose par concentration à une douce chaleur, la même liqueur diastasique peut répéter son œuvre, tandis que l'être organisé, le ferment, est quand même anéanti.

Glucose pur. — Le glucose obtenu de l'amidon ou de la fécule, quel que soit d'ailleurs le procédé appliqué à la saccharification, n'est pas pur. Quand on désire l'obtenir sous ce dernier état, l'on étend du miel blanc de Narbonne sur des plaques épaisses de plâtre : la partie liquide est absorbée, la partie solide, cristalline et formée particulièrement de glucose, reste à la surface des plaques ; on l'enlève pour la dissoudre dans l'alcool concentré et bouillant. Le glucose cristallise pendant le refroidissement.

Caractères. — La saveur du glucose est environ trois fois moins sucrée que celle du sucre de canne ; sa solubilité dans l'eau et dans l'alcool est aussi moins considérable.

Action de la chaleur sur le glucose. — Le glucose solide et hydraté qu'on expose à la température de 100° perd deux équivalents d'eau : de la composition $C^{12}H^{12}O^{12}$ 2HO, il passe à la composition $C^{12}H^{12}O^{12}$. Chauffé à la température de 170°, il perd deux autres équivalents d'eau et prend la composition $C^{12}H^{10}O^{10}$ $C^6H^{10}O^5$; mais, dans ce cas, l'eau
form. dualistique.   form. atomique.
disparue doit être considérée comme de l'eau de constitution : le glucose a, en effet, changé ses propriétés en se transformant en une substance moins sucrée, moins dextrogyre, non fermentescible, la *glucosane*, qui est susceptible de redevenir glucose en présence des acides étendus.

Néanmoins, tout le glucose n'est pas transformé en glucosane ; lorsqu'il supporte la température de 170°, une partie se change en produits caramelés.

L'ébullition prolongée d'une dissolution aqueuse de glucose occasionne dans la constitution de ce corps les mêmes changements que la chaleur seule.

ACTION DES ACIDES MINÉRAUX SUR LE GLUCOSE. — L'acide azotique concentré, réagissant à froid sur le glucose, engendre de la xyloïdine ; — à chaud : de l'acide oxalique, de l'eau, etc.

L'acide sulfurique concentré transforme à froid le glucose en acide *sulfo-glucique* $(C^{12}H^{10}O^{10})^2$, SO^3, sorte de glucosides. — A chaud, en acide glucique, $C^8H^5O^5$, qui forme des sels solubles avec la plupart des bases.

Tous les acides minéraux, et même plusieurs acides organiques concentrés ou étendus d'eau, altèrent profondément le glucose à l'ébullition prolongée et le transforment partie en acides noirs composant le caramel, partie en charbon.

ACTION DES ACIDES ORGANIQUES SUR LE GLUCOSE. — Certains acides organiques, notamment les acides benzoïque, acétique, butyrique, stéarique, peuvent être combinés avec le glucose déshydraté, $C^{12}H^{12}O^{12}$; et les produits engendrés, auxquels l'on donne souvent le nom de *saccharides* ou *glucosides*, présentent une constitution analogue à celle des corps gras, ou des éthers composés, ou des acides viniques. Les glucosides gras se distinguent par leurs caractères de solubilité, qui sont à peu près les mêmes que ceux des corps gras. — Décomposés par un alcali ou par un acide puissant, les glucosides régénèrent le glucose hydraté, comme les corps gras, dans la même circonstance, engendrent la glycérine ; comme les éthers composés et les acides viniques, l'alcool.

ACTION DES BASES SUR LE GLUCOSE. — *A froid.* — Avec les bases alcalines, le glucose en dissolution dans l'eau froide donne des glucates solubles.

Avec les bases alcalino-terreuses, chaux, baryte, etc., avec l'oxyde de plomb et aux autres oxydes métalliques, il donne lieu à la formation de composés salins insolubles, constitués par deux équivalents de glucose déshydraté jouant le rôle d'acide, et le plus ordinairement par trois équivalents d'oxyde terreux ou métallique jouant le rôle de base ; en même temps, se forment des glucates solubles renfermant un seul équivalent de base, si le glucose est en excès.

A chaud. — A l'ébullition, les bases alcalines et alcalino-terreuses altèrent le glucose en dissolution dans l'eau : la liqueur prend une couleur brune plus ou moins foncée, parce qu'il se forme des acides noirs. Certains oxydes métalliques, notamment ceux d'argent, de mercure, sous l'état salin, sont réduits dans la même circonstance. Le bioxyde de cuivre d'un sel soluble, est amené à l'état de protoxyde déshydraté. C'est sur cette dernière réaction que repose l'emploi du réactif de Bareswil dans le dosage du glucose.

ACTION DU SEL MARIN SUR LE GLUCOSE. — Le sel marin peut entrer en combinaison avec le glucose, en donnant un composé soluble dans l'eau froide et susceptible de cristalliser, $C^{24}H^{24}O^{24}, NaCl$.

ACTION DES FERMENTS. — Le glucose entre immédiatement en fermentation au contact d'une levûre quelconque, et particulièrement au contact de la levûre de bière.

THÉORIE ATOMIQUE EXPLIQUANT LA TRANSFORMATION DE LA MATIÈRE AMYLACÉE EN DEXTRINE ET GLUCOSE. — 1° Sous l'action des divers agents mentionnés ci-dessus, et principalement de la diastase et des acides étendus, la substance amylacée commence par se dédoubler en dextrine et glucose, en fixant une molécule d'eau d'après l'égalité :

$$C^{18}H^{30}O^{15} + H^2O = C^{12}H^{20}O^{10} + C^6H^{12}O^6$$
$$\text{amidon.} \qquad \text{eau.} \qquad \text{dextrine.} \qquad \text{glucose.}$$

2° L'action des mêmes agents se prolongeant, la dextrine elle-même passe à la composition de glucose, en fixant deux molécules d'eau :

$$C^{12}H^{20}O^{10} + (H^2O)^2 = 2(C^6H^{12}O^6)$$

De sorte que l'amidon donne à la fois, et dès le début de la réaction, du glucose et de la dextrine, cette dernière substance n'apparaissant jamais seule; et le poids de la dextrine est à peu près le double de celui du glucose, c'est-à-dire qu'il se forme une molécule de glucose, $C^6H^{12}O^6$, et une de dextrine, $C^{12}H^{20}O^{10}$; la dextrine elle-même n'est transformée en glucose que lorsque tout l'amidon a subi ce premier dédoublement.

Telle est la théorie préconisée par M. Musculus, et que ce chimiste affirme reposer sur des expériences sûres. Toutefois, si l'on réfléchit que l'amidon ou la fécule desséchés et maintenus pendant un certain temps à la température de 210° subissent quand même et sans l'intervention de l'humidité, la métamorphose dextrine (léiocome) et glucose, s'il s'en forme, il faut bien reconnaître qu'il y a lieu de mettre en doute l'exactitude de cette théorie, du moins pour ce qui concerne la réaction par voie sèche.

DOSAGE DU GLUCOSE. — *Par l'emploi de la potasse.* — La présence du glucose en dissolution dans l'eau peut être constatée à l'ébullition, en faisant usage de la potasse : une coloration brune plus ou moins foncée apparaît aussitôt, et l'on peut même, en suivant une certaine marche, arriver à évaluer approximativement la quantité de glucose que renferme le liquide.

A cet effet, commencer par préparer et titrer une liqueur d'épreuve, en faisant bouillir pendant dix minutes environ 10 gr. de sucre candi dans 250 gr. d'eau distillée, additionnée de quelques gouttes d'acide sulfurique ou chlorhydrique, et en ayant soin de remplacer l'eau qui s'évapore ; étendre cette solution de manière à l'amener au volume d'un litre : chaque centimètre cube contient 0,01 de glucose ou sucre interverti.

Pour se servir de cette liqueur au dosage du glucose en dissolution dans l'eau, en porter à l'ébullition dans une capsule ou dans un petit matras, soit 50 centimètres cubes, qu'on additionne de quelques pastilles de potasse caustique ; faire bouillir pendant cinq minutes environ, en ayant soin d'ajouter, de temps en temps, des filets d'eau pour remplacer celle qui s'évapore ; ramener à la fin, s'il y a lieu, le volume de la liqueur à 50 centimètres cubes ; transvaser dans une éprouvette très-allongée.

D'autre part, faire bouillir, comme précédemment, en présence de la potasse, 50 centimètres de la liqueur d'essai ; ramener au besoin le volume, après l'opération, à ce même nombre de centimètres cubes ; filtrer, s'il y a lieu, et transvaser le liquide dans une éprouvette identique à celle employée ci-dessus.

Cette première partie de l'opération terminée, étendre d'eau la liqueur qui est la plus foncée, jusqu'à obtenir la couleur exacte de l'autre liqueur.

Deux cas se présentent : ou bien c'est la liqueur d'épreuve qu'il a fallu étendre d'eau, ou bien c'est la liqueur d'essai.

Dans le premier cas, diviser le nombre de centimètres cubes, obtenu en dernier lieu, par 50, nombre primitif de centimètres cubes occupés par la même liqueur ; diviser ensuite par le chiffre du quotient la quantité connue de glucose dans 50 centimètres cubes. Le quotient de cette seconde division représente à peu près exactement la quantité de glucose contenue dans 50 centimètres cubes de la liqueur d'essai. En multipliant par 2, puis par 10, l'on a la quantité contenue dans 1 litre de la même liqueur.

Dans le second cas, diviser par 50 le nombre définitif de centimètres cubes occupés par la liqueur d'essai ; multiplier par le chiffre du quotient la quantité connue de glucose dans 50 centimètres cubes de la liqueur d'épreuve. Le produit de la multiplication représente la quantité de sucre que renferment 50 centimètres cubes de la liqueur d'essai. En multipliant par 2, puis par 10, l'on a la quantité contenue dans 1 litre de cette même liqueur (MACÉ).

Par le réactif de Bareswil. — Le réactif de Bareswil ou liqueur de Fehling est aussi employé fréquemment pour reconnaître la présence du glucose dans une liqueur donnée et pour doser ce corps.

On le prépare en faisant dissoudre dans 300 centimètres cubes d'eau chaude 40 grammes de carbonate de soude et 50 gr. de sel de tartre ; puis, l'on ajoute à cette solution 30 gr. de sulfate de cuivre. On fait bouillir ce mélange pendant quelques instants, et on l'abandonne au refroidissement ; on y introduit alors 40 gr. de potasse dissoute dans 125 gr. d'eau ; on étend la liqueur, de façon à l'amener au volume d'un litre, et enfin, on la porte à l'ébullition pendant quelques instants.

Cette liqueur d'épreuve doit être conservée dans des flacons en verre noir (RICHE). Elle doit être titrée avant d'être employée au dosage du glucose.

A cet effet, en verser 50 centimètres cubes dans un petit matras ; porter à l'ébullition ; ajouter peu à peu, à l'aide d'une burette graduée, une solution titrée de glucose jusqu'à ce qu'une coloration rougeâtre apparaisse bien nette ; compter alors le nombre de centimètres cubes employés : ce nombre fait connaître la quantité de glucose nécessaire pour produire la réaction. Admettons qu'il en faille 2 gr.; l'on conclut que pour décolorer 50 centimètres du réactif, il est nécessaire d'employer 2 gr. de glucose.

S'agit-il de se servir de cette liqueur ? On en verse, par exemple : 25 centimètres cubes dans un petit matras ; on chauffe jusqu'à l'ébullition. A ce moment, à l'aide d'une burette graduée, on y répand peu à peu de la liqueur glucosique jusqu'à complète décoloration. La quantité employée doit être considérée comme renfermant 1 gr. de glucose. Par une proportion, l'on arrive à déterminer le poids de cette substance contenu dans 1 litre du liquide soumis à l'essai.

Mais il convient d'observer que la réaction du glucose sur le bioxyde de cuivre, lorsqu'on opère avec une liqueur complexe, comme des urines, est accusée par trois colorations successives, qui sont la couleur verdâtre, jaunâtre, rougeâtre. Cette dernière seule caractérise l'oxydule de cuivre déshydraté, et comme le passage de la couleur jaune à la couleur rougeâtre avec formation de précipité, en d'autres termes, la complète décoloration du réactif, n'est pas facile à saisir, il s'ensuit qu'il existe une certaine difficulté pour l'opérateur dans la conduite de l'expérience ; qu'il est exposé à faire usage d'une quantité trop forte ou trop faible du liquide sucré, circonstance qui devient dès lors une cause d'erreur. — D'autre part, l'on sait qu'il n'est pas facile de conserver la liqueur d'épreuve sous un état tel qu'étendue d'eau, elle supporte l'ébullition sans se décolorer ; que d'ailleurs le dosage est fictif quand la solution de glucose se trouve concentrée.

Pour ces motifs, nous n'accédons pas sans réserve à l'emploi de la liqueur de Fehling pour le dosage du glucose.

Plusieurs substances neutres, notamment le sucre de lait, le tannin, la cellulose, se comportent en face de la potasse et de la liqueur de Fehling, comme le glucose ; les matières albuminoïdes paralysent l'emploi de la liqueur de Fehling. Mais il est toujours possible d'éliminer les trois dernières, en clarifiant la liqueur d'essai par le sous-acétate de plomb, dont l'excès est ensuite précipité par le carbonate de soude. On filtre après chaque opération.

Toute solution complexe de glucose qu'on se propose de soumettre à l'essai doit d'ailleurs être préalablement clarifiée.

Le procédé par la potasse, tel que nous l'avons décrit, donne un résultat indécis, quand il s'agit de découvrir des traces de glucose dans une liqueur de composition mixte; mais si la quantité dépasse 2 gr. par litre, le même procédé permet de signaler positivement la présence de ce corps et d'en évaluer approximativement la quantité.

Par l'emploi de la liqueur de Fehling, des traces de glucose peuvent être signalées; mais vu l'extrême sensibilité de ce réactif, l'on n'obtient que des résultats incertains quand il s'agit d'effectuer un dosage.

Seul, le saccharimètre donne des indications précises; mais l'appareil est trop compliqué et trop dispendieux pour être employé en pharmacie. En définitive, nous préférons la liqueur de Fehling pour reconnaître la présence du glucose en dissolution, et le procédé par la potasse pour en faire le dosage approximatif.

SUCRE DE LAIT (lactine)

$$C^{24}H^{22}O^{22}, 2\,HO \qquad C^{12}H^{22}O^{11}, H^2O$$
form. des équiv.   form. atomique.

Considéré comme formé par la condensation de deux molécules isomères de glucose avec élimination d'une molécule d'eau :

$$C^{12}H^{22}O^{11} = 2\,(C^6H^{12}O^6) - H^2O$$

PRÉPARATION. — Le sucre de lait est obtenu par évaporation jusqu'à siccité du sérum ou petit lait. Le produit repris par l'eau donne le sucre de lait pur et incolore, en clarifiant les liqueurs par l'albumine, concentrant et filtrant au noir en grain avant de faire cristalliser.

Caractères. — Le sucre de lait possède la même composition chimique que le sucre de canne, en plus, de l'eau de cristallisation qu'il perd à 120°; il en diffère par certains caractères bien tranchés :

Le sucre de canne est soluble dans l'alcool; le sucre de lait est insoluble dans ce véhicule. L'eau en dissout aussi une quantité moindre que de sucre de canne.

Ce dernier sucre en dissolution dans l'eau ne réagit pas à l'ébullition en présence d'un alcali, tandis que le sucre de lait réagit à la façon du glucose.

Le sucre de canne traité par l'acide azotique concentré et bouillant fournit de l'acide oxalique. Le sucre de lait dans la même circonstance donne de l'acide mucique.

La lactine, dans les conditions ordinaires, se refuse à fermenter alcooliquement; en présence d'un excès de levûre de bière, elle donne lieu, néanmoins, à la formation d'une petite quantité d'alcool.

La même substance, en présence de la caséine, subit facilement la fermentation lactique, qui se continue jusqu'à la fin, pourvu que l'acide soit saturé au fur et à mesure de sa formation. Dans l'industrie, l'on emploie le plus ordinairement à cet effet la chaux carbonatée. Du lactate de chaux qui se forme est obtenu l'acide lactique.

Soumise à l'action de l'acide sulfurique très-dilué, la lactine devient *glucose lactique* ou *galactose* $(C^{12}H^{12}O^{12})^2$ — $(C^6H^{12}O^6)^2$; sous cet état

form. dualistique.   form. atomique.

isomérique, ses caractères de solubilité et ses propriétés chimiques sont modifiés. Ainsi, le galactose est plus soluble dans l'eau que la lactine, et la dissolution aqueuse exposée à l'air subit spécialement la fermentation alcoolique ou encore d'autres genres de fermentations, si l'on fait varier la nature de la substance protéique qu'on ajoute.

Desséché, le sucre de lait est le plus dense de tous les glucoses.

Pharmacologie. — Le sucre de lait est employé, à cause de sa dureté, à confectionner certaines poudres dentifrices. Il est, en outre, prescrit sous diverses formes pour l'usage interne.

Lait. — Le lait est un liquide blanc jaunâtre, opaque, d'une saveur sucrée.

Il est composé par un mélange :

D'eau.

De caséine, substance azotée.

De matières grasses butyreuses, formées de globules émulsionnés dans le lait frais ou bien réunis en grande partie à la surface (crème) dans le lait qui a vieilli. C'est cette dernière substance qui, extraite du lait par agitation dans la baratte des ménages, fournit le beurre.

De lactine ou sucre de lait.

De sels divers, et notamment de phosphates de chaux, de soude, de chlorure de sodium, etc.

Cette composition du lait en fait un aliment complet, puisqu'il contient à la fois des matières protéiques, sucrées, grasses, minérales (Grimault).

Il convient de rappeler que la caséine, de même que toute substance protéique en dissolution, est maintenue soluble dans le lait frais, à la faveur des alcalis qui entrent dans sa constitution; que ceux-ci venant à être saturés par un acide, la substance protéique passe à l'état insoluble, se contracte, en entraînant avec elle, sous forme de coagulum, toutes les matières tenues en suspension. L'alcool, la pepsine, et principalement la présure qu'on extrait de la caillette des jeunes veaux jouissent aussi de la propriété de clarifier rapidement le lait, en coagulant la caséine.

PRÉPARATION DU PETIT LAIT :

Faire bouillir pendant trois ou quatre minutes du lait additionné d'une petite quantité de solution tartrique ou citrique, ou même de vinaigre. Filtrer le liquide éclairci.

Ainsi préparé, le petit lait est privé à peu près complétement de caséine et de matières butyreuses : il contient la lactine et les sels minéraux.

Fraudes du lait. — Essai. — Le lait est vendu fréquemment coupé avec de l'eau, et pour mieux masquer la fraude, il est, en outre, quelquefois additionné d'une substance étrangère, d'un prix peu élevé et susceptible de rétablir sa densité disparue. L'amidon, les farines ont été plus en usage autrefois pour arriver à ce but qu'ils ne le sont actuellement, vu la facilité qu'il y a de reconnaître ces substances par l'emploi de la teinture d'iode. L'usage de la dextrine est assez fréquent encore ; on signale sa présence en versant dans un échantillon du lait suspect une goutte de teinture d'iode. Ce réactif lui communique une couleur rouge vineux.

La fraude par l'addition de glucose est la plus ordinaire, parce que ce corps offre l'avantage de rétablir facilement la densité du lait ; que d'ailleurs il est relativement à bon marché, et que son goût sucré corrige fort bien la fadeur d'un lait mêlé d'eau. Pour la reconnaître, il suffit d'ajouter au lait une petite quantité de levûre de bière : la fermentation alcoolique s'y déclare aussitôt, pourvu qu'on opère à la température d'environ 30°, ce qui n'aurait pas lieu, si le liquide ne contenait que de la lactine.

Dans le plus grand nombre des localités, la fraude du lait est simplement pratiquée par coupage avec de l'eau ; dès lors, sa densité étant diminuée, l'on peut, en étudiant ce résultat, déterminer très-approximativement la quantité d'eau ajoutée. — L'instrument dont on se sert est le *galactomètre* de MM. Henry et Chevalier : c'est un aréomètre ordinaire dont la graduation a été établie de haut en bas, au lieu de bas en haut. Il marque 100° dans les bons laits et 110° dans ceux qui sont très-riches. Si, plongé dans un lait refroidi, il accuse un nombre de degrés inférieur à 80°, l'on peut affirmer qu'il y a coupage ; au-dessus de 80° et jusqu'à 100°, l'on ne peut que soupçonner la fraude, car il est reconnu que la densité du lait augmente ou diminue selon que l'animal est vieux de lait ou en frais lait, ou encore selon qu'il est nourri au son ou aux racines, ou aux herbages. En tous cas, c'est agir de prudence pour éviter une erreur, que de confirmer les indications du galactomètre par le dosage de la matière butyreuse et de la caséine réunies, d'une part, et de l'autre, du sucre de lait.

Le lait sur lequel on opère sera frais ; autrement, il y aurait perte des substances recherchées ; car dans un lait acide, de la lactine a déjà subi le dédoublement opéré par le ferment lactique, et de la caséine s'est employée à la nourriture du ferment. Il faudrait alors dans le résultat de l'expérience tenir compte de cette perte complexe.

DOSAGE DE LA LACTINE, DE LA CASÉINE ET DE LA MATIÈRE BUTYREUSE :

Commencer par se procurer un lait fraîchement trait, destiné à servir de terme de comparaison ; en mesurer une quantité déterminée : soit 200 centimètres cubes. D'autre part, après s'être assuré que le lait à analyser est à peu près neutre au tournesol et qu'il ne renferme ni dextrine, ni glucose, en mesurer la même quantité que précédemment. Extraire séparément des deux échantillons le sérum par ébullition en présence de quelques gouttes d'acide chlorhydrique ; filtrer les liquides éclaircis sur deux filtres de même poids ; laver le coagulum avec une même quantité d'eau distillée ; faire bouillir les deux sérum en présence d'une suffisante quantité de potasse ; filtrer ; ramener les volumes à 200 centimètres cubes par addition d'eau distillée ; continuer à étendre d'eau, s'il y a lieu, la liqueur d'épreuve, jusqu'à ce qu'elle possède la même coloration que la liqueur d'essai ; retrancher du nombre de centimètres cubes obtenus définitivement le nombre 200 ; diviser 200 par la différence. — Le chiffre du quotient, posé sous forme d'une fraction ayant pour numérateur l'unité, représente le degré de fraude.

D'autre part, dessécher à l'étuve et sur les filtres les précipités obtenus en premier lieu et qui représentent la caséine et la matière butyreuse ; en prendre les poids et les comparer.

Si les données de cette analyse concordent avec les indications du galactomètre ; si surtout l'essai démontre que le lait soupçonné de coupage renferme 1/5me en moins de lactine que le lait type, il y a lieu d'affirmer la fraude (MACÉ).

Essai par le butyromètre de M. Marchand. — L'usage de cet instrument permet d'opérer plus rapidement, mais non plus sûrement. — Le lacto-butyromètre de Marchand se compose d'un tube en verre, fermé à l'une de ses extrémités et divisé en trois parties à l'aide de traits marqués L, E, A. La partie supérieure de la dernière division est, en outre, graduée en cinquièmes de centimètres cubes.

Pour s'en servir, commencer par agiter le lait avec soin. En remplir le tube jusqu'en L ; ajouter une ou deux gouttes de soude caustique ; verser de l'éther jusqu'en E ; effectuer par agitation le mélange des liquides ; achever de remplir jusqu'en A avec de l'alcool à 90° ; mélanger le tout avec soin ; fermer le tube avec un bouchon et le plonger dans de l'eau à 40°. — La matière grasse se rassemble à la surface du liquide, et au bout de dix minutes de repos, on lit le nombre de divisions qu'elle occupe : chaque division indique 2,33 de beurre par litre. Multiplier 2,33 par le nombre de divisions. Ajouter au produit 12,60, nombre représentant la quantité de matière butyreuse que l'éther retient en dissolution. — Le total indique le poids de beurre contenu dans 1 litre du lait soumis à l'essai. Si ce poids est inférieur à 30 gr. le lait doit être considéré comme écrémé ou additionné d'eau.

SUCRE DE FRUITS ACIDES (levulose, sucre interverti)

$$C^{12}H^{12}O^{12} \qquad C^6H^{12}O^6$$
form. dualistique.   form. atomique.

Isomère avec le glucose proprement dit.

Ce sucre existe dans tous les fruits acides ; d'après M. Buignet, il serait simplement du sucre de canne interverti non par les acides des fruits, mais par l'action spéciale d'une substance azotée qui leur est propre et que le même chimiste appelle ferment glucosique. Toutefois, à défaut de preuves, l'on peut admettre comme plus vraisemblable que l'élaboration du levulose tient uniquement *aux fonctions électives des cellules mêmes.*

PRÉPARATION. — On peut extraire le levulose du suc exprimé de groseilles.

A cet effet, saturer les acides par la craie ; clarifier la liqueur au blanc d'œuf ; précipiter le sucre par l'alcool fort. Ainsi obtenu, il n'est cependant pas pur, parce qu'il contient des sels de chaux.

Caractères. — Le levulose est très-soluble dans l'eau, peu soluble dans l'alcool, insoluble dans l'éther ; il ne cristallise pas ; dévie à gauche le plan de polarisation de la lumière polarisée.

Desséché à 100°, il a pour composition $C^{12}H^{12}O^{12}$ $C^6H^{12}O^6$. Au-
form. dualistique. form. atomique.
dessus de 100°, dissous ou non, il s'altère comme le glucose, en donnant lieu à la formation de produits caramelés et de *levulosane* (anhydride du levulose), $C^{12}H^{10}O^{10}$ $C^6H^{10}O^5$. Cette substance, isomère avec la glu-
form. dualistique. form. atomique.
cosane et, comme elle, non fermentescible, peut redevenir levulose sous l'action prolongée des acides étendus. Il arrive fréquemment qu'elle prend naissance pendant la préparation du sirop de groseilles ou d'un sirop quelconque avec suc acide, quand on applique l'ébullition prolongée à la cuisson, et elle apparaît après le refroidissement sous forme de coagulum embrassant toute la masse sirupeuse. Peut-être, est-il plus exact de voir ce coagulum sous une composition complexe, car il peut se faire qu'il renferme, en même temps, des acides pectosique et pectique. La levulosane est, dans la circonstance, engendrée par l'action de la chaleur sur du sucre levulose que contient le suc des fruits incomplète-ment fermenté, et les acides pectosique, pectique, probablement par l'action combinée d'un reste de pectose et de la chaleur sur de la pectine. L'un et l'autre produit sont d'ailleurs susceptibles de rentrer en dissolu-tion par simple agitation de la masse fluide, pourvu que l'ébullition n'ait

pas été trop longuement entretenue et que la concentration du sirop ne soit pas exagérée.

Le levulose se transforme en son isomère, le glucose, notamment, lorsqu'il est abandonné desséché au contact de l'air : les grains sucrés qui recouvrent la surface des fruits secs de raisins, de pruneaux, sont du levulose métamorphosé en glucose.

Il réagit en présence des acides et des bases, soit à chaud, soit à froid, comme le glucose. Son caractère distinctif est aussi de fermenter immédiatement, comme ce dernier, au contact de la levûre de bière, et rapidement d'ailleurs au seul contact de l'air, quand il est dissous dans l'eau.

SUCRE DE CANNE ou DE BETTERAVE

$$C^{12}H^{11}O^{11} \qquad C^{12}H^{22}O^{11}$$
form. dualistique.   form. atomique.

Considéré comme formé par la condensation de deux molécules de glucose avec élimination d'une molécule d'eau :

$$C^{12}H^{22}O^{11} = 2(C^6H^{12}O^6) - H^2O$$

Le sucre de canne, qui est la base des sucs sucrés, existe dans un grand nombre de végétaux, dont la sève est neûtre, notamment dans la betterave, la canne à sucre, les racines de carotte, de navet, dans le maïs, dans le blé, dans le coco, etc., etc.

L'industrie nous le livre en *pains* et sous forme de *cassonades*. Sous ces deux états, il est formé par de petits cristaux, agglomérés dans le sucre en pain, libres dans les cassonades.

Extraction du sucre. — Le sucre ordinaire est retiré de la betterave et de la canne à sucre.

1º *De la betterave.* — L'opération peut être résumée comme suit :

Arracher les betteraves. Les monder des feuilles et du collet. Les empiler les unes sur les autres dans des silos, où elles se conservent jusqu'à la fin de la récolte. Celle-ci terminée, les soumettre au lavage à l'eau ; les passer à la râpe, espèce de cylindre dévorateur qui les réduit en pulpe ; exprimer celle-ci à la presse, après l'avoir enfermée dans des sacs de laine. Le suc qui s'écoule est très-altérable ; pour éviter qu'il ne se décompose, le mélanger immédiatement avec de la chaux éteinte : du sucrate de chaux se forme, sous la constitution duquel le sucre est garanti fort longtemps (dix ou douze mois), circonstance qui permet d'achever sans désemparer cette première opération).

On procède ensuite à la défécation.

A cet effet, soutirer le liquide sucraté dans un appareil à double fond chauffé à la vapeur et le soumettre à un courant rapide de gaz carbonique : la chaux est précipitée à l'état de carbonate insoluble, et à l'ébullition, les substances protéiques sont coagulées, la liqueur clarifiée et tout germe ferment anéanti. Passer à la chausse; concentrer la liqueur dans le vide; filtrer au noir en grain et faire cristalliser dans des moules appropriés.

Le sucre ainsi obtenu est le sucre en pain.

Certains fabricants, au lieu d'avoir recours à l'emploi du gaz carbonique pour précipiter la chaux, se servent d'acide oléique, qui donne exactement le même résultat.

Ce procédé d'extraction est à peu près celui de Maumené; il permet par l'usage de la chaux de prolonger et de régulariser les travaux de l'opération; il évite à peu près complétement la formation de mélasse, et partant, la coloration du sucre. Il permet, en conséquence, d'économiser le noir d'os (MALAGUTI).

La petite quantité de mélasse, s'il s'en produit pendant l'évaporation, est d'ailleurs expulsée, en faisant usage de l'appareil centrifuge de M. Seyrig.

2° *De la canne à sucre (Arundo saccharifera*, graminées). — Dans les Indes, dans les colonies, le sucre est extrait du roseau canne.

Lorsque le végétal a acquis un développement convenable, on le coupe près de la racine; on le monde des feuilles vertes et des quatre premiers nœuds, à partir du sommet, ces parties de la plante ne contenant pas le suc suffisamment élaboré. On soumet ce qui reste à un système de presse cylindrique en fonte chauffée à l'intérieur et mue par la vapeur. Le suc (vesou) s'écoule. Pour éviter la fermentation, on l'additionne dans les cuves mêmes d'une petite quantité de bisulfite de chaux, puis on élève la température au-dessus de 50° : un équivalent d'acide sulfureux du bisulfite abandonne la base, se répand dans le milieu sucré, en y produisant un effet toxique sur les ferments. On soutire, après repos, dans une chaudière à double fond, où circule la vapeur d'eau surchauffée : le vesou se clarifie à l'ébullition (se défèque). On le filtre sur du noir en grain et l'on concentre dans le vide. — Le produit desséché est la cassonade du commerce.

Raffinage des cassonades. — Les cassonades brutes sont acides; elles tiennent ce caractère d'une légère fermentation alcoolique d'abord, acide ensuite, qu'elles ont subies pendant la traversée des Indes en Europe, sous l'influence de l'humidité, de l'air et d'une certaine quantité de substances albuminoïdes qui ont échappé à la clarification. D'un autre côté, le sucre de betterave est alcalin, par suite d'une petite quantité de chaux qu'il retient.

On arrive, à l'occasion, à corriger ces défauts, en raffinant les deux produits mélangés ensemble. L'opération consiste à les faire dissoudre dans l'eau; à clarifier à l'ébullition en présence du sang de bœuf; à filtrer sur du noir en grain; à concentrer dans le vide et à faire cristalliser en pain.

Caractères. — Soumis au choc du pilon ou à la friction par la râpe, le sucre en pain devient phosphorescent, et la poudre acquiert un goût de sucre brûlé, dû sans doute à la chaleur développée par la compression.

Le sucre de canne est très-soluble dans l'eau froide et plus soluble encore dans l'eau chaude : une partie d'eau froide en dissout trois parties. Il est insoluble dans l'alcool absolu et dans l'éther rectifié.

Lorsqu'on concentre à l'ébullition une dissolution de sucre de canne de façon à atteindre la température de 160°, l'on obtient par le refroidissement une masse jaunâtre, transparente, offrant l'aspect de la gomme et qui a reçu la dénomination de *sucre d'orge*. Ce sucre divisé en tablettes perd avec le temps sa transparence, et l'opacité qu'il revêt est due à une cristallisation radiée allant de la circonférence au centre. — Le sucre d'orge est formé en grande partie par l'association de glucose et de sucre interverti, surtout quand à sa préparation l'on a fait intervenir, comme c'est l'usage, un acide quelconque, citrique, tartrique ou autre. Il décolore en effet la liqueur de Bareswil et brunit par la potasse ; il contient en outre de la glucosane.

ACTION DE L'ÉBULLITION PROLONGÉE SUR LE SUCRE DE CANNE. — Une dissolution concentrée de sucre de canne, le sirop de sucre par exemple, qu'on maintient à l'ébullition pendant plusieurs heures, en remplaçant l'eau qui s'évapore, finit par se transformer partiellement en glucose et en glucosane :

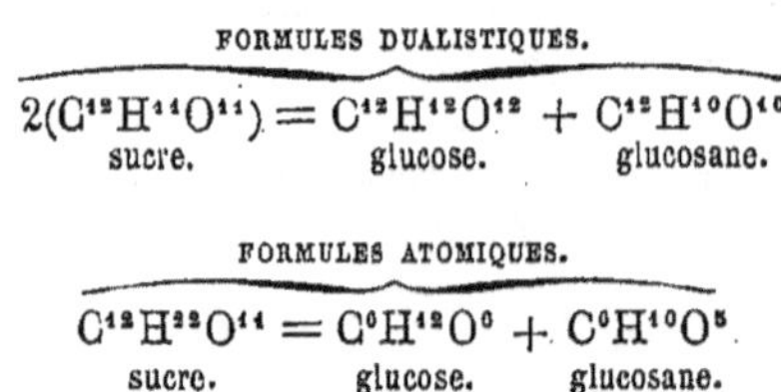

FORMULES DUALISTIQUES.

$$2(C^{12}H^{11}O^{11}) = C^{12}H^{12}O^{12} + C^{12}H^{10}O^{10}$$

sucre.   glucose.   glucosane.

FORMULES ATOMIQUES.

$$C^{12}H^{22}O^{11} = C^{6}H^{12}O^{6} + C^{6}H^{10}O^{5}$$

sucre.   glucose.   glucosane.

Cette transformation s'opère même sensiblement pendant la cuisson de tout sirop médicamenteux qu'on maintient trop longtemps à l'ébullition ; et il peut arriver qu'elle embrasse toute la substance sucrée, si le véhicule est acide. On observe dès lors que le sirop, abandonné au repos, laisse cristalliser du glucose, principalement quand les récipients sont incomplétement remplis et éclairés par la lumière.

A 215° le sucre de canne se caramelise en donnant lieu à la formation de divers produits acides ; finalement, il laisse un résidu charbonneux et léger.

ACTION DES ACIDES MINÉRAUX ET VÉGÉTAUX ÉTENDUS. — *A chaud.* —

Le sucre subissant *à chaud* l'action des acides dilués, se transforme rapidement en *levulose* et *glucose*, en s'assimilant de l'eau.

$$\underbrace{2(C^{12}H^{11}O^{11}) + 2HO}_{\text{sucre.}} = \underbrace{C^{12}H^{12}O^{12}}_{\text{glucose.}} + \underbrace{C^{12}H^{12}O^{12}}_{\text{levulose.}}$$

FORMULES DUALISTIQUES.

$$\underbrace{C^{12}H^{22}O^{11} + H^2O}_{\text{sucre.}} = \underbrace{C^6H^{12}O^6}_{\text{glucose.}} + \underbrace{C^6H^{12}O^6}_{\text{levulose.}}$$

FORMULES ATOMIQUES.

ID. — *A froid.* — A la température ordinaire, la transformation est la même, mais elle exige un long temps pour se produire.

ACTION DES ACIDES CONCENTRÉS. — *Azotique.* — L'acide azotique concentré agit sur le sucre de canne, à chaud ou à froid, de la même manière que sur l'amidon, que sur la dextrine, que sur le glucose : on obtient, dans le premier cas, de l'acide oxalique ; dans le second, de la xyloïdine.

Sulfurique. — L'acide sulfurique dilué intervertit d'abord le sucre de canne, puis son action ultérieure est la même que celle qu'il exerce sur le glucose, notamment il le charbonnise à l'ébullition.

ACTION DES ALCALIS. — *A froid.* — Les alcalis, les terres alcalines, certains oxydes métalliques, en présence de l'eau froide, se combinent avec le sucre de canne : on donne aux produits de la combinaison le nom de *sucrates*. Parmi ces derniers, les uns sont toujours solubles quelles que soient les proportions des composants : ce sont les sucrates alcalins. Les autres sont par eux-mêmes insolubles, ou bien sont susceptibles de le devenir en s'enrichissant d'un excès de base : tels sont tous les sucrates métalliques et alcalino-terreux. Le sucrate monobasique de chaux est un exemple à signaler touchant cette transformation : il passe en effet de l'état soluble à l'état insoluble en s'emparant d'une nouvelle proportion de chaux, quand on porte sa dissolution à l'ébullition. Ce fait peut du reste être expliqué : la stabilité du sucrate de chaux soluble est relativement très-faible, mais elle augmente quand le composé passe à l'état insoluble, de même que tout corps chimique qui gagne la condition de l'insolubilité ; par suite, le sucrate insoluble se forme en vue de résister à la décomposition :

$$3(CaO, C^{12}H^{11}O^{11}) = (CaO)^3, C^{12}H^{11}O^{11} + (C^{12}H^{11}O^{11})^2$$

D'ailleurs, quand la cause de perturbation, la chaleur, a disparu, le sel primitif se reforme.

Le sucrate de plomb est bibasique ; il possède la composition, $2PbO$, $C^{12}H^9O^9$; décomposé par un acide, qui s'empare de l'oxyde de plomb, le sucre se reforme ; de sorte que cette réaction autorise presque à admettre pour véritable formule du sucre de canne, $C^{12}H^9O^9, 2HO$.

Le sucre de canne, les sucrates alcalins et alcalino-terreux avec excès de sucre, dissous dans l'eau, possèdent la singulière propriété de rendre solubles des sels par eux-mêmes insolubles, et de contrarier la précipitation des oxydes métalliques par les alcalis. Ce double effet se rattache à la présence du sucre. Ainsi, lorsque le sucrate monobasique de chaux rend soluble du carbonate de chaux, il faut croire que le sucre en excès s'empare d'une partie de la chaux du carbonate et que dès lors il se forme du bicarbonate de la même base, composé qui jouit de la propriété d'être légèrement soluble. D'autres sels naturellement insolubles et notamment le phosphate de chaux $(CaO)^3, PhO^5$, obtenu par précipitation, doivent subir dans une certaine mesure une réaction analogue ; car on peut toujours admettre, à l'égard de ce dernier composé par exemple, que le sucre agissant par influence de masse, arrive à s'emparer de deux équivalents de la base, de façon à engendrer, d'une part, du sucrate de chaux ; d'autre part, du phosphate monocalcique soluble, d'après l'égalité :

$$2(C^{12}H^{11}O^{11}) + (CaO)^3, PhO^5 + (HO)^n = CaO(HO)^3, PhO^5 + 2(CaO, C^{12}H^{11}O^{11})$$

Enfin, si la base des sels métalliques tenus en dissolution dans une liqueur sucrée, offre une certaine résistance à précipiter en présence d'un alcali, c'est que sans doute le sucre, agissant encore en excès, s'empare des premières portions de l'alcali ajouté et même de l'oxyde métallique déplacé, de manière à rendre nécessaire, pour achever la précipitation, l'emploi d'une quantité relativement forte de réactif.

A chaud. — Le sucre de canne en dissolution dans l'eau, ne réagit pas à l'ébullition en présence des alcalis, ne décolore pas la liqueur cupro-potassique ; ce caractère le distingue du glucose, du levulose et de la lactine.

ACTION DES CHLORURES ALCALINS. — Le sucre de canne se combine avec les chlorures alcalins, en engendrant des composés très-déliquescents. Ces composés forment ordinairement la base des mélasses.

ACTION DES FERMENTS. — Il subit des métamorphoses ou la décomposition complète en présence des ferments, et les produits de la fermentation sont en rapport avec l'espèce même du ferment ; car plusieurs genres de fermentations peuvent exister simultanément dans une liqueur sucrée ; mais nous savons qu'avant de réagir, le sucre de canne est transformé en glucose, tantôt sous l'influence d'une liqueur, espèce d'eau *sûre*, sécrétée par le ferment (et c'est le cas le plus fréquent), tantôt au contact de la matière protéique en décomposition.

La molécule glucosique, $C^6H^{12}O^6$, ne doit pas être considérée comme la molécule génératrice des substances neutres sucrées ou non sucrées. Nous appuyons cette proposition sur les considérations suivantes :

Le sucre de canne dans le règne végétal, le sucre de lait son isomère, dans le règne animal, sont évidemment deux principes immédiats élaborés par des forces vitales, siégeant dans un système de cellules particulières, et dont le rôle naturel est de saccharifier. Mais l'on ne peut raisonnablement rapporter la génération du glucose $\underset{\text{f. atom.}}{C^6H^{12}O^6}$ ou $\underset{\text{f. dualist.}}{C^{12}H^{12}O^{12}}$ à la même cause. Jamais, en effet, la vie, fonctionnant d'après ses lois et sous la condition de parfaite santé, ne produit ce corps. Que si, néanmoins, il est rencontré quelque part, sa formation doit être attribuée, soit à des agents étrangers réagissant sur des corps neutres. Tel est le glucose produit de la métamorphose de l'amidon par l'acide sulfurique. — Soit à des forces désorganisatrices. Telles sont les matières féculentes transformées en glucose au contact des cellules animales pendant la digestion, ou sous l'influence de la diastase, pendant la germination. Tel est encore le sucre de canne passant à la composition du glucose au début de la fermentation ; le glucose des diabétiques apparaissant dans l'économie malade ; le levulose des fruits acides lui-même, soit qu'on le considère, avec M. Buignet, comme le produit de l'action d'un ferment glucosique sur du sucre de canne, soit qu'on admette qu'il est un principe directement élaboré par les forces vitales ; car même en adoptant cette dernière opinion, l'extrême mobilité de sa constitution autorise à voir dans le levulose un corps essentiellement instable, prédisposé plus que tout autre à la décomposition. Du reste, pour couper court à toute objection, le levulose n'est pas précisément le glucose ; il n'est que son isomère. — Ou bien encore le glucose est un produit accidentel, exsudé par des glandes, tel est le sucre (nectar) cueilli par les abeilles sur les fleurs.

Quand la production du glucose, comme dans l'acte de la digestion et de la germination, se rattache aux fonctions de la vie, celle-ci a vraisemblablement en vue de rendre plus facile et plus prompte la complète décomposition d'une substance morte, en la rendant d'abord soluble, afin de permettre à l'organisme vivant de s'en assimiler les éléments. Mais il ne faudrait pas croire que le glucose, qui a cette origine, rentre directement dans l'économie de nouvelles individualités pour y être employé immédiatement et sous sa composition propre à constituer de nouveaux corps neutres. Parce qu'il appartient à une phase de la décomposition, le glucose continuera à se résoudre jusqu'à ce que ses éléments occupent les formes chimiques les plus simples, suivant la loi naturelle qui règle la résolution des corps et leur rentrée définitive dans l'économie de nouveaux êtres.

Cette loi, les anciens se la figuraient comme soumettant les éléments matériels à un mouvement perpétuel de rotation autour d'un cercle : conception à la fois symbolique et judicieuse, qui donne une idée exacte de la décomposition et de la reconstruction des substances organiques en général.

Pendant le parcours de la première moitié du cercle, les corps organisés, les substances organiques, privés de vie, commencent, continuent et achèvent méthodiquement, pour ainsi dire, leur décomposition; de telle façon que leurs éléments sont nécessairement ramenés sous les formes très-simples : de l'eau, de gaz carbonique, de l'ammoniaque, etc.

Pendant le parcours de la deuxième moitié de la figure, ces derniers composés pénètrent dans l'organisme de nouvelles existences, participent à la vie, et, sous l'impulsion des facultés électives propres aux cellules, passent à des compositions vagues, de plus en plus complexes (matière extractive non élaborée), jusqu'à ce qu'ils se soient retranchés sous des formes relativement stables et définies (matière extractive élaborée), ou principes immédiats. C'est que, à côté de l'être qui se résout, un autre s'organise, et les éléments du premier, après avoir été amenés aux compositions les plus simples, sont dès lors ressaisis par le second pour servir à son développement.

Ainsi nous voyons l'amidon, par exemple, subir dans les cas ordinaires et successivement les diverses transformations en dextrine, glucose, alcool et gaz carbonique, en acide acétique, et finalement en gaz carbonique et en eau; et c'est sous ces deux dernières formes que la substance amylacée opère sa rentrée dans la nature vivante.

En sorte que si le glucose est réellement un produit de décomposition, si même l'économie des êtres vivants manifeste visiblement de l'horreur pour ce corps, quand elle l'expulse par déjection ou par exsudation, il est difficile d'admettre que cette même nature, sans faire œuvre de contradiction, s'applique instinctivement à reconstituer la molécule glucosique, pour l'employer par condensation à confectionner divers principes neutres sucrés ou non sucrés, devant faire partie de l'économie.

Que si, d'ailleurs, en s'en tenant aux conceptions des atomistes, l'on veuille rapporter la composition des corps neutres à celle du glucose, l'on dira plus judicieusement, ce nous semble, qu'elle est représentée par $(C^6H^{12}O^6)^n$ — ou $+ (H^2O)^n$.

MANNITE

$$C^{12} H^{14} O^{12} \qquad C^{6} H^{14} O^{6}$$
f. dualist.   f. atom.

Considérée comme un alcool hexatomique :

$$C^{6} H^{8} (OH)^{6} = C^{6} H^{14} O^{6}$$

La mannite est le type d'un second groupe de matières sucrées qui intéressent moins la pharmacie que celles dont nous venons de faire l'étude, et qu'on peut considérer comme appartenant à un premier groupe. Une ligne de démarcation évidente partage d'ailleurs ces deux espèces de sucres. Tandis que ceux du premier groupe possèdent pour un même corps un nombre égal d'équivalents d'hydrogène et d'oxygène; ceux du deuxième renferment toujours un excès d'hydrogène.

EXTRACTION. — La mannite existe dans le suc du *Fraxinus ornus*, dans les oignons, dans les asperges, dans les champignons, dans le céleri, etc.

Elle est obtenue du suc desséché du *Fraxinus ornus* (manne), par dissolution de cette substance dans l'eau, clarification au blanc d'œuf et concentration de la liqueur. Elle cristallise pendant le refroidissement.

Caractères. — La mannite possède une saveur faiblement sucrée; elle est dépourvue de pouvoir rotatoire, n'est pas saccharifiée par les acides, ne décolore pas la liqueur de Fehling; — elle contracte combinaison avec les bases.

La mannite ne subit pas la fermentation alcoolique au contact de la levûre de bière; mais lorsqu'on l'abandonne sous la température de 30 à 40° en dissolution dans de l'eau renfermant de la craie et du fromage, ou toute autre substance azotée susceptible de se putréfier, elle donne lieu à la production d'une certaine quantité d'alcool et à un dégagement de gaz carbonique et d'hydrogène. C'est un exemple à signaler de fermentation alcoolique s'accomplissant en l'absence de la levûre, et déterminée exclusivement par un effet de mouvement communiqué, ayant son point de départ dans la substance protéique qui se putréfie.

Le tissu testiculaire du cheval, du coq, etc., transforme en glucose levogyre, la mannite en dissolution dans l'eau.

Pendant la fermentation lactique, il se fait régulièrement de la mannite, lorsque l'acide lactique est incomplétement saturé au fur et à mesure de sa formation.

MIEL

Le miel est un produit complexe engendré par l'abeille (*Apis mellifera*). — On l'obtient par expression des rayons des ruches.

Il est formé principalement de glucose, de levulose, de sucre de canne. Il renferme, en outre des principes aromatiques divers empruntés aux fleurs par l'abeille, certains acides libres, qui proviennent probablement d'un commencement d'altération. Il peut contenir encore une quantité variable de cire et de *couvain*. Liquide dans les ruches et au moment de son extraction, il ne tarde pas à se solidifier par suite de la cristallisation du glucose. Sa saveur est sucrée, sa couleur blanc jaunâtre, son odeur aromatique.

Dans le commerce, on fraude le miel principalement avec le sirop de dextrine ou le glucose, la farine de froment et la fécule.

Les deux premières substances lui communiquent une consistance fluide et filante.

La fraude est signalée en traitant une solution hydro-alcoolique du miel suspect, préalablement filtrée, par l'oxalate d'ammoniaque : il se forme un abondant précipité d'oxalate de chaux, dû au sulfate de chaux que le sirop de fécule renferme constamment. On vérifie l'essai en filtrant la liqueur, et, après l'avoir acidulée par l'acide chlorhydrique, en précipitant l'acide sulfurique par le chlorure de baryum.

La farine de froment procure au miel une consistance gommeuse, élastique, due au gluten.

La fécule lui donne un aspect blanc mat particulier.

On reconnaît d'ailleurs la fraude dans les deux cas, en constatant les caractères de la matière amylacée.

A cet effet, l'on dissout un échantillon du miel dans de l'alcool à 60° ; on filtre, et l'on fait bouillir un instant la partie insoluble avec une petite quantité d'eau. Le liquide refroidi, bleuira d'une façon intense par la teinture d'iode.

Le miel est fréquemment employé en pharmacie, dans la préparation des *lavements laxatifs*, pour édulcorer les *tisanes* ; dans la composition des *mellites* ; et ces derniers seront obtenus d'autant plus limpides que le miel contiendra moins de cire.

———

SUCS ACIDES

On donne cette dénomination à des liquides doués d'une saveur légèrement acide, obtenus de fruits mûrs succulents.

Ils contiennent tous du sucre levulose, des substances protéiques, de
la matière colorante en quantité variable, de la pectine, de la pectase, des
acides divers, citrique, ou malique, ou tartrique, etc. ; jamais de sucre
cristallisable (sucre de canne).

Ils sont odorants, et quelques-uns, comme les sucs de nerprun, de
mûres, de coings, possèdent des propriétés médicamenteuses.

EXTRACTION DES SUCS ACIDES. — Quand les fruits sont très-succu-
lents et que leur tissu est tendre (baies), on les écrase avec la main sur
un tamis de crin pour faire écouler le suc. Cette manipulation est appliquée aux *groseilles*, aux *mûres*, aux *framboises*, aux *citrons*, etc.

Quand ils sont charnus et à tissu compacte, il y a lieu d'avoir recours à
la râpe ou au moulin à dents. On fait particulièrement usage de ces
instruments pour l'extraction des sucs de *coings*, de *pommes*, de *poires*.

On est dans l'habitude de retrancher de la pulpe les nucules des
fruits à noyau, l'épicarpe des fruits des hespéridées, les pépins et
l'endocarpe des rosacées. Toutefois, il ne convient pas d'user de
cette précaution à l'égard de la pulpe de pommes et de poires, dont
le suc fournit le cidre et le poiré : elle serait d'ailleurs d'une exécution à peu près impossible, et en somme ne ferait que nuire à la
bonne qualité et à la conservation des liquides. Il est en effet reconnu
que ces derniers sont plus agréables au goût et plus aromatiques,
quand les pépins ont été écrasés et maintenus dans la pulpe ; que
la clarification en est plus prompte et la conservation mieux assurée.
Ces derniers avantages se rattachent sans doute à la présence du tannin
que contiennent abondamment les pépins, et dont le rôle, dans la
circonstance, est de coaguler de l'albumine et de contrarier dans la
suite le développement du ferment visqueux.

L'écoulement des sucs acides destinés aux usages pharmaceutiques est
obtenu sur le tamis même par une légère pression exercée avec la main ;
ou bien au moyen de la presse. Dans ce dernier cas, les baies ou la
pulpe, seules ou mélangées avec de la paille hachée et lavée, sont
d'abord renfermées dans des sacs de laine ou de toile.

CLARIFICATION DES SUCS ACIDES. — Fraîchement extraits les sucs acides sont troubles et visqueux. Ils doivent ce caractère à des débris cellulosiques et parenchymenteux tenus en suspension, à du sucre levulose, à de la pectine, à des substances albuminoïdes, qui s'y trouvent incomplétement dissoutes. Il convient d'en effectuer la clarification avant de les faire servir aux usages pharmaceutiques. Ce résultat est obtenu en les laissant fermenter plus ou moins longtemps, selon la nature du suc. — Les sucs de groseilles, de mûres, de framboises, seront suffisamment éclaircis au bout de deux ou trois jours de repos. — Les sucs de coings, de nerprun, qu'on travaille à une époque moins chaude de l'année, demandent un temps un peu plus long (quatre ou cinq jours). — Les sucs de pommes, de poires, qu'on prépare pendant une saison encore plus froide, exigent souvent plusieurs semaines. Il importe, dans tous les cas, de ne pas faire durer trop longtemps la fermentation, de peur que le suc ne se décolore outre mesure, en subissant, à la suite de la fermentation alcoolique, la fermentation acide.

Théorie de la clarification. Deux espèces de fermentations concourent principalement à la clarification des sucs acides : ce sont les fermentations pectique et alcoolique.

Par la fermentation pectique, qui consiste dans une action de contact exercé par la pectase sur la pectine, cette dernière substance est transformée en acides pectosique et pectique, moins solubles qu'elle. Une partie des acides entre en dissolution à la faveur de la masse liquide, une autre se contracte à la façon des substances albuminoïdes quand elles se coagulent, rassemblant par ce fait les matières en suspension et contribuant ainsi à éclaircir la liqueur. Puis la transformation pectique se continuant par voie de résolution et non sous l'influence des acides du suc, toute la substance pectique finit par se dissoudre. Dès lors, les acides pectosique et pectique sont passés, pour la plus grande partie, à l'état d'acides parapectique et métapectique.

Par la fermentation alcoolique, la majeure partie de la matière protéique est décomposée et employée à la nourriture du ferment levûre; le levulose est transformé en alcool, qui, dissolvant de la matière colorante, rend plus foncée la couleur du suc, procure à ce dernier un goût vineux agréable, et se comporte vis-à-vis des sirops, auxquels il sert de base, comme agent conservateur, et en gaz carbonique, qui contribue puissamment à clarifier le milieu liquide, en entraînant à la surface tout ce qui est coagulum et matière tenue en suspension.

On applique encore quelquefois à l'extraction des sucs de groseilles, de mûres, de framboises, un autre procédé, qui est loin de donner un produit limpide et de bonne qualité. Il consiste à faire chauffer modérément les fruits dans une bassine : la chaleur, en dilatant le suc intérieur, fait crever les vésicules qui le renferment, et par suite le force à s'écouler. A la fin on passe à la chausse.

Les sucs ainsi obtenus sont toujours visqueux, et les sirops à la façon desquels on les emploie d'ordinaire aussitôt, possèdent nécessairement le même défaut. On peut en saisir la raison. Sous l'influence d'une température qui a dépassé 75°, les propriétés physiologiques de la pectase et des germes ferments de l'organisme ont disparu ; dès lors, le levulose et la pectine sont demeurés intacts, et, par leur nature visqueuse, troublent la transparence de l'un et de l'autre produit. Il arrive même fréquemment que les sirops se prennent en gelée, ou déposent quelque temps après leur préparation ; ce qui tient encore à la présence de l'excès de pectine et de levulose qu'ils renferment.

Ces mêmes sucs de fruits, extraits à feu nu, nous offrent une autre particularité bonne à signaler : la fermentation alcoolique éprouve de la difficulté à s'y établir ultérieurement. En effet, si on les abandonne à eux-mêmes, elle n'y est pas sensible, même après plusieurs semaines ; d'ailleurs, elle n'en opère, à une époque quelconque, qu'imparfaitement la clarification. C'est peut-être que la chaleur a procuré aux matières protéiques une sorte de fixité, qu'elles ne possèdent pas dans le suc exprimé à froid ; c'est du moins assurément que les germes ferments de l'organisme ayant été détruits, la fermentation est devenue dépendante uniquement des germes ferments trop peu actifs apportés par l'air.

Il est d'usage, dans la préparation des sucs de groseilles, d'ajouter aux fruits 1/10 de leur poids de cerises aigres. On parvient ainsi à rehausser l'acidité du suc et à abréger le temps nécessaire à sa clarification. Il faut croire que ce dernier résultat tient à l'acidité franche des cerises aigres, et aussi à la grande quantité de pectase qu'elles renferment : l'acidité favoriserait la coagulation de l'albumine, l'excès de pectase activerait la fermentation pectique.

Conservation des sucs acides. — L'opération qui a pour but de conserver les sucs de fruits consiste à arrêter dans leur substance tout mouvement de décomposition, et à les maintenir jusqu'au moment de l'emploi, sous une condition telle qu'aucune fermentation ne puisse s'y reproduire. L'on arrive à ce résultat en les soumettant à la température de l'eau bouillante, et en les préservant du contact ultérieur de l'air.

Divers procédés sont employés à cet effet.

Premier procédé. — Lorsque les sucs sont éclaircis par la fermentation, les passer au filtre filasse, si l'on opère sur une petite quantité, — ou bien les soutirer sur le même filtre, si la quantité est considérable. En remplir des bouteilles qu'on bouche solidement en fixant le liége avec un fil de fer ; disposer celles-ci immédiatement dans une grande bassine contenant de l'eau, de façon à les immerger, à les isoler de la paroi et à les séparer les unes des autres en les entourant d'un peu de foin ; chauffer ensuite pour atteindre l'ébullition, qu'on entretient pendant vingt minutes environ ; retirer la bassine du feu, et cacheter les bouteilles, à la sortie du bain, avec de la cire grasse, afin d'éviter l'entrée de l'air.

Ce procédé de conservation est celui d'Appert. Il a l'inconvénient d'occasionner la casse d'un trop grand nombre de bouteilles et par suite une perte du produit.

Dans l'industrie, on l'a modifié en opérant à la vapeur. L'appareil dont on se sert est un demi-cylindre creux métallique, dont l'intérieur est divisé en plusieurs compartiments confectionnés avec des fils de fer zingués ; chaque compartiment est propre à recevoir une bouteille de litre. Après l'introduction des vases récipients et la fermeture du cylindre, on permet l'entrée de la vapeur que produit un générateur extérieur. Celle-ci ne doit arriver que lentement au début, pour éviter qu'un changement brusque de température n'occasionne de la casse. Un orifice pratiqué à la paroi de face sert à son échappement ; et s'il advient que des bouteilles éclatent, le suc est recueilli à l'aide d'un robinet fixé à la paroi inférieure. Mais hâtons-nous d'ajouter qu'un appareil de ce genre est trop dispendieux pour être adopté par la plupart des pharmaciens de notre époque, vu le peu d'importance des officines.

Deuxième procédé. — Le suc est chauffé jusqu'à l'ébullition dans un vase non métallique : soit dans une capsule de porcelaine ou dans un pot de terre ; puis il est versé bouillant dans des bouteilles échauffées d'avance, qu'on bouche et qu'on cachette immédiatement.

Nous observerons que l'ébullition doit être de courte durée, afin d'éviter la décoloration du suc et la déperdition d'arome.

Ce procédé, bien conduit, a l'avantage d'être expéditif et de n'occasionner que rarement l'éclat des bouteilles ; mais, outre qu'il donne un suc légèrement décoloré et moins aromatique que celui qui est traité par la méthode Appert, il a encore l'inconvénient de développer un certain goût de confitures qui n'est pas avantageux.

Troisième procédé (procédé pharmaceutique). — Il consiste à disposer les bouteilles pleines et débouchées dans un panier de fil de fer zingué, divisé en plusieurs compartiments ; à les plonger jusqu'aux deux tiers de leur hauteur dans une grande bassine contenant de l'eau et au fond de laquelle a été placée une couche de paille ; à chauffer pour atteindre l'ébullition qu'on entretient pendant une demi-heure environ ; à boucher et à cacheter immédiatement à la sortie du bain.

Ce procédé laisse intactes les qualités du suc auquel il est appliqué et procure d'ailleurs à ce dernier une bonne conservation. Il a encore l'avantage d'être d'une exécution facile et d'éviter la rupture des récipients. A défaut de panier en fil métallique, on peut simplement entourer en partie les bouteilles avec du foin et les poser debout dans la bassine, de façon à ce qu'elles soient pressées les unes contre les autres.

Quatrième procédé (dit mutisme). — Il consiste à additionner le liquide d'une petite quantité de sulfite de chaux. Le sel est décomposé par les acides du suc, et l'acide sulfureux, en se répandant dans le milieu, le garantit assez bien de l'altération que provoquent les fermentations; mais, par contre, la couleur du suc se trouve sensiblement affaiblie.

Ce procédé n'est applicable qu'aux sucs de *pommes*, de *poires*, de *raisins* (cidre, poiré, vin).

Cinquième procédé. — Il consiste à verser à la surface des sucs qui viennent d'être clarifiés et soutirés dans des bouteilles, une couche d'huile non siccative. Le corps gras n'arrête pas la fermentation alcoolique; celle-ci se continue quand même comme dans les circonstances ordinaires; mais il s'oppose avec efficacité à la fermentation acide, parce qu'il intercepte l'air. C'est pourquoi ce procédé, bien qu'il soit impropre à conserver les sucs pharmaceutiques, peut être appliqué avantageusement à préserver de la fermentation acide les liqueurs fermentées qu'on destine à être employées comme boissons.

Théorie. — Dans l'application des divers procédés de conservation, où l'on a recours à la chaleur, les sucs s'échauffent et atteignent la température d'au moins 92°. Cette température est suffisante pour coaguler la plus grande partie des substances albuminoïdes et tuer le ferment contenu, soit dans le milieu liquide, soit à l'état de germe dans l'atmosphère du goulot des vases. Par suite, la liqueur est préservée de la fermentation tant qu'elle est soustraite à l'accès de l'air extérieur.

Certains sucs de fruits, dont tout le levulose a subi la fermentation alcoolique, sont susceptibles de se conserver sans qu'il soit nécessaire de les soumettre à l'action de la chaleur : tels sont les sucs de coings. On peut à leur égard se dispenser de chercher à prévenir, par les procédés ordinaires de conservation, le retour d'une fermentation qui s'est arrêtée d'elle-même à la suite de la disparition d'une des substances nécessaires à sa continuité. Mais à la fermentation alcoolique succéderait infailliblement la fermentation acide, si la liqueur avait le contact continu de l'air. Pour s'opposer à cette dernière, il suffit de bien boucher les bouteilles : la petite quantité d'air renfermé dans le goulot peut, à la vérité, déterminer un commencement d'acétification ; mais bientôt le fonctionnement des mycodermes se trouve entravé par le manque d'oxygène et le suc se conserve presque inaltéré.

Il est encore préférable, néanmoins, de soumettre ces derniers sucs à l'un des procédés de conservation mentionnés ci-dessus, avant que tout le sucre ait disparu par le fait de la fermentation.

Les sucs de fruits acides doivent être déposés à la cave obscure jusqu'au moment de l'emploi, afin de les garantir des accidents de la lumière.

Ils servent spécialement à composer des sirops.

SUCS RÉSINEUX

L'étude des substances qui font partie des sucs résineux, ne rentre pas directement dans le plan de cet ouvrage ; c'est pourquoi nous nous bornons à mentionner leurs caractères les plus saillants, les plus notoires, que nous empruntons souvent au Traité de pharmacie de Soubeyran.

Les sucs résineux sont des liquides visqueux qui s'écoulent naturellement ou artificiellement de certains arbres appartenant principalement aux familles des conifères et des térébenthacées. Ils sont composés de plusieurs espèces de résines, en partie dissoutes dans une huile essentielle, qui, le plus ordinairement, est l'essence de térébenthine.

Lorsque la matière résineuse se présente desséchée, comme le galipot, la colophane, la poix résine, elle est appelée *résine sèche.*

Lorsqu'elle conserve sa liquidité naturelle, on lui donne la dénomination de *térébenthine.*

Lorsque, sous la consistance sèche ou fluide, elle contient une essence ou une substance odorante agréable, comme l'acide cinnamique ou benzoïque, on l'appelle *baume.*

Si, au lieu d'un arome agréable, elle contient une huile âcre, on l'appelle *résine molle et âcre.*

De là, la division des sucs résineux en *résines sèches, térébenthines, baumes, résines molles et âcres.*

RÉSINES SÈCHES

Caractères physiques. — Les résines sèches, ou pour parler plus exactement, tous les sucs résineux, jouissent des propriétés d'être rudes au toucher, facilement fusibles, décomposables à l'ébullition et très-inflammables à cette température ; ce dernier caractère se rattache à l'excès de carbone et d'hydrogène qui entrent dans leur composition.

La saveur des résines sèches est variable ; elle est due souvent à des matières étrangères. — Il en est de même de l'odeur et de la couleur qu'elles possèdent généralement. — Elles conduisent mal l'électricité, et, par le frottement, un gâteau de résine se charge de l'électricité négative.

Toute matière résineuse, libre d'association avec des substances étrangères, est insoluble dans l'eau froide; et la petite quantité que l'eau bouillante entraîne en dissolution, précipite pendant le refroidissement.

L'alcool, l'éther dissolvent les résines, surtout à chaud; et la dissolution devient laiteuse quand on l'additionne d'eau, par le fait de la précipitation de la résine à l'état de poudre ténue.

Les corps gras, les huiles essentielles et empyreumatiques sont les meilleurs dissolvants des résines, caractère qui se rattache au rapprochement de composition élémentaire des corps mis en contact.

Caractères chimiques. — Les résines considérées en général, les résines sèches en particulier, se combinent ou ne se combinent pas aux alcalis. Celles qui résistent à la combinaison sont les moins nombreuses. On cite comme faisant partie de ce groupe, les *résines molles de la Mecque, de copahu,* les *sous-résines d'elemi, d'euphorbe,* toutes les *résines molles et âcres.*

Parmi les résines qui jouent le rôle d'acide, Unverdorben distingue trois classes (SOUBEYRAN) :

1º *Résines fortement électro-négatives.* — Leur dissolution alcoolique rougit le tournesol à froid. Elles se combinent facilement aux alcalis. L'ammoniaque caustique les dissout vivement, et la dissolution portée à l'ébullition ne laisse pas déposer de résine.

La *résine de colophane,* l'une des *résines de copal,* font partie de ce groupe (SOUBEYRAN).

2º *Résines médiocrement électro-négatives.* — La dissolution alcoolique de ces résines rougit le tournesol à froid. Elles se dissolvent dans une solution alcaline concentrée et dans l'ammoniaque en contractant combinaison; mais la dissolution ammoniacale portée à l'ébullition pendant un quart d'heure laisse déposer de la résine, la combinaison étant détruite. — Les deux *résines du pin,* la *résine solide du copahu* appartiennent à cette classe.

3º *Résines faiblement électro-négatives.* — La dissolution alcoolique de ces résines ne rougit le tournesol qu'à l'ébullition. Elles se dissolvent dans les solutions alcalines de soude, de potasse, mais non dans l'ammoniaque. — Telles sont les *résines de benjoin* et de *baume du Pérou* (SOUBEYRAN).

On sait que les substances résineuses sont des corps ternaires, composées de carbone, d'hydrogène et d'oxygène; mais leur équivalent chimique n'a pu être établi, tant à cause de leur facile combustion à l'ébullition, qu'à cause de leur caractère versatile.

FORMES PHARMACEUTIQUES DES SUCS RÉSINEUX. — Les résines sèches,

les sucs résineux en général, sont usités en pharmacie sous les formes :
de *poudres*, d'*émulsion*, de *pilules*, de *teintures*, de *sirops*, d'*huiles*
médicinales, d'*onguents*, d'*emplâtres*.

Les poudres résineuses sont obtenues par trituration.

Les émulsions sont préparées par l'intermédiaire de la gomme ou
mieux du jaune d'œuf. La gomme suspend dans le corps de la potion la
substance résineuse préalablement réduite en poudre; le jaune d'œuf,
à la faveur de l'huile qu'il contient, la dissout au début de la manipulation, et à la faveur de l'albumine, la maintient en suspension quand
l'eau qu'on ajoute vient à la précipiter.

Les pilules à composition résineuse reçoivent le plus ordinairement
pour excipient le savon médicinal, parce qu'il lie mieux que toute autre
substance la masse pilulaire.

Les teintures résineuses sont préparées par macération.

Les sirops, les huiles, les pommades, par digestion.

Dans la préparation des onguents et des emplâtres, dont la formule
comporte des résines, celles-ci sont incorporées à l'état de fusion.

Les principales sortes de résines sèches usitées en pharmacie, sont :
le *galipot*, la *colophane*, la *poix résine*, la *poix noire*, les *goudrons*
qui sont semi-fluides, la *poix de Bourgogne;* puis viennent : le *mastic*,
la *sandaraque*, la *résine de copal*, le *sang-dragon*, la *résine elemi*, etc.,
qui n'ont pour nous qu'un intérêt secondaire.

Galipot. — On donne ce nom à la matière résineuse qui se dépose
et se dessèche autour des entailles qu'on a pratiquées aux troncs des
pins pour l'extraction de la térébenthine.

Le galipot est d'un jaune sale, demi-transparent. Son odeur tient
à un peu d'essence de térébenthine qu'il retient. Sa saveur est amère.
Il est entièrement soluble dans l'alcool.

Colophane. — Elle est obtenue à la suite de la distillation de la
térébenthine ordinaire dans la préparation de l'essence de térébenthine;
elle forme le résidu de la distillation du suc résineux.

Elle est solide, vitreuse, friable, de couleur brune, inodore.

Elle partage les caractères de solubilité des sucs résineux.

Quelquefois on l'obtient en desséchant le galipot; alors elle est moins
friable, d'une couleur dorée et transparente.

La colophane entre en quantité relativement considérable dans la
composition de plusieurs *onguents*.

Poix résine. — Cette substance est de la colophane, qui a été brassée avec de l'eau dans la cucurbite même de l'alambic, vers la fin de la distillation de la térébenthine de Bordeaux.

Elle est d'un blanc jaunâtre, opaque, par suite de l'interposition de l'eau entre ses molécules.

Elle fait partie de l'*emplâtre de Vigo.*

Poix noire. — Cette substance est de la résine altérée par combustion et chargée d'huile empyreumatique.

On la prépare en brûlant dans un four vertical qui n'a pas de tirant, soit de la paille ayant servi à filtrer la térébenthine des pins, soit des copeaux de vieux pins. La résine fond sous l'impression de la chaleur, est brûlée partiellement et gagne le fond du four. A la fin de l'opération, elle est surmontée par un liquide noirâtre, l'huile de poix, dont on la sépare avec soin. Ainsi préparée, la poix noire est mélangée de beaucoup d'impuretés et trop molle pour être utilisée. On la purifie et on lui donne la consistance voulue, en la faisant fondre dans des chaudières et en la concentrant à une douce chaleur. A la fin, elle est passée à la toile et coulée dans des vessies.

La poix noire fait partie de l'*onguent basilicum* et de l'*onguent de la mère.*

Poix blanche. — On désigne sous ce nom un mélange de galipot avec la térébenthine de Bordeaux, mélange que l'on incorpore à chaud et que l'on brasse avec de l'eau pour le blanchir. La poix blanche présente une odeur prononcée de térébenthine.

Elle entre dans la composition des emplâtres de *ciguë*, d'*acétate de cuivre*, de *diachylon*, d'*André de la Croix*, etc.

Goudron. — Le goudron dont on fait usage en pharmacie provient aussi de la combustion incomplète de bois résineux. — De vieux pins sont abattus et desséchés à air libre, puis divisés par copeaux, avec lesquels on forme des tas présentant l'aspect d'un cône et reposant sur un four identique au précédent. L'extrémité supérieure de ces cônes est recouverte de gazon, dans le but de rendre la combustion moins vive ; puis le bois est enflammé. La résine demi-brûlée coule dans le récipient fourneau et s'y sépare encore en deux couches : celle qui surnage est vendue sous la dénomination fausse d'*huile de cade ;* celle qui occupe la partie inférieure est le goudron du commerce pharmaceutique.

Ce mode de préparation donne un produit nécessairement chargé d'une assez grande quantité d'empyreumes, notamment de benzine, de créosote, d'alcool méthylique, d'acétone, d'acide acétique, etc.

Pharmacologie. — Le goudron de Norwége et celui des Landes sont les deux sortes principales usitées en pharmacie. Leur consistance est demi-

fluide, homogène ; leur couleur rouge brun ; leur composition à peu près
la même.

Le goudron est employé en dissolution dans l'eau *(eau de goudron,
liqueur concentrée de goudron)* sous les formes de *capsules*, de *glycérolé*, de *pommade*, de *sirop*, etc.

Il ne faut pas confondre dans l'usage pharmaceutique le goudron des
pins avec le goudron de bois et de houille. La composition en est, en
effet, fort différente. Le goudron de bois, qui est obtenu à la suite de la
distillation de bois résineux ou non résineux dans la préparation de
l'acide pyroligneux, contient entre autres produits de la *naphtaline*.
Le goudron de houille ou coaltar, qui provient de la distillation de la
houille dans la fabrication du gaz à éclairage, possède une odeur forte
d'usine à gaz ; c'est, du reste, un antiseptique puissant que M. Lebœuf
a associé très-heureusement avec la teinture de saponaire, sous le nom
de *coaltar saponiné* (ANDOUARD).

Du goudron de bois est retirée la *créosote ;* du goudron de houille,
l'*acide phénique ;* de l'un ou de l'autre, mais principalement du goudron
de houille, la *benzine.*

La préparation de cette dernière substance et ses usages, sont purement du domaine des arts chimiques ; nous ne nous y arrêtons pas.

Créosote. — Elle fait partie de l'huile pesante qui se trouve mélangée
aux eaux acides de condensation, provenant de la distillation du goudron
de bois. — Cette huile, après avoir été séparée d'avec l'eau, est traitée
par une solution de potasse caustique, avec laquelle la créosote se
combine. La liqueur est concentrée à l'ébullition, pour détruire des
matières étrangères ; puis saturée par l'acide sulfurique dilué, et enfin
soumise à la distillation. L'on ne recueille que le liquide qui passe vers
la température de 203°. Il est formé de créosote aqueuse, qu'on dessèche
en dernier lieu, en la faisant séjourner sur du chlorure de calcium.

Caractères. — La créosote est un liquide oléagineux, incolore à l'état
de pureté, d'une odeur *sui generis*, d'une saveur brûlante. Sa densité
est un peu plus forte que celle de l'eau ; son point d'ébullition est 203°.
— Elle est peu soluble dans l'eau, très-soluble dans l'alcool, l'éther,
les huiles fixes et essentielles, l'acide acétique. Elle possède, d'ailleurs,
les mêmes caractères dissolvants que les essences. — Elle coagule l'albumine ; contracte combinaison avec les alcalis caustiques, mais ne réagit
pas sur les carbonates alcalins. — Sa composition n'est pas exactement
connue.

Elle jouit de propriétés antiseptiques ; mais on l'emploie le plus ordinairement comme caustique, particulièrement contre la rage de dents.

Acide phénique (phénol). — $C^{12}H^6O^2$ — C^6H^6O. — Pendant la

form. dual.   form. atom.
distillation du goudron de houille, lorsqu'on se propose d'en extraire
l'acide phénique, l'on ne recueille que la liqueur qui distille entre 150
et 200°. Celle-ci est mélangée avec une dissolution concentrée de potasse
ou de soude, puis concentrée : elle laisse cristalliser un phénate alcalin,
qu'on sépare et qu'on redissout dans l'eau pour permettre d'éliminer
l'huile grasse qui l'accompagne. La solution est ensuite traitée par
l'acide chlorhydrique, qui met en liberté l'acide phénique. On opère
le partage du chlorure alcalin engendré et de l'acide phénique, par
distillation. On rectifie l'acide en le laissant séjourner sur du chlorure
de calcium, et en le distillant une dernière fois, de façon à ne recueillir
que le liquide qui passe entre 175 et 190°.

Il convient de tenir l'acide phénique renfermé dans des flacons colorés,
pour éviter que la lumière ne le fasse jaunir. Il se prend en masse cristalline, lorsque les récipients sont plongés dans un mélange réfrigérant.

Caractères. — Le caractère acide du phénol est peu accentué : il ne
rougit même pas le tournesol et ne décompose pas les carbonates alcalins ;
néanmoins, il s'unit aux alcalis ; il cristallise en longues aiguilles incolores quand il est pur ; fond à 41° et bout à 188°. — Très-peu soluble
dans l'eau, il se dissout à peu près en toute proportion dans l'alcool,
l'éther, les huiles fixes et essentielles, la glycérine. — Il jouit, comme la
créosote, de propriétés antiseptiques prononcées ; est employé intérieurement et extérieurement, sous forme de *solution*.

Acide salicylique. — Cet acide est obtenu du phénate de soude,
qui, lorsqu'on le chauffe lentement dans une cornue, jusqu'à la température de 250°, au milieu d'un courant de gaz carbonique, se transforme
en salicylate de soude. Ce sel est traité par un léger excès d'acide
chlorhydrique ; l'acide salicylique déplacé, est égoutté sur un entonnoir,
et purifié par une ou deux cristallisations dans l'eau.

L'acide salicylique en combinaison avec la soude (salicylate de soude),
est usité en pharmacie.

Huile de cade. — L'huile de cade est obtenue, comme les goudrons
des pins, par combustion ménagée du bois de l'oxycèdre, *Juniperus
communis* (conifères), qui croît dans le midi de l'Europe.

C'est une huile résineuse, d'une couleur brune rougeâtre, d'une odeur
forte, aromatique.

Elle est fraudée très-fréquemment par mélange : *avec l'huile de
goudron* (fausse huile de cade). En ce cas, elle a acquis une consistance
poisseuse, une odeur de poix, une couleur noirâtre.

Avec du coaltar liquide. Sous cette condition, elle sent fortement l'usine à gaz, et laisse sur le papier un dépôt de charbon très-divisé.

Elle est employée en pharmacie à l'usage externe, pure ou associée à d'autres substances liquides ou solides, sous forme de *liniment* et de *pommade.*

Poix de Bourgogne, de l'*Abies excelsa* (faux pin). — Elle découle d'incisions pratiquées au tronc de l'arbre, à l'état de suc résineux qui se dessèche à l'air.

Elle est opaque, de couleur jaune, à odeur de térébenthine.

Elle jouit des mêmes caractères de solubilité que les résines en général, si ce n'est (et c'est son caractère distinctif) qu'elle est moins soluble dans l'alcool.

On associe quelquefois à la poix de Bourgogne de la colophane ou du galipot par l'intermédiaire d'une petite quantité d'essence de térébenthine. L'essai par l'alcool, qui dissout complétement ces deux résines, et laisse un résidu d'autant moins abondant uniquement composé de poix de Bourgogne, permet de reconnaître la fraude.

La poix de Bourgogne fait partie de la composition de plusieurs emplâtres, dont le plus usité est celui de *poix de Bourgogne* même.

Résines sèches, insolubles dans l'essence de térébenthine. — A ce groupe appartiennent les résines de *gaïac*, de *jalap*, de *quinquina.*

Comme mode général d'extraction de ces résines, l'on peut appliquer le procédé suivant :

Traiter à plusieurs reprises par l'alcool à 60° la matière première réduite en poudre; distiller au bain-marie les liqueurs réunies, jusqu'en consistance d'extrait mou; délayer l'extrait dans l'eau chaude, pour enlever les quelques principes solubles dans ce véhicule; exprimer le précipité résineux qui se forme; le reprendre par l'alcool concentré et distiller une seconde fois jusqu'à siccité. — Le résidu de la distillation représente la résine presque pure.

On peut suivre aussi le procédé du Codex, qui renverse l'opération précédente, en faisant traiter la matière d'abord par l'eau, ensuite par l'alcool; distiller la liqueur alcoolique jusqu'en consistance sirupeuse; précipiter et laver la résine par l'eau chaude; exprimer et dessécher à l'étuve.

Résine de gaïac. — *Caractères.* — La résine de gaïac, qu'il ne faut pas confondre avec la gaïacine, est d'une couleur brune ; son caractère distinctif est de verdir à la suite de son exposition à l'air ; sa saveur est amère ; l'alcool la dissout ; l'eau la précipite de la dissolution alcoolique ; elle n'est soluble ni dans les huiles fixes, ni dans les huiles essentielles ; elle s'unit aux alcalis, potasse, soude, ammoniaque.

Elle présente encore les propriétés caractéristiques :

De *bleuir* : au contact de l'eau de gomme et du suc de raifort ; — par mélange avec une dissolution alcoolique de bichlorure de mercure, après avoir été triturée préalablement avec le savon médicinal.

De *verdir* : quand on la traite par l'eau chlorée, ou par une dissolution d'hypochlorite alcalin, etc.

Si elle avait été associée par voie de fusion, avec une résine des pins, la fraude serait reconnue en en traitant un échantillon : soit par l'essence de térébenthine, qui s'emparerait de la résine étrangère et l'abandonnerait ensuite par évaporation sous forme de résidu ; — soit par l'alcool, qui se refuserait à dissoudre toute la matière.

La résine de gaïac est rarement employée seule en pharmacie ; on fait usage le plus ordinairement de la tisane, du sirop et de l'extrait de gaïac, qui la contiennent associée avec d'autres substances.

Résine de jalap. — Cette résine possède une couleur brune et une saveur âcre. On la considère comme formée de deux espèces de résines, la *convolvuline* et la *jalapine*.

La convolvuline forme les 7/10 de la résine de jalap. L'acide chlorhydrique la dédouble en glucose et en acide convolvulinolique. Le même acide transforme encore la jalapine en glucose et en jalapinol.

L'une et l'autre de ces deux résines possèdent à peu près les mêmes caractères de solubilité, parmi lesquels, les plus saillants sont d'être solubles dans l'alcool concentré, insolubles dans l'eau et dans l'essence de térébenthine. Elles contractent combinaison avec les alcalis, qui les entraînent en dissolution dans l'eau.

Fraudes et essais. — Dans le commerce, la résine de jalap est assez fréquemment fraudée en l'associant avec la colophane ou avec la résine de gaïac.

La résine de jalap n'étant pas soluble dans l'essence de térébenthine, en la traitant par ce véhicule, il sera permis de reconnaître facilement la présence de la colophane. On procède d'ailleurs comme il a été indiqué à l'égard de la résine de gaïac. — Cette dernière résine sera elle-même décelée en constatant les caractères qui lui sont propres sur la matière suspecte : ainsi la résine de jalap, si la fraude existe, verdira au contact d'une solution d'hypochlorite de soude.

Elle communiquera à l'alcool une coloration bleue, si on la dissout dans ce véhicule après l'avoir triturée, d'abord avec du savon amygdalin, ensuite avec du bichlorure de mercure, en employant 0,05 de résine fraudée, 0,20 de savon, 0,05 de chlorure mercurique.

Elle prendra au contact de l'acide nitrique une teinte rouge.

Elle se dissoudra par agitation dans l'ammoniaque avec développement de mousses.

Pharmacologie. — La résine de jalap est un drastique violent. Employée sous les formes de *pilules*, de *potion*.

Résine de quinquina. — Cette résine n'a aucune importance en pharmacie. Bien plus, on se préoccupe moins de l'obtenir que de l'éliminer des liqueurs quiniques où elle se trouve engagée. — Dans le quinquina, elle offre le caractère d'être associée à une certaine quantité d'alcaloïdes qu'elle soustrait en partie à l'eau employée comme dissolvant.

TÉRÉBENTHINES

On appelle térébenthines des sucs résineux de consistance molle, ayant pour origine des arbres à sève résineuse, et particulièrement les pins et les sapins.

Elles sont formées par l'association de plusieurs espèces de résines en partie dissoutes dans une huile essentielle, qui est le plus ordinairement l'essence de térébenthine.

Les espèces les plus usitées en pharmacie sont :

La térébenthine du mélèze (térébenthine suisse), extraite du *Larix europœa* (conifères).

La térébenthine du sapin (au citron) d'Alsace, extraite de l'*Abies pectinata* (conifères).

La térébenthine de Bordeaux, extraite du *Pinus maritima* (conifères).

Puis viennent les térébenthines :

De Boston, extraite du *Pinus australis* (conifères);

D'Amérique, extraite du *Pinus strobus* (conifères);

De Hongrie, extraite du *Pinus cimbro* (conifères);

De Chio, extraite du *Pistacia lentiscus* (térébenthacées).

Le baume de copahu, extrait du *Copahifera officinalis* (légumineuses), peut aussi être considéré comme faisant partie des térébenthines.

Térébenthine du mélèze (térébenthine suisse). — Elle a pour provenance la Savoie et les contrées que baigne l'Adriatique. — Le mélèze qui la fournit est percé avec une tarière; le suc résineux s'écoule et est recueilli, soit dans des godets suspendus au tronc de l'arbre, soit dans un récipient quelconque disposé à la base.

Cette térébenthine possède une saveur âcre et amère. Elle est transparente, peu colorée, entièrement soluble dans l'alcool. — Son caractère distinctif est de jouir de la propriété de ne pas se solidifier par la magnésie, et de ne pas se dessécher à l'air, d'où vient que le Codex la fait introduire de préférence dans la composition des onguents. Elle peut servir encore à préparer la térébenthine cuite ; mais elle ne doit pas être employée à la façon des pilules de térébenthine, n'étant pas susceptible d'être solidifiée par la magnésie.

Térébenthine des Vosges (au citron, du sapin). — C'est la plus belle espèce des térébenthines. — Elle est récoltée dans les Vosges et dans les Alpes, sur l'*Abies pectinata*, en perçant aux époques du printemps et de l'automne, des utricules qui se forment à la surface du tronc, et d'où s'écoule le suc résineux.

Cette térébenthine est limpide ; elle offre une saveur presque suave, une odeur de citron. — L'alcool la dissout imparfaitement. Elle est très-siccative, et solidifiable par 1/16 de magnésie. Elle renferme dans sa composition une résine particulière, dite *abietine*, dont l'acide abiétique, en se combinant avec la magnésie, détermine la solidification du suc résineux.

L'ensemble de ces caractères fait qu'elle est préférée aux autres espèces, pour composer les pilules de térébenthine, et pour servir à la préparation de la plupart des médicaments térébenthinés, destinés à l'usage interne, notamment à la préparation des *eaux hémostatiques* et du *sirop de térébenthine*.

Térébenthine de Bordeaux. — Elle est extraite du *Pinus maritima*, qu'on cultive et qui croît naturellement dans le département des Landes et aux environs de Bordeaux. — Des entailles sont pratiquées au tronc de l'arbre, et le suc résineux qui s'en écoule est encore recueilli dans des godets ou dans des fosses creusées dans le sol. Quand l'écoulement s'arrête, on rafraîchit l'entaille, et l'on obtient une nouvelle quantité de suc. Vers la fin de la saison, celui-ci est liquéfié au soleil ou au feu nu, et filtré sur de la paille (SOUBEYRAN).

La térébenthine de Bordeaux offre une odeur désagréable *sui generis*, et une saveur amère. Elle se sépare, après quelque temps de repos, en deux couches : la supérieure est liquide, transparente ; l'inférieure, pâteuse et grenue.

Elle est très-siccative, et solidifiable par 1/32 de magnésie. — L'alcool la dissout entièrement.

Composition de la térébenthine des pins. — La térébenthine des pins est formée principalement d'essence et de quatre espèces de résines, auxquelles on a donné le nom d'acides *pimarique*, *sylvique*, *pinique*, et de résine *indifférente*.

L'acide *pimarique* forme presque la totalité du dépôt pâteux et grumelé qui s'établit dans la térébenthine de Bordeaux.

L'acide *sylvique* est le seul des trois, qui refuse de cristalliser en laques.

L'acide *pinique* ressemble à la colophane; il parait être une modification de l'acide pimarique.

Ces trois résines sont électro-négatives.

La résine *indifférente* compte pour une faible quantité dans le mélange.

Les térébenthines des pins contiennent encore une certaine quantité d'acide succinique.

Le contact prolongé de l'air les altère, et il se forme, entre autres produits, de l'acide formique.

Pharmacologie. — On fait usage des térébenthines :

Sous la forme de *pilules.* Celles-ci sont préparées : soit, avec la térébenthine crue, qu'on solidifie par la magnésie, en triturant ensemble 40 grammes de térébenthine des Vosges, et 10 grammes d'hydro-carbonate de magnésie, laissant en contact pendant quatre ou cinq heures, avant de soumettre la masse à la division; — soit, avec la térébenthine cuite, qu'on obtient en portant à l'ébullition, en présence d'une s. q. d'eau, de la térébenthine suisse ou des Vosges, et en maintenant cette température jusqu'à ce qu'une parcelle de la matière résineuse plongée dans l'eau froide, ne s'attache plus aux doigts.

Sous la forme de *capsules.*

Sous la forme d'*eaux hémostatiques,* qu'on prépare par digestion et filtration à froid, au papier.

Sous la forme de *sirop,* obtenu par digestion du sirop de sucre mélangé à la térébenthine, et filtration à froid, au papier.

Les térébenthines entrent encore dans la composition d'*onguents,* d'*emplâtres.* Si la préparation de ces formes médicamenteuses est effectuée à chaud, les térébenthines ne seront incorporées que lorsque la masse sera refroidie en grande partie, afin d'éviter une trop grande déperdition d'huile essentielle qu'elles contiennent.

Baume de copahu. — Le baume de copahu, d'après sa composition, fait plutôt partie des térébenthines que des baumes proprement dits.

Il découle du *Copahifera officinalis* (légumineuses), à la suite d'incisions pratiquées au tronc de l'arbre, et il est récolté probablement comme les térébenthines au moyen de godets.

Ce baume a deux provenances principales, le Brésil et la Colombie. Celui du Brésil est relativement fluide; celui de la Colombie est très-visqueux et laisse déposer considérablement dans les tonneaux qui le renferment (SOUBEYRAN).

Caractères. — Il se présente sous l'aspect d'un liquide poisseux, à odeur désagréable, à saveur nauséabonde. — Il est soluble entièrement dans l'alcool et dans l'éther. Il durcit à la manière des térébenthines au contact de la magnésie.

Le baume de copahu est composé de trois substances principales : l'*acide copahivique*, une *résine visqueuse* et une *huile volatile* (SOUBEYRAN).

L'acide copahivique est oxygéné et possède la même composition que la colophane (isomère). Il est soluble dans les huiles fixes, dans les essences, dans l'alcool, dans l'éther. Il contracte combinaison avec les alcalis.

La résine molle, isomère de l'acide copahivique, possède à peu près les mêmes caractères de solubilité que ce dernier. Elle paraît être engendrée par oxydation de l'huile essentielle, circonstance qui expliquerait l'épaississement du baume de copahu, séjournant dans des flacons entamés.

L'huile volatile de copahu possède la même composition que les essences de térébenthine, de citron (isomère); aussi, contracte-t-elle, comme ces essences, combinaison avec l'acide chlorhydrique, en donnant naissance à un camphre artificiel analogue.

Fraudes et essais du baume de copahu. — Le baume de copahu est rencontré mélangé avec de l'huile de ricin et avec de la térébenthine.

La présence de l'huile de ricin est mise en évidence en faisant bouillir pendant quelque temps avec de l'eau une petite quantité de suc résineux : il restera mou, si la fraude existe; sinon, il deviendra dur comme de la résine.

On peut encore verser sur une feuille de papier blanc une goutte ou deux du baume suspect, puis chauffer légèrement pour produire la dessiccation. S'il y a mélange d'huile, le papier restera taché d'une auréole graisseuse.

Le baume de copahu, qui contient de la térébenthine, a acquis une consistance relativement épaisse, indice de la fraude. En en chauffant quelques gouttes dans une capsule de porcelaine, l'odeur tenace de l'essence de térébenthine sera perçue vers la fin de la dessiccation.

Le baume de copahu est prescrit en pharmacie sous les formes de *bols*, de *potion*, d'*opiat*.

BAUMES

Les baumes sont des sucs résineux possédant un arome agréable. Ils sont formés par un mélange de résine, d'huile essentielle, et fréquemment d'une petite quantité d'acide benzoïque ou cinnamique.

Ils nous arrivent dans le commerce sous une consistance plus ou moins ferme et parfois fluide.

Sont usités en pharmacie, les baumes de *benjoin*, de *Tolu*, du *Pérou*, du *Canada*, le *storax*, le *styrax*. L'acide benzoïque existe dans le benjoin, l'acide cinnamique dans la plupart des autres baumes.

Benjoin. — Le benjoin découle d'incisions pratiquées au tronc du *Styrax benjoin* (styracinées). Il a sa provenance dans les îles de la Sonde et dans la presqu'île de Malacca. Il est dit *amygdaloïde* ou *à la vanille* (benjoin de Siam).

La première sorte offre l'aspect d'une masse résineuse rougeâtre, empâtant de nombreuses larmes blanches. Sa saveur est d'abord suave, puis âcre ; son odeur aromatique (Soubeyran). C'est l'espèce officinale.

La seconde sorte (benjoin à odeur de vanille) se présente avec des larmes blanches plus petites, plus nombreuses que celles du benjoin amygdaloïde, et disséminées à peu près uniformément dans la masse résineuse, ce qui lui donne un aspect plus rougeâtre (Soubeyran).

Le benjoin paraît être formé d'une huile volatile et de trois espèces de résines, dont une seule est électro-négative, et qui semble être la composition dans laquelle tendent à se retrancher les deux autres ; celles-ci, en effet, se transforment peu à peu, de façon à ne former qu'une seule espèce. En outre, le benjoin contient de l'acide benzoïque, quelques matières solubles dans l'alcool, des débris ligneux. — L'acide benzoïque est le composé le plus important du benjoin.

Acide benzoïque. — *Préparation :*

1° *Par sublimation.* — Disposer dans un vase en fonte ou en grès, de 10 à 15 centimètres de hauteur sur 15 à 20 centimètres de diamètre, environ 500 gr. de benjoin qu'on a préalablement trituré avec du sable ; fermer l'ouverture à l'aide d'une feuille de papier à filtre ; ajuster au-dessus un chapiteau de carton ayant la forme d'un cône, et le fixer sur les rebords du récipient au moyen d'une corde ; poser l'appareil sur une plaque de fer recouverte elle-même de sable et reposant sur un fourneau qui chauffe modérément. La chaleur gagnant uniformément toute la masse du benjoin, l'acide benzoïque se volatilise, filtre à travers le papier qui retient de l'huile et de la résine, puis se condense en longues aiguilles blanches sur les parois du chapiteau, ou bien retombe sur la feuille de papier.

2° *Par précipitation et sublimation.* — Le procédé consiste à faire bouillir, pendant une demi-heure, du benjoin pulvérisé avec de l'hydrate de chaux. L'opération est renouvelée à trois reprises avec de nouvelles quantités de lait de chaux. Les liqueurs sont réunies, clarifiées par repos, concentrées, et en dernier lieu traitées par l'acide chlorhydrique. Il se forme un précipité qui est exprimé, desséché à l'étuve et finalement soumis, comme précédemment, à la sublimation.

Dans cette opération il se fait d'abord du benzoate de chaux et du résinate de chaux solubles ; puis, par l'action de l'acide chlorhydrique sur ces deux sels, du chlorure de calcium soluble et un dépôt de résine et d'acide benzoïque, dont le partage est effectué en dernier lieu par sublimation.

On peut encore, avant de concentrer les liqueurs, les soumettre à un courant de gaz carbonique, qui ne décompose que le résinate de chaux. Du carbonate de chaux et la résine se déposent. La liqueur est filtrée, puis traitée par l'acide chlorhydrique, qui précipite l'acide benzoïque sous un état relativement pur. On achève, à l'occasion, de le purifier par sublimation.

L'acide benzoïque est blanc. Il cristallise en longues aiguilles. Sa saveur est acidule, âcre. Il fond à 120°, se volatilise à 145°. — L'eau froide le dissout à peine, l'eau chaude en dissout des quantités notables. L'alcool et l'essence de térébenthine le dissolvent facilement. L'acide nitrique ne l'attaque pas.

Fraudes et essais de l'acide benzoïque. — L'acide benzoïque est quelquefois fraudé par mélange avec du sucre, ou avec les acides hippurique et cinnamique.

On reconnaît d'abord qu'il n'est pas pur, quand sous l'action de la chaleur il ne se volatilise pas entièrement et sans décomposition.

S'il était mélangé :

Avec du sucre. — Il se colorerait en brun par quelques gouttes d'acide sulfurique.

Avec de l'acide hippurique. — Le traitement par l'acide nitrique d'abord, par l'ammoniaque ensuite, lui ferait prendre une teinte pourpre.

Avec de l'acide cinnamique. — Il dégagerait une odeur d'essence d'amandes amères en le distillant avec un mélange d'acide sulfurique dilué et de bichromate de potasse (SOUBEYRAN).

Pharmacologie. — Le benjoin est particulièrement employé en pharmacie sous la forme de *fumigation,* de *teinture.* L'acide benzoïque fait partie de la masse pilulaire de *Morton.*

Baume du Pérou. — Ce baume ne vient pas du Pérou, mais de la côte de Sansonate. Il découle du *Myrospermum pubescens.* — Sa consistance est sirupeuse, sa saveur âcre, son odeur balsamique, agréable. — Il est soluble dans l'alcool et dans les huiles (SOUBEYRAN).

Fraudes et essais. — Il est quelquefois fraudé par mélange :

Avec de l'alcool. — Additionné d'eau et agité, son volume diminue.

Avec de l'huile. — Agité avec de l'alcool fort, il ne se dissout pas entièrement. Néanmoins, l'alcool est impropre à déceler la fraude pratiquée avec l'huile de ricin, celle-ci étant, comme le baume du Pérou lui-même, complétement soluble dans le véhicule.

Avec le copahu. — L'odorat perçoit facilement la présence de ce corps.

Il est employé comme aromate et comme substance résineuse dans la préparation de la *pommade Dupuytren.*

Baume du Canada. — C'est une térébenthine extraite de l'*Abies balsamea* (conifères).

Baume de Tolu. — Ce baume est obtenu à l'aide d'incisions pratiquées au tronc du *Myrospermum toluiferum* (légumineuses), qui croît naturellement sur les rives du fleuve de la Madeleine.

Il nous arrive le plus ordinairement renfermé dans des boîtes cylindriques en ferblanc (Soubeyran).

En hiver, il est solide et cassant; en été, un peu mou. Vu en masse, il est opaque et présente une couleur rousse; en lamelles, il est parfaitement transparent et d'une couleur rouge brun. Sa saveur est balsamique, son odeur très-suave (Soubeyran).

Le baume de Tolu est formé par deux espèces de résines, dont l'une, plus molle, se transforme avec le temps dans l'autre plus ferme, probablement par un effet d'oxydation. Il contient, en outre, de la *cinnaméine*, de l'*acide cinnamique*, des *cinnamates*, de l'*huile volatile*. La cinnaméine paraît aussi subir au contact prolongé de l'air la transformation en acide cinnamique. C'est à ces deux modifications qu'est dû vraisemblablement le durcissement du baume de Tolu.

Il offre encore la singulière propriété d'augmenter d'arome en vieillissant, comme s'il était une source continuelle d'huile essentielle.

On le rencontre, dans le commerce, fraudé par mélange avec de la térébenthine ou avec une gomme-résine, galbanum ou autres; en ce cas, son arome est mitigé d'essence étrangère; il poisse davantage au toucher, et le sirop de Tolu, à la préparation duquel on le fait servir, est moins agréable au goût et présente un aspect louche.

Le baume de Tolu est employé en pharmacie sous les formes de *teinture*, de *pastilles*, de *sirop*. Il entre dans la composition des pilules de *Morton* et autres.

RÉSINES MOLLES ET ACRES

Elles sont obtenues du suc de plantes âcres, notamment du gingembre, des cardamones, des poivres, de l'euphorbe, etc. Nous ne nous arrêterons pas à en faire l'étude. Elles n'ont, du reste, en pharmacie qu'une importance secondaire.

SUCS LAITEUX

En langage pharmaceutique, on appelle sucs laiteux des liquides séveux appartenant à certains végétaux et qui, à la sortie de la plante, présentent l'apparence du lait (lactescence).

Ces sucs sont formés particulièrement par de la résine que divise et émulsionne une solution aqueuse de gomme. Ils contiennent, en outre, une huile essentielle.

GOMMES-RÉSINES

Lorsqu'ils présentent la consistance de pâte ferme ou sèche, les sucs laiteux ont reçu le nom de *gommes-résines*. Parmi ces dernières, les plus usitées en pharmacie sont : la *gomme ammoniaque*, l'*Assa fœtida*, la *gomme-gutte*, la *scammonée*, l'*aloès*. Puis viennent l'*encens*, la *myrrhe*, le *galbanum*, le *sagapenum*, le *bdellium*, l'*opoponax*.

L'*opium* est aussi considéré comme un suc laiteux.

Les quantités proportionnelles de gomme et de résine contenues dans chaque espèce de gomme-résine, et même dans les variétés que nous livre le commerce, sont très-différentes ; en outre, la matière résineuse paraît être complexe, formée par la réunion de plusieurs sortes de résines.

Les gommes-résines ne sont solubles entièrement ni dans l'eau, ni dans l'alcool fort, ce qui s'explique par leur nature même. L'alcool faible, au contraire, les dissout souvent entièrement.

Les modes de dissolution mis en usage au traitement de ces substances sont la macération et la digestion.

Quand elles sont salies par des matières étrangères, cas le plus ordinaire, on doit les purifier avant de les faire servir aux préparations officinales. A cet effet, on les traite par l'eau ou mieux par un mélange d'eau, d'alcool et d'essence de térébenthine, en appliquant la digestion. La colature est passée au filtre filasse et amenée par évaporation au bain-marie à la consistance pâteuse ; à l'occasion, l'extrait gommo-résineux est desséché complétement à l'étuve.

Pharmacologie. — Les gommes-résines sont employées en pharmacie sous les formes de *poudre,* d'*émulsion,* de *teinture,* de *pilules,* d'*emplâtres.*

Les poudres seront préparées par trituration plutôt que par contusion, pour éviter qu'elles ne se massent sous le choc du pilon. On observe qu'elles se tassent peu de temps après leur préparation, surtout pendant l'été, dans les flacons où elles sont renfermées.

Les teintures seront préparées avec l'alcool à 60° ou à 80°, selon l'espèce de gomme-résine; l'alcool plus faible les dissout mal; l'alcool plus concentré opère, dans une certaine mesure, le partage de la résine et de la gomme.

Les émulsions de gommes-résines seront obtenues, en faisant usage de la gomme arabique ou d'une petite quantité d'huile, ou d'un jaune d'œuf. Certaines gommes-résines sont d'ailleurs facilement émulsionnées seules.

Une masse pilulaire gommo-résineuse recevra pour excipient le savon médicinal.

Dans la composition des emplâtres qui doivent contenir des gommes-résines, celles-ci seront le plus ordinairement incorporées à l'état d'extrait mou purifié.

Gomme ammoniaque. — Elle est fournie par le *Dorema ammoniacum* (ombellifères) de la Perse et de l'Arménie.

Le commerce nous la livre sous forme de larmes blanches, séparées ou réunies ensemble par une sorte de mastic résineux; ce qui est résine jaunit en vieillissant (SOUBEYRAN).

Les caractères distinctifs de la gomme ammoniaque sont : de laisser échapper de l'humidité sous la pression de la main; d'être séparée par l'éther, agissant comme dissolvant, en deux résines : l'une que le véhicule retient en dissolution, l'autre qui résiste à la dissolution. Cette dernière est soluble dans les huiles fixes et essentielles.

La gomme ammoniaque est particulièrement employée en pharmacie sous les formes de *pilules* et d'*émulsion;* elle entre dans la composition de l'emplâtre *diachylon.*

Assa fœtida. — Elle est obtenue du *Ferula assa fœtida* (ombellifères) de la Perse, par incisions pratiquées, sous forme concave, au sommet de la racine. Le suc qui s'écoule se dessèche sur place; on l'enlève et on rafraîchit aussitôt la plaie pour obtenir une nouvelle récolte; ainsi de suite, jusqu'à l'épuisement complet de la racine.

L'*Assa fœtida* se présente dans le commerce sous l'aspect de masses molles, jaunâtres, parsemées de larmes blanchâtres et de débris divers. Son odeur est alliacée, fétide, caractéristique. De là son surnom de *Stercus diaboli.* Sa saveur est âcre et amère. Elle se dessèche à l'air en vieillissant. L'huile essentielle qu'elle contient est sulfurée (Soubeyran).

La résine de l'*Assa fœtida*, comme la résine de la gomme ammoniaque, peut être partagée par l'éther en deux espèces : l'une qui se dissout, l'autre qui reste insoluble.

L'*Assa fœtida* est employée en médecine comme antispasmodique et particulièrement sous forme de *lavement*, de *pilules*, et de *poudre*.

Scammonées d'Alep, de Smyrne. — Ces deux variétés sont extraites d'un *Convolvulus scammonia* (convolvulacées) qui croît dans la Syrie.— Des incisions sont pratiquées à la partie supérieure de la racine et l'on reçoit dans des coquilles le suc laiteux qui s'écoule et se dessèche ensuite; ou bien le collet de la racine est tranché sous forme de coupe, et le suc qui s'y amasse et s'y dessèche est enlevé ; ou bien encore, la racine tout entière est pulpée, et le suc, après avoir été extrait par expression, est évaporé au soleil ou à feu nu.

Les deux premiers procédés d'extraction donnent un produit convenable ; le troisième un produit très-inférieur. C'est à cette différence dans la manière d'opérer qu'on doit de rencontrer dans le commerce des scammonées fournissant de 8 à 85 0/0 de résine pure. Or, les propriétés médicamenteuses, laxatives de la scammonée paraissent tenir exclusivement à la résine. Il résulte de là qu'on est conduit à indiquer la résine même de la scammonée comme la seule substance de ce nom qui devrait être employée en pharmacie; à moins que l'essai pratiqué sur une scammonée du commerce ne démontre sa richesse exceptionnelle. L'extraction de la résine se ferait d'après le procédé général que nous avons mentionné pour l'obtention des résines sèches de gaïac, de jalap, etc.

La scammonée d'Alep est légère, poreuse, friable, à cassure nette, grisâtre à l'extérieur, brune à l'intérieur. Elle possède une odeur faible *sui generis* qui se développe par le frottement (Soubeyran).

La scammonée de Smyrne est plus brune, plus pesante, moins friable, beaucoup moins riche en résine que la scammonée d'Alep.

L'essence de térébenthine dissout ces deux variétés.

Elles contractent combinaison avec les alcalis et avec l'ammoniaque, et la dissolution ammoniacale prend une teinte verte.

Elles contiennent de l'amidon.

Les scammonées jouissent encore de la propriété de s'émulsionner facilement par le lait. En raison de ce caractère distinctif, la forme de *poudre* est celle qu'il convient de leur appliquer de préférence, en choisissant le lait pour véhicule, lors de l'emploi.

Fraudes et essais de la scammonée. — Cette substance est quelquefois fraudée :

Par mélange avec les *résines de jalap* ou de *gaïac*. . . En ce cas, elle n'est pas entièrement soluble dans l'essence de térébenthine, et si la fraude tient à la résine de gaïac, la scammonée prendra une teinte verte au contact de quelques gouttes d'hypochlorite de soude.

Par mélange avec la *colophane*. .. Elle prendra une teinte écarlate au contact de l'acide sulfurique.

Gomme-gutte. — Elle est fournie par le *Garcinia cambogia* (guttifères). Les arts l'emploient ainsi que la médecine. Le commerce nous la livre sous la forme de cylindres creux et contournés. .

Sa couleur est le jaune orangé ; sa saveur est âcre ; sa cassure nette. Elle jouit des mêmes caractères de solubilité que les autres gommes-résines ; toutefois elle se dissout mieux dans l'eau qu'aucune d'elles. Son caractère distinctif est de maintenir sa constitution de gomme-résine en présence de l'éther et de l'alcool fort ; ces deux véhicules n'opèrent pas, en effet, ou n'opèrent que d'une façon à peine sensible le partage de la gomme et de la résine dont est formée la gomme-gutte, contrairement à ce qui se passe à l'égard de la plupart des autres gommes-résines. Il s'ensuit qu'elle se divise, ou se dissout, ou se suspend, quand on la fait entrer dans la composition d'une potion, sans qu'il soit besoin de faire usage de la gomme.

La gomme-gutte est le drastique le plus violent parmi les gommes-résines. Elle est administrée, le plus ordinairement, sous la forme *pilulaire*. Elle entre dans la composition des pilules d'*Anderson*.

Aloès. — L'aloès est un extrait gommo-résineux obtenu à la suite de l'évaporation du suc de l'*Aloë* (liliacées).

On trouve dans le commerce plusieurs variétés d'aloès :

1o Aloès *succotrin* (de l'*Aloë succotrina*). — Il a sa provenance sur les bords méridionaux de la mer Rouge.

Sa consistance est ordinairement mollasse ; ses lamelles translucides, avec reflet rouge grenat. Son odeur rappelle le parfum de la myrrhe.

La poudre de l'aloès succotrin présente la couleur jaune d'or.

Cette sorte est la plus estimée, mais aussi la plus rare en France.

2o Aloès du *Cap* (attribué à l'*Aloë spicata*). — Il a pour provenance le cap de Bonne-Espérance.

Sa consistance est tantôt mollasse, tantôt ferme ; ses lamelles sont translucides, avec un reflet verdâtre. La couleur de sa poudre est le jaune orangé. Son odeur est relativement forte. — Très-employé en France.

3o Aloès des *Barbades* (de l'*Aloë vulgaris*). — Il nous arrive des Indes, de l'Afrique et des Antilles.

Sa couleur est terne, presque noire ; son odeur forte. Ses lamelles sont opaques. Sa poudre est jaune verdâtre.

Il est très-employé et considéré comme très-actif.

Il existe encore d'autres variétés d'aloès auxquelles l'on donne le nom d'*aloès épatique, caballin*. Ce sont des produits extractifs très-lourds, mélangés de sable et de débris divers. — Inférieurs aux sortes précédentes.

Les aloès sont composés principalement de résine et de gomme. La résine, qui a maintenu son association avec la gomme, est soluble dans l'eau et dans l'alcool aqueux ; celle qui se trouve libre, est insoluble dans l'eau et soluble dans l'alcool.

Opium. — C'est le latex (suc) obtenu par incisions pratiquées aux capsules du *pavot blanc*, et desséché à air libre.

Il y a quatre sortes principales d'opium, qu'on a nommées, selon la provenance : *Opium de Smyrne, de Constantinople, d'Égypte, de France.*

Opium de Smyrne. — *Caractères.* — Il se présente en pains de grosseur variable, déformés en raison de leur consistance. Leur surface est recouverte de feuilles de pavot et de semences de rumex.

Il possède une odeur fortement vireuse, caractéristique. Sa substance intérieure a une couleur fauve ; mais exposée à l'air elle brunit rapidement.

Il renferme de 8 à 12 0/0 de morphine.

Opium de Constantinople. — *Caractères.* — Il est en pains arrondis et enveloppés de feuilles de pavot, dont la nervure médiane semble partager la matière en deux fragments égaux.

Sa consistance est d'ordinaire plus ferme que celle de l'opium de Smyrne ; son odeur est plus faible ; sa richesse en morphine moins considérable.

Il n'en contient que 5 à 8 0/0.

Opium d'Égypte. — Cet opium paraît être simplement un extrait sec de suc non dépuré, obtenu de la capsule, des feuilles et de la tige du pavot réunies.

Caractères. — Il est en petits pains aplatis et très-fermes, à couleur foncée, à odeur faible. Leur surface poisse par le temps humide, de même que leur cassure interne : conséquence d'un état hygrométrique considérable.

Il est le plus appauvri d'alcaloïdes.

Opium de France. — *Caractères.* — Il est obtenu, comme les espèces précédentes de la capsule du pavot blanc, qu'on cultive dans les départements du nord.

Sa composition se rapproche de celle de l'opium de Smyrne, quant à la dose de morphine ; mais il renferme une quantité moindre de codéine et surtout de narcotine.

L'opium de Smyrne donne en moyenne 10 0/0 de morphine,

0,30 0/0 de codéine,

6 0/0 de narcotine,

4 0/0 d'acide méconique, etc.

Ces principes immédiats ont été élaborés au milieu d'une sève mixte, c'est-à-dire demi-aqueuse, demi-résineuse. Les alcaloïdes morphine, codéine, appartiennent plus spécialement à la sève aqueuse, car ils existent dans l'opium sous la forme saline (méconates), solubles dans l'eau. La narcotine tient à la sève résineuse ; elle ne paraît pas du reste occuper dans l'opium l'état salin, car l'eau ne l'entraîne que faiblement en dissolution.

Il y a lieu de tenir compte des conditions naturelles qu'occupent dans l'opium les alcaloïdes, quand on se propose de faire l'extraction de ces derniers, ou de titrer un opium, et c'est sans doute pour les avoir négligées que les procédés d'essais, qui débutent par l'emploi de l'alcool comme véhicule, ne donnent que des résultats inexacts. L'alcool, en effet, même étendu, dissout moins facilement que l'eau les méconates de morphine et de codéine ; il a en outre l'inconvénient d'entraîner une trop grande quantité de matière résineuse, qui, en accompagnant les alcaloïdes dans leur précipitation, les retient empâtés et difficiles à ressaisir par les dissolvants d'usage.

Essai de l'opium. — Couper en tranches minces un poids déterminé d'opium, soit 20 grammes. Le faire digérer dans 150 grammes d'eau distillée, de façon à l'y bien incorporer. Verser le tout dans un flacon avec addition de 5 grammes d'acide chlorhydrique ; boucher et agiter de temps en temps pendant douze heures ; passer ; exprimer le marc et filtrer la liqueur. Renouveler la macération, pendant six heures, du résidu d'opium avec 100 grammes d'eau distillée légèrement acidulée par l'acide chlorhydrique. Exprimer encore la matière et filtrer la liqueur.

Dans cette première manipulation, tous les alcaloïdes sont transformés à l'état de chlorhydrates solubles.

Réunir les liqueurs, les évaporer au bain-marie jusqu'en consistance pâteuse. Reprendre l'extrait par 100 grammes d'eau distillée froide, très-légèrement acidulée. Délayer convenablement la matière et laisser en contact pendant une heure. Filtrer, exprimer et reprendre le résidu par la même quantité d'eau distillée ; exprimer encore et filtrer cette seconde liqueur.

Cette deuxième manipulation a pour but d'éliminer la plus grande partie des matières résineuses qui entrent dans la composition de l'extrait.

Traiter les liqueurs réunies par un lait de chaux jusqu'à réaction franchement alcaline. Porter à l'ébullition et laisser refroidir tranquillement.

Les alcaloïdes sont précipités au milieu d'une liqueur éclaircie.

Séparer le précipité et le traiter par l'acide chlorhydrique étendu jusqu'à réaction acide. Laisser refroidir en agitant de temps en temps.

Ils sont dissous ainsi que la chaux, à l'état de chlorhydrates.

Filtrer la liqueur et laver le résidu avec environ 50 grammes d'eau distillée. Saturer par un excès d'ammoniaque.

La morphine et la narcotine sont précipitées, la codéine rentre en dissolution dans l'ammoniaque.

Filtrer, étendre le filtre avec son contenu sur des doubles de papier buvard pour absorber l'humidité. Détacher le précipité après dessiccation. L'agiter successivement dans un tube avec de l'éther fractionné en trois parties. Décanter à chaque fois l'éther avec une pipette. Dessécher ce qui reste par insufflation ou spontanément.

L'éther emporte de la narcotine, de la matière résineuse et colorante.

Peser le tube desséché avec son contenu, qui est la morphine presque pure ; le peser une seconde fois vide.

La différence entre les deux pesées indique la quantité de morphine contenue dans l'opium soumis à l'essai.

Dans cette dernière partie de l'opération, la narcotine et la codéine retiennent à peu près 1/20 de morphine, perte dont il faut tenir compte.

Ces deux premiers alcaloïdes peuvent du reste être retirés : l'un des liqueurs éthérées, l'autre de la dissolution ammoniacale.

Pharmacologie. — L'opium est une substance médicamenteuse des plus actives ; il est employé en pharmacie sous des formes très-variées :

A *l'état brut*, sous les formes de *poudre*, d'*extrait*, de *teinture*, de *pilules*, etc.

Les alcaloïdes, morphine et codéine qu'il contient sont aussi d'un usage très-fréquent et particulièrement sous la forme saline (Voir la préparation et les caractères de ces derniers dans les ouvrages de chimie).

SUCS HUILEUX

(CORPS GRAS)

On appelle sucs huileux ou corps gras des substances neutres, liquides ou solides, présentant une consistance graisseuse, onctueuse au toucher, tachant le papier et le rendant translucide.

ÉTAT DES CORPS GRAS DANS LES RÈGNES ORGANIQUES. — Les corps gras se rencontrent dans le règne végétal et dans le règne animal souvent sous une même composition.

Dans les plantes, la matière grasse forme de petites gouttelettes closes par des cellules, qui ont plus particulièrement pour siége le péricarpe des fruits et la graine, quelquefois la surface des feuilles et de l'écorce. Ces gouttelettes sont de leur nature solides ou liquides à la température ordinaire (huiles végétales).

Chez les animaux, la substance grasse existe encore renfermée dans des cellules spéciales, qui sont répandues dans toutes les parties du corps, mais qui abondent principalement dans des organes particuliers, dans certains tissus, et pour ne citer que les corps gras les plus usuels en pharmacie : dans l'énorme cavité (sinus) de la tête du cachalot, se trouve la *cétine ;* dans le foie de certains poissons, l'huile dite de *foie de morue ;* sur les reins du porc et du mouton, l'*axonge,* le *suif.*

Les corps gras, d'origine animale, sont généralement fluides chez les animaux à sang froid ; solides chez les animaux à sang chaud.

On donne aux corps gras fluides, quelle que soit leur origine, la dénomination d'*huiles,* et aux corps gras solides, la dénomination de *graisse* ou de *beurre.*

Propriétés physiques des corps gras. — Les corps gras sont insolubles dans l'eau, ce véhicule ne les mouille même pas. Ils sont solubles en proportion notable dans l'alcool absolu. L'éther, les essences en dissolvent des quantités considérables. Les corps gras se mélangent parfaitement entre eux, et ceux qui sont liquides sont les meilleurs dissolvants de ceux qui sont solides.

L'odeur, la couleur diffèrent pour chacun d'eux ; mais il est à croire que ces propriétés sont dues à des matières étrangères, car les principes immédiats de nature graisseuse, isolés et amenés à l'état de pureté, sont inodores et incolores (MALAGUTI).

Les corps gras ne peuvent supporter l'ébullition au contact de l'air sans se décomposer et la température atteint alors environ 300°.

Propriétés chimiques des corps gras. — Tout corps gras longuement exposé à l'air rancit, c'est-à-dire qu'il acquiert une odeur désagréable ; ou bien se résinifie, c'est-à-dire qu'il passe à l'état solide, s'il était liquide. Néanmoins, il existe certaines huiles, telles que celles d'amandes et d'olives, qui ne rancissent que faiblement.

De la propriété qu'ont les corps gras de rancir ou de se solidifier complétement à la suite de leur exposition à l'air, vient la distinction qu'on a établie entre eux d'*huiles non siccatives* et d'*huiles siccatives*. Parmi les huiles non siccatives, nous signalons les huiles d'olive, d'amandes, de colza, de noisette ; la graisse animale (axonge) en fait aussi partie (MALAGUTI).

Parmi les huiles siccatives, citons les huiles de lin, de noix, d'œillette, de ricin, de croton.

Le rancissement et la résinification des corps gras sont dus à une véritable combinaison chimique qui s'opère entre l'oxygène de l'air et les éléments de leurs principes immédiats, particulièrement avec les éléments de l'oléine, dans les huiles non siccatives ; avec ceux de l'élaïne, dans les huiles siccatives. Ce phénomène est une combustion lente, en ce sens qu'il y a dégagement d'acide carbonique et, dit-on, d'hydrogène, lorsqu'il se produit. L'oxydation, modérée au début, augmente bientôt d'intensité, surtout si la surface huileuse présente une grande étendue. On pense que des substances mucilagineuses très-instables et qui ne font pas partie constituante du corps gras, mais qui s'y trouvent ou émulsionnées ou dissoutes, ne sont pas étrangères au phénomène d'oxydation : elles attireraient, dès lors, l'oxygène de l'air, le condenseraient à la manière des corps poreux, puis s'y combineraient ou le présenteraient aux éléments du corps gras. Elles retiendraient de même des germes ferments et favoriseraient le développement de certains d'entre eux, à la manière des substances protéiques.

Dans les huiles siccatives, le principe immédiat, élaïne, qui occupe la condition de l'oléine dans les huiles non siccatives, diffère de celle-ci en ce qu'il ne donne pas à la saponification de l'acide oléique, mais de l'acide élaïque, et en ce qu'il n'est pas transformé par l'hyponitride en élaïdine, corps isomère avec l'oléine.

EXTRACTION DES CORPS GRAS. — Les huiles, les graisses sont obtenues de même que les autres sucs, en déchirant les tissus graisseux par un moyen mécanique, ou bien en faisant crever par la chaleur les cellules qui les renferment, puis en exprimant fortement la matière pour faire écouler la partie fluide.

PROCÉDÉ GÉNÉRAL APPLIQUÉ A L'EXTRACTION DES HUILES VÉGÉTALES LIQUIDES. — Il consiste à passer au moulin à dents les semences qui contiennent le corps gras ; à renfermer la poudre dans des carrés de coutil ou de crin ; à soumettre graduellement la matière à la presse. Certaines semences, comme les ricins, après avoir été mondées de leur enveloppe testacée, sont exprimées immédiatement. D'autres, comme les amandes, exigent un traitement préalable avant d'être passées au moulin : ces dernières sont d'abord frottées dans un sac rude, afin d'en détacher le tégument jaune qui les recouvre ; passées ensuite au crible qui les met au net, et finalement réduites en poudre et soumises à la presse.

A l'extraction de l'huile de croton est appliqué un procédé particulier dont il sera fait mention.

Clarification des huiles végétales liquides. — Les huiles venant d'être extraites, renferment dans leur composition des débris parenchymenteux, du mucilage et un peu de résine qui les rendent troubles ; il convient de les en débarrasser en les clarifiant. — L'opération est effectuée par le *repos*, ou bien par *filtration à la chausse* ou *au papier*. Le dernier procédé donne un produit plus limpide ; il doit être préféré.

Dans les arts, on épure l'huile de colza en suivant un procédé très-ingénieux, qui mérite d'être signalé. Après avoir abandonné l'huile au repos pendant quelques jours, on la soutire ; puis on lui ajoute une petite quantité d'acide sulfurique qu'on sature quarante-huit heures après par la craie. D'autres fois on se contente d'additionner l'huile d'un infusé de tan. On brasse le tout dans les deux cas, puis on abandonne au repos. La clarification s'opère d'elle-même. L'on soutire à la fin.

On donne à ce procédé de clarification l'explication suivante : l'acide sulfurique étant employé en quantité trop faible pour saponifier de l'huile, porte son action sur les matières organiques étrangères, d'ailleurs très-instables, qu'il carbonise. Devenues insolubles, celles-ci sont entraînées au fond des futailles par le sulfate de chaux qui se dépose de lui-même sous forme de nappe, effectuant ainsi une véritable clarification par *descensum*. — L'infusé de tan, par le tannin qu'il contient, contracte, coagule les matières caséiformes et albuminoïdes qui troublent la transparence du corps gras. Ces dernières se déposent encore par le repos.

Toutes les fois qu'il s'agit d'extraire ou de clarifier une huile végétale liquide, il y a avantage à éviter la chaleur, parce qu'elle dispose au rancissement. Néanmoins, dans les arts, on a l'habitude de soumettre à la température de la vapeur d'eau la poudre de graine de lin avant d'exprimer, dans le but de donner plus de fluidité à l'huile et d'en rendre l'écoulement plus facile. Comme on s'en tient à une chaleur modérée, le corps gras éprouve peu de changement, n'acquiert pas d'âcreté appréciable, nuisible à son emploi (Malaguti).

Extraction des huiles végétales solides. — Quand les sucs huileux des végétaux sont solides à la température ordinaire, il y a nécessité, pour les extraire de la matière qui les renferme, de recourir à la chaleur modérée. Quatre procédés qui, d'ailleurs, ne diffèrent entre eux que dans l'exécution, sont appliqués à cet effet.

1º Les semences qui contiennent le corps gras, sont pilées dans un mortier échauffé ou simplement passées dans un moulin à dents; puis la matière est renfermée dans des sacs de coutil et exprimée entre deux plaques de fer étamées et échauffées par l'eau bouillante. Si les semences sont pourvues de leur péricarpe ou d'un tégument quelconque, on commence par les mettre au net. Ainsi, les semences de cacao seront d'abord torréfiées et passées au rouleau pour les débarrasser de la pellicule qui les enveloppe. Elles seront ensuite vannées pour éliminer les détritus et enfin réduites en poudre et soumises à la presse en usant de la chaleur.

2º La matière, après avoir été réduite en poudre, est faite séjourner dans un appareil à double fond où circule la vapeur de l'eau bouillante, puis exprimée à chaud. — Procédé industriel appliqué particulièrement à l'extraction de l'huile de laurier.

5º Elle est délayée dans 1/5 d'eau bouillante, puis exprimée comme précédemment. — Procédé industriel appliqué à la préparation de l'huile d'olive de deuxième qualité, en employant le tourteau de la première expression.

4º Elle est mélangée avec de l'eau qu'on porte à l'ébullition et, après refroidissement, l'huile, qui s'est figée à la surface, est enlevée du milieu liquide. — Procédé fréquemment appliqué à la préparation du beurre de cacao.

Clarification des huiles végétales solides. — Lorsqu'une huile végétale solide à la température ordinaire a été extraite par un des procédés ci-dessus, il convient de l'épurer des matières étrangères qu'elle a entraînées et qui la salissent. On procède encore à cette opération en suivant les deux modes appliqués à la clarification des huiles liquides : le *repos* et la *filtration*, avec cette différence que le repos est pratiqué à la température du bain-marie, ou bien à celle de l'étuve chauffée vers 70º, et que la filtration est aussi effectuée, soit dans les mêmes conditions de température, soit au milieu d'un entonnoir à double fond échauffé par la vapeur de l'eau bouillante.

L'usage du filtre est préférable, parce qu'il donne un produit plus limpide.

EXTRACTION DES CORPS GRAS D'ORIGINE ANIMALE. — Il importe de préparer tout corps gras d'origine animale aussitôt que la panne ou la substance qui doit le fournir a été enlevée du corps de l'animal, autrement il arriverait que sous l'influence du sang dont les cellules graisseuses sont imprégnées, du tissu de ces cellules mêmes, de l'air, de l'humidité, la matière grasse subirait une fermentation qui en diminuerait singulièrement la qualité.

Deux procédés sont adoptés à cette fin :

1º L'on commence par malaxer le corps gras, la panne de porc, par exemple, avec de l'eau froide, dans le but d'en éliminer du sang et d'autres impuretés. La matière est ensuite soumise à une douce chaleur qui détermine la fusion des graisses; puis elle est filtrée à l'étamine ou au filtre filasse, en exprimant légèrement. Il convient d'agiter pendant le refroidissement pour empêcher la séparation de la stéarine. — Procédé appliqué à la préparation de l'axonge de porc, du suif de mouton.

Quelquefois, au lieu d'opérer de cette manière, l'on maintient le corps gras à l'état de fusion après l'avoir additionné d'une petite quantité d'une solution d'alun ou bien d'une quantité plus faible encore d'une solution alcaline. L'alun, en agissant à la façon du tan, contracte les matières caséiformes et en détermine la séparation. L'eau alcaline sature, sans toucher sensiblement aux principes immédiats, les acides odoriférants qu'un commencement d'altération a engendrés dans la substance graisseuse. La suite de la manipulation est la même que précédemment, si ce n'est qu'on opère le partage des corps gras et de l'eau par repos et décantation avant d'agiter. — Cette modification est particulièrement appliquée à l'extraction des corps gras de panne inférieure.

2º On fait bouillir pendant quelque temps avec s. q. d'eau la matière qui doit fournir le corps gras. L'eau sert de bain-marie; en outre, elle dissout du sang et, en général, toutes les impuretés solubles dont le corps gras est imprégné. Quand, sous l'influence de la chaleur, les cellules graisseuses ont toutes crevé, la matière est passée à l'étamine, exprimée légèrement et laissée figer tranquillement. Un pain de suif se forme à la surface de l'eau, on l'enlève et on le nettoie des impuretés adhérentes à la base. — Procédé mis en usage dans la préparation de la moelle de bœuf; il permet d'obtenir un très-beau produit.

Nous ne pouvons indiquer de procédé général pour l'extraction des corps gras liquides d'origine animale, chaque espèce d'huile étant obtenue par un mode spécial, que nous mentionnerons à l'occasion.

CONSERVATION DES CORPS GRAS. — Pour maintenir aux corps gras leurs qualités premières, il y a nécessité de les soustraire le plus possible à l'accès de l'air, autrement ils ranciraient ou même se résinifieraient. Dans ce but, on les enferme dans des vases de faible capacité. Encore cette précaution ne fait-elle que diminuer les chances d'altération, puisqu'il arrive forcément que pendant le débit de la matière la surface prend le contact de l'air.

Toutefois le corps gras, l'axonge, par exemple, qu'on a fait digérer avec une matière résineuse, notamment avec du benjoin ou du vieux baume de Tolu, jouit de la propriété de se maintenir intacte à peu près indéfiniment. La cause qui protége le corps gras dans cette circonstance, est sans doute la même qui garantit le sirop de Tolu contre la fermentation, c'est-à-dire la présence de la résine et de l'huile essentielle.

Certains corps gras solides, comme le beurre de cacao, sont maintenus à l'abri de l'air et conservés intacts, en les recouvrant d'une feuille d'étain.

CLASSIFICATION DES CORPS GRAS. — Au point de vue chimique, les corps gras sont classés d'après la manière dont ils se comportent en présence des alcalis.

Les uns sont facilement saponifiables, c'est-à-dire qu'ils abandonnent à l'alcali l'élément électro-négatif de leurs principes immédiats, et mettent en liberté l'élément électro-positif.

Les autres se saponifient difficilement dans la même circonstance.

D'autres enfin résistent à la saponification.

Nous n'étudierons que les corps gras de la première série. Ils comprennent, d'ailleurs, presque la généralité des graisses employées en pharmacie. Ils sont formés par la réunion d'un certain nombre de principes immédiats dits : *stéarine*, *margarine*, *oléine* et quelquefois *palmitine*, le plus ordinairement sous l'état de simple mélange, quelquefois, croit-on, sous l'état de combinaison entre eux.

SAPONIFICATION DES CORPS GRAS. — La saponification des corps gras consiste dans le dédoublement de leurs principes immédiats en glycérine et en acides gras; la glycérine appartient à chacun d'eux, l'acide stéarique à la stéarine, l'acide margarique à la margarine, l'acide oléique à l'oléine, l'acide palmitique à la palmitine.

La chaleur seule n'opère pas la saponification des corps gras, lors même qu'on opère à l'abri de l'air : les principes immédiats se décomposent avant d'avoir subi le dédoublement, en donnant naissance à divers produits, parmi lesquels on signale de l'eau, du gaz carbonique, des hydrogènes carbonés, de l'acroléine, de l'acide acétique, etc.

La saponification des corps gras est particulièrement effectuée :

Par la vapeur d'eau surchauffée. — Sous l'action de la vapeur d'eau portée à la température d'environ 300°, et s'exerçant en dehors du contact de l'air, les principes immédiats se dédoublent, et leurs éléments basique et acide distillent, sans subir d'altération sensible, hormis la glycérine et l'acide oléique qui se décomposent partiellement.

Par les acides énergiques, sulfurique, chlorhydrique, etc. — L'industrie se sert, pour cette opération, de grandes cuves en bois où sont empilées les graisses, avec addition d'une s. q. d'acide sulfurique; de la vapeur d'eau provenant d'un générateur extérieur, est amenée à la partie inférieure des cuves par l'intermédiaire d'un tuyau de plomb, se condense en déterminant la fusion du corps gras. Dès lors, l'acide sulfurique réagissant opère finalement le partage des éléments basique et acide des principes immédiats : la glycérine reste en dissolution dans les eaux mères, les acides gras surnagent; on les enlève du milieu pour les soumettre à la distillation dans le vide.

Par les bases énergiques. — Les alcalis et certaines bases métalliques opèrent facilement la saponification des corps gras en présence de l'eau, surtout lorsque la réaction est favorisée par la chaleur : les acides gras s'unissent aux bases pour former de véritables sels solubles ou insolubles, et la glycérine isolée se dissout dans les eaux mères.

La vapeur d'eau surchauffée, les acides énergiques, la chaux, sont particulièrement appliqués dans l'industrie à l'extraction des acides gras destinés à la fabrication de la bougie stéarique; les bases alcalines, soude, potasse, à la fabrication des savons; la litharge, à la préparation de l'emplâtre simple; quant à la glycérine, elle existe dans les eaux mères, et on peut l'en extraire dans la plupart des cas.

CONSTITUTION DES CORPS GRAS. — La glycérine n'existe pas toute formée dans les principes immédiats des corps gras; on peut s'en convaincre en saponifiant au bain-marie de l'axonge par la litharge sans l'intermédiaire de l'eau : des sels gras de plomb finissent par se former, mais pas de glycérine, car il est facile de constater que la matière gluante obtenue à la suite de ce traitement et qui imprègne toute la masse, ne possède aucun des caractères de la glycérine, notamment ne se dissout pas dans l'eau. Mais si l'on ajoute, dès le début, de l'eau au mélange, comme si l'on voulait préparer l'emplâtre simple, la saponification est alors rendue plus facile; en outre, l'on observe, après avoir séparé les sels gras insolubles d'avec la partie liquide, que cette dernière a augmenté de poids et de densité; évidemment, cette augmentation tient à la présence d'un principe gras que l'eau a retenu en dissolution, et ce principe est nécessairement l'élément basique qui était uni dans les principes immédiats à l'élément acide. — L'expérience est encore plus facile à effectuer et tout aussi concluante, si l'on opère avec un mélange formé de 2/3 d'eau, de 1/3 d'huile d'olive et d'une quantité suffisante de lait de chaux; après avoir agité vigoureusement le tout, on laisse reposer pendant quelque temps et l'on filtre. L'eau a encore, comme précédemment, augmenté de poids, de densité et acquis un goût sucré.

D'où l'on est autorisé à conclure : que la glycérine n'existe pas toute formée dans les corps gras, mais qu'elle prend naissance pendant la saponification effectuée en présence de l'eau.

C'est surtout aux travaux de MM. Wurtz et Berthelot qu'on doit de connaître positivement :

La composition chimique qu'occupe la glycérine dans les corps gras ;

La manière dont elle achève sa constitution pendant l'acte de la saponification ;

Et nous ajouterons : la relation de ses caractères chimiques avec ceux de l'alcool de vin.

M. Wurtz a pu réaliser expérimentalement la synthèse de la glycérine, et M. Berthelot la synthèse de la stéarine, etc.

SYNTHÈSE DE LA GLYCÉRINE. — En combinant le propylène C^6H^5 avec le brome, M. Wurtz a obtenu le bromure de propylène, $C^6H^5Br^3$.

En traitant ce corps par l'acétate d'argent, il a obtenu de la triacétine et du bromure d'argent :

$$C^6H^5Br^3 + 3(AgO, C^4H^3O^3) = 3AgBr + C^6H^5O^3, 3(C^4H^3O^3)$$

En faisant réagir l'hydrate de baryte sur la triacétine, il s'est produit de la glycérine et de l'acétate de baryte :

$$C^6H^5O^3, (C^4H^3O^3)^3 + (BaO, HO)^3 = C^6H^8O^6 + 3(BaO, C^4H^3O^3)$$

SYNTHÈSE DE LA STÉARINE. — M. Berthelot, en chauffant dans un tube scellé un équivalent de glycérine et trois équivalents d'acide stéarique hydraté, a obtenu de la stéarine, et six équivalents d'eau ont été mis en liberté :

$$\underset{\text{glycérine.}}{C^6H^8O^6} + \underset{\text{ac. stéar. hydraté.}}{3(C^{36}H^{35}O^3, HO)} = \underset{\text{stéarine.}}{C^{114}H^{110}O^{12}} + 6HO, \text{ou } \underset{\text{stéarine.}}{C^6H^5O^3, 3(C^{36}H^{35}O^3)} + 6HO$$

Remplaçant l'acide stéarique par l'acide oléique, le même chimiste a obtenu l'oléine et six équivalents d'eau.

Ces expériences se confirment et établissent :

1° Qu'un composé chimique, $C^6H^5O^3$, en s'assimilant trois équivalents d'eau, $3HO$, passe à la composition de la glycérine :

$$\underset{\text{glycérine.}}{C^6H^5O^3 + 3HO = C^6H^8O^6, \textit{ou } C^6H^5O^3(HO)^3}$$

2° Que la glycérine en échangeant trois équivalents d'eau avec trois équivalents des acides stéarique, margarique, oléique, engendre la stéarine, la margarine, l'oléine ; par exemple :

$$\underset{\text{glycérine.}}{C^6H^5O^3(HO)^3} + \underset{\text{acide stéarique.}}{3(C^{36}H^{35}O^3, HO)} = \underset{\text{stéarine.}}{C^6H^5O^3, 3(C^{36}H^{35}O^3)} + 6HO$$

3º Que comme corollaire, l'on doit admettre que les principes immédiats des corps gras de la première série occupent la constitution de tristéarine, trimargarine, trioléine, tripalmitine, par cela même qu'ils renferment pour une molécule glycérique trois molécules stéariques, ou margariques, ou oléiques, ou palmitiques; en d'autres termes, qu'ils sont de véritables éthers gras, analogues aux éthers composés ordinaires.

La glycérine est un alcool triatomique. — Cette substance se comporte, en effet, comme l'alcool ordinaire en face des acides ; mais, tandis que l'alcool de vin n'engendre sous l'action d'un même acide qu'un seul éther (ce qu'on exprime en disant qu'il est monoatomique), la glycérine, dans la même circonstance, est susceptible de donner lieu à la formation de trois espèces d'éther (1).

Le tableau suivant, où se trouvent inscrites comparativement les réactions auxquelles prennent part l'alcool et la glycérine en présence des acides, rend compte de l'analogie des caractères chimiques qui existent entre ces deux substances, et démontre, en outre, que la condition triatomique de la glycérine, révélée par l'examen de la constitution des corps gras, est constante.

---

(1) Il existe un autre alcool, le glycol, $C^4H^6O^4$, qui, mis en présence d'un même acide, donne lieu, selon les proportions employées, à la formation de deux espèces d'éther. Par suite de cette propriété, le glycol est dit biatomique.

Réactions représentées d'après le système dualistique ou des équivalents.

$$C^4H^5O(HO) + HCl = C^4H^5Cl + 2HO$$
alcool.   éther chlor.

$$C^6H^5O^3(HO)^3 + HCl = C^6H^5O^2Cl(HO)^2 + 2HO$$
glycérine.   monochlorhydrine.

$$C^6H^5O^3(HO)^3 + 2HCl = C^6H^5OCl^2(HO) + 4HO$$
id.   dichlorhydrine.

$$C^6H^5O^3(HO)^3 + 3HCl = C^6H^5Cl^3 + 6HO$$
id.   trichlorhyd.

ALCOOL, GLYCÉRINE ET HYDRACIDES

$$C^4H^5O \text{ ou } C^8H^{10}O^2$$
éther ordinaire.

$$C^6H^5O^3 \text{ ou } C^{12}H^{10}O^6, \text{ obtenu avec } 2(C^6H^5O^3) + 6KO,HO = C^{12}H^{10}O^6 + 6KI + 6HO$$
éther glycérique.

$$C^4H^5O(HO) + (HO)^3,PhO^5 = C^4H^5O,(HO)^2,PhO^5 + 2HO$$
alcool.   acide phosphor.   éther phosphovinique.

$$C^6H^5O^3(HO)^3 + (HO)^3,PhO^5 = C^6H^5O^3,PhO^5 + 6HO$$
glycérine.   *id.*   éther phosphoglycér.

$$C^4H^5O(HO) + 2(HO,SO^3) = C^4H^5O,HO,2SO^3 + 2HO$$
alcool.   acide sulfur.   éther sulfovinique.

$$C^6H^5O^3(HO)^3 + 3(HO,SO^3) = C^6H^5O^3,3SO^3 + 6HO$$
glycérine.   *id.*   éther sulfoglycér.

$$C^4H^5O(HO) + C^4H^3O^3,HO = C^4H^5O,C^4H^3O^3 + 2HO$$
alcool.   acide acétique.   éther acétique.

$$C^6H^5O^3(HO)^3 + C^4H^3O^3,HO = C^6H^5O^3(HO)^2,C^4H^3O^3 + 2HO$$
glycérine.   *id.*   monoacétine.

$$C^6H^5O^3(HO)^3 + 2(C^4H^3O^3,HO) = C^6H^5O^3(HO),2(C^4H^3O^3) + 4HO$$
id.   *id.*   diacétine.

$$C^6H^5O^3(HO)^3 + 3(C^4H^3O^3,HO) = C^6H^5O^3,3(C^4H^3O^3) + 6HO$$
id.   *id.*   triacétine.

ALCOOL, GLYCÉRINE ET OXACIDES

Réactions représentées d'après le système atomique.

ALCOOL, GLYCÉRINE ET HYDRACIDES

$$C^2H^6O + HCl = C^2H^5Cl + H^2O$$
alcool.   éther chlor.

$$C^3H^5(OH)^3 + HCl = C^3H^5Cl(OH)^2 + H^2O$$
glycérine.   monochlorhydr.

$$C^3H^5(OH)^3 + 2HCl = C^3H^5Cl^2(OH) + 2H^2O$$
id.   dichlorhydrine.

$$C^3H^5O^3(HO)^3 + 3HCl = C^3H^5Cl^3 + 3H^2O$$
id.   trichlorhyd.

$$\text{éther.} \left. \begin{array}{c} C^2H^5 \\ C^2H^5 \end{array} \right\} O = C^4H^{10}O$$
éther.

$$C^3H^5O^3 \text{ ou } C^6H^{10}O^3, \text{ obtenu avec } 2(C^3H^5I^3) + 6K(OH) = \left. \begin{array}{c} C^3H^5 \\ C^3H^5 \end{array} \right\} O^3 + 6 IK + 3H^2O$$
éther glycérique.

ALCOOL, GLYCÉRINE ET OXACIDES

$$3(C^2H^6O) + PhO^4H^3 = PhO^4(C^2H^5)^3 + 3H^2O$$
alcool.   acide phosphor.   éther phosphov.

$$C^3H^8O^3 + PhO^4H^3 = PhO^4(C^3H^5)''' + 3H^2O$$
glycérine.   id.   éther phosphoglycér.

$$C^2H^6O + SO^4H^2 = SO^4 \left\{ \begin{array}{c} C^2H^5 \\ H \end{array} \right. + H^2O$$
alcool.   sulfurique.   acide sulfovin.

$$C^3H^8O^3 + 2(SO^4H^2) = (SO^4)^2 \left\{ \begin{array}{c} C^3H^{5'''} \\ H \end{array} \right. + 3H^2O$$
glycérine.   id.   acide sulfoglycér.

$$C^2H^6O + C^2H^3O,OH = \left. \begin{array}{c} C^2H^5 \\ C^2H^3O \end{array} \right\} O + H^2O$$
alcool.   acide acétique.   éther acétique.

$$C^3H^5(OH)^3 + C^2H^3O^2H = C^3H^3 \left\{ \begin{array}{c} C^2H^3O^2 \\ (HO)^2 \end{array} \right. + 2H^2O$$
glycérine.   acide acétique.   monoacétine.

$$C^3H^5(OH)^3 + 2(C^2H^3O,OH) = C^3H^5 \left\{ \begin{array}{c} (C^2H^3O^2)^2 \\ HO \end{array} \right. + 2H^2O$$
id.   id.   diacétine.

$$C^3H^5(OH)^3 + 3(C^2H^3O,OH) = C^3H^5,(C^2H^3O^2)^3 + 3H^2O$$
id.   id.   triacétine.

De même que les éthers viniques, chauffés en vase clos et en présence d'une solution aqueuse de potasse, donnent lieu à la formation d'un sel de potasse et régénèrent l'alcool, de même les éthers glycériques régénèrent, dans la même circonstance, la glycérine (1).

Glycérine. — *Préparation.* — La préparation de la glycérine vient à la suite de l'extraction des acides gras et particulièrement de l'acide stéarique. Ces derniers sont obtenus par trois procédés différents : la saponification des corps gras au moyen de la chaux, — au

---

(1) *Radical de la glycérine.* — La glycérine a pour radical C^6H^5 (glycéril) (1). — On peut le démontrer par le raisonnement en considérant, par exemple : la constitution de la triacétine, $C^6H^5O^3$. $3(C^4H^3O^3)$, et de la phosphorine, $C^6H^5.O^3$ PhO^5.

1° La loi qui règle la constitution des acétates veut que l'oxygène de la base soit à l'oxygène de l'acide comme 1 est à 3. Or, dans la triacétine il y a trois équivalents d'acide acétique ($C^4H^3O^2$ étant considéré comme un radical jouant le rôle de corps simple), ou neuf équivalents d'oxygène ; il doit donc, par conséquent, exister trois équivalents d'oxygène unis au composé qui, dans le principe immédiat des corps gras, joue le rôle de métal. Mais, si de ce composé $C^6H^5O^3$, l'on retranche O^3, il reste C^6H^5.

2° De même nous dirons : la loi, qui règle la constitution des phosphates ordinaires, exige que l'oxygène de la base soit à l'oxygène de l'acide comme 3 est à 5. Or, dans la phosphorine, il y a un équivalent d'acide phosphorique et, par conséquent, cinq équivalents d'oxygène : l'élément électro-positif doit donc renfermer trois équivalents d'oxygène. Mais, si on retranche ces trois équivalents, il reste comme précédemment C^6H^5, radical jouant le rôle de corps simple.

De plus C^6H^5 joue le rôle de trois équivalents métalliques ; en d'autres termes, il est substitué à trois équivalents d'hydrogène, ou $C^6H^5 = 3H$ (2).

Cette proposition peut être démontrée de la manière suivante :

Dans la trichlorhydrine, $C^6H^5Cl^3$, on a.................. $\quad C^6H^5 = Cl^3$ ces deux corps se faisant mutuellement équilibre en se saturant.

D'autre part, dans trois équivalents d'acide chlorhydrique, $3HCl$, l'on a, pour la même raison..................... $\quad 3H = Cl^3$

D'où..................... $\quad C^6H^5 = 3H$

et comme corollaire............................. $\quad C^6H^5O^3 = 3HO$ (3).

Le radical de la glycérine est donc C^6H^5, et il joue le rôle de trois équivalents métalliques ; — oxydé, ou $C^6H^5O^3$, il représente trois équivalents d'oxyde métallique ; — oxydé et hydraté, ou $C^6H^5O^3(HO)^3$, il forme la glycérine (4). Quant à la saponification des corps gras, elle est effectuée d'après les lois ordinaires qui régissent les doubles décompositions ; — soit, par exemple, la stéarine soumise à l'action de la chaux :

$$C^6H^5O^3,3(C^{36}H^{35}O^3) + 3(HO,CaO) = 3(CaO,C^{36}H^{35}O^3) + C^6H^5O^3(HO)^3$$

stéarine.   stéarate de chaux.   glycérine.

---

(1) Théorie atomique, C^3H^5.

(2) Théorie atomique, $C^3H^5 = H^3$.

(3) Théorie atomique : $C^3H^5O^3 = H^3 + O^3 = 3HO$ (oxydride).

(4) Les partisans du système atomique se refusent-ils à admettre que la glycérine contienne trois molécules d'eau toutes formées, quand ils expriment la formule de ce corps par :

$C^3H^5 | O^5$? S'il en est ainsi, on peut répondre en soutenant l'opinion contraire,

C^3H^5 | O^5		que C^3H^5 | O^5, ou $C^3H^5 = C^3H^5$ | 3 O $\frac{1}{2}$
H |		H | HO H | O $\frac{1}{2}$
H |		H | HO H | O $\frac{1}{2}$
H |		H | HO H | O $\frac{1}{2}$

moyen de l'acide sulfurique, — au moyen de la vapeur d'eau surchauffée. Par suite, la glycérine elle-même peut être obtenue par trois procédés différents :

1° Des eaux mères qui ont servi à l'extraction des acides gras par l'emploi de la chaux :

La manière la plus simple d'opérer consiste à soumettre les eaux mères à un courant de gaz carbonique, jusqu'à saturation ; à laisser reposer. Du carbonate de chaux se sépare, on l'élimine par décantation. Quant au bicarbonate de chaux soluble, il est ramené à l'état de carbonate neutre insoluble, en élevant un instant la température jusqu'à l'ébullition. La liqueur est filtrée, puis concentrée au bain-marie, ou mieux dans le vide jusqu'à 28° Baumé. On filtre une dernière fois au charbon lavé.

Ce procédé est de Morfit ; il donne un très-bon produit, pourvu que la saponification des corps gras ait été complète.

2° Des eaux mères qui ont servi à l'extraction des acides gras par l'emploi de l'acide sulfurique :

Les eaux mères peuvent contenir, outre la glycérine, de l'acide sulfurique et des corps gras non saponifiés. Elles sont traitées à chaud : d'abord par la litharge qui sature l'acide et achève la saponification, s'il y a lieu ; puis, après avoir été filtrées, elles sont soumises à un courant de gaz sulfhydrique, qui précipite la petite quantité de plomb que des acides gras empyreumatiques et acétique ont pu retenir en dissolution. La liqueur est en dernier lieu concentrée, soit dans le vide, soit au bain-marie, et filtrée au charbon comme précédemment.

Observons que lors du traitement par l'hydrogène sulfuré, il est très-important d'opérer à une température voisine de 100°, afin d'empêcher qu'une certaine quantité de gaz sulfhydrique se maintienne en dissolution ; car le fait se produisant, le gaz sulfhydrique, sous l'action simultanée de l'oxygène de l'air et des matières organiques contenues dans le liquide, se transformerait rapidement en eau et en soufre, puis en acides hyposulfureux et sulfureux, etc., produits qu'il serait à peu près impossible d'éliminer de la glycérine.

L'alcool fort employé en excès, peut encore servir à la place de l'hydrogène sulfuré pour achever la précipitation du plomb. La liqueur est ensuite filtrée et soumise à la distillation au bain-marie pour volatiliser l'alcool et concentrer la glycérine.

3° Des eaux mères provenant de la saponification des corps gras par la vapeur d'eau surchauffée à 300° (procédé Wilson) :

L'opération est très-simple : il suffit, après avoir enlevé les acides gras qui surnagent les eaux de condensation, de concentrer celles-ci dans le vide jusqu'à 28° Baumé, et de filtrer au charbon d'os.

Ce procédé donne la glycérine très-pure. Il est appliqué presque exclusivement à l'extraction de cette substance dans l'industrie anglaise.

Caractères physiques et chimiques de la glycérine. — La glycérine est un liquide de consistance sirupeuse, incolore, inodore, de saveur sucrée. — Elle se mélange parfaitement à l'eau et à l'alcool, mais non avec l'éther. — Ses propriétés dissolvantes sont à peu près les mêmes que celles de l'eau; on a lieu d'en être d'autant moins surpris, qu'à bien considérer, une molécule de glycérine équivaut, d'après sa constitution, à six molécules d'eau.

On a, en effet :

$$\text{glycérine} \begin{cases} C^6H^5O^3 = 3HO \\ (HO)^3 = 3HO \\ \textit{ou } C^6H^5O^3(HO)^3 = 6HO \end{cases} \begin{matrix} \text{et d'après} \\ \text{la théorie} \\ \text{atomique :} \end{matrix} \left. \begin{matrix} C^3H^5 = 3H \\ HO \\ HO \\ HO \end{matrix} \right\} = 3HO \right\} = 3H^2O$$

Aussi dissout-elle la plupart des corps minéraux et organiques que l'eau dissout, et refuse-t-elle de dissoudre la plupart de ceux qui sont insolubles dans ce même véhicule. Cette propriété doit être retenue par le médecin et par le pharmacien, quand ils ont l'occasion de prescrire ou d'exécuter une composition médicamenteuse dans laquelle la glycérine est indiquée comme véhicule.

Toutefois, il convient d'ajouter que la glycérine se ressent, jusqu'à un certain point de son origine animale. Ainsi elle dissout mieux que l'eau certains corps dont la composition se rapproche de celles des résines, notamment l'acide phénique; elle s'assimile une plus forte dose d'iode, de phosphore, que ne le fait le même véhicule, et surtout elle est caractérisée, comme les corps gras, par la propriété de ne pouvoir supporter l'ébullition au contact de l'air sans se décomposer, en donnant lieu dans la circonstance à la formation de certains produits dont l'acroléine $C^6H^4O^2$, sorte d'aldéhyde d'une odeur insupportable, fait partie.

Chauffée à une douce chaleur avec de la potasse, la glycérine dégage de l'eau, de l'hydrogène, et il se forme en même temps de l'acétate et du formiate de potasse :

$$C^6H^5O^3(HO)^3 + (KO, HO)^2 = KO, C^4H^3O^3 + KO, C^2HO^3 + 2HO + 4H$$

Sous l'action modérée de l'acide azotique elle s'oxyde, devient acide glycérique, $C^6H^6O^8$, qui est à la glycérine ce que l'acide acétique est à l'alcool :

$$\underset{\text{glycérine.}}{C^6H^8O^6} + 4O = \underset{\text{ac. glycér.}}{C^6H^6O^8} + 2HO$$

Mise en contact d'un mélange formé de deux parties d'acide sulfurique et d'une partie d'acide azotique fumant, la glycérine est transformée en nitroglycérine, liquide explosif et toxique. C'est cette même substance qui, après avoir été mélangée avec des corps poreux riches en carbone, et desséchée avec eux, forme la dynamite.

Fraudes et essais de la glycérine :

Elle est quelquefois mélangée avec du sirop de glucose ou de sucre. Dans le premier cas, elle prendra une couleur brune plus ou moins foncée lorsqu'on la portera à l'ébullition, en présence d'une dissolution alcaline. Elle fermentera presque immédiatement au contact de la levûre de bière.

Dans le second cas, elle brunira encore si on la chauffe au bain-marie additionnée de quelques gouttes d'acide sulfurique.

Si la glycérine est acide, elle fera virer au rouge le papier tournesol, et si l'acide est le sulfurique, elle précipitera en blanc par le chlorure de baryum.

Si elle contenait de la chaux, elle troublerait par l'oxalate d'ammoniaque.

Si elle renfermait un sel soluble de plomb, le sulfhydrate d'ammoniaque y produirait un précipité noir et l'acide chlorhydrique un précipité blanc.

Stéarine. — $C^{114}H^{110}O^{12}$ $C^6H^5O^3, 3(C^{36}H^{35}O^3)$ $C^3H^5\}''', (C^{18}H^{35}O^2)^3$
form. empyr. des équiv.   form. techn. des équiv.   form. atomique.

La stéarine existe dans les graisses animales, notamment dans l'axonge, dans le suif; elle fait partie de la composition du beurre de cacao, etc. — La graisse humaine, l'huile d'olive, d'amandes, et en général toutes les huiles végétales liquides à la température ordinaire n'en contiennent pas.

PRÉPARATION. — Elle est obtenue en faisant digérer du suif avec s. q. d'essence de térébenthine; le liquide est filtré et abandonné au refroidissement. La stéarine se sépare; on la presse entre des feuilles de papier buvard. Ainsi obtenue, elle contient encore une petite quantité de margarine. On la purifie en la dissolvant à chaud dans une faible quantité d'essence de térébenthine, et en laissant figer au milieu d'un mélange réfrigérant. La stéarine se congèle la première : on la presse de nouveau et, en dernier lieu, on la traite par l'éther bouillant, qui l'abandonne en lamelles nacrées à la suite de l'évaporation spontanée.

Caractères physiques et chimiques. — La stéarine est fusible à 62°, ne cristallise pas par voie de fusion.

Elle est insoluble dans l'eau, soluble dans huit parties d'alcool bouillant, presque insoluble dans ce même véhicule refroidi. L'éther et l'essence de térébenthine la dissolvent facilement à chaud; mais elle se sépare en grande partie pendant le refroidissement. Le dissolvant par excellence de la stéarine est tout corps gras fluide.

Elle est saponifiable :

(La constitution des principes immédiats des corps gras nous étant désormais connue, nous donnons ici la théorie de leur saponification, en prenant pour exemple la stéarine).

1º *Par la vapeur d'eau surchauffée, en dehors du contact de l'air et sous une faible tension*. — L'acide stéarique se sépare en s'hydratant, la glycérine achève sa constitution en s'assimilant trois molécules d'eau, et ces deux substances passent à la distillation. On exprime la réaction d'après l'égalité suivante :

$$C^6H^5O^3, 3(C^{36}H^{35}O^3) + n(HO) = C^6H^5O^3(HO)^3 + 3(C^{36}H^{35}O^3, HO) + n(HO)$$

2º *Par les acides énergiques, notamment par l'acide sulfurique*. — Le premier effet de l'acide est d'opérer le dédoublement des deux éléments de la stéarine, et de former combinaison avec chacun d'eux, en donnant naissance à des acides sulfoglycérique et sulfostéarique.

$$C^6H^5O^3,3(C^{36}H^{35}O^3) + 12(HO,SO^3) = C^6H^5O^3,3SO^3 + 3(C^{36}H^{35}O^3,3SO^3) + 12HO$$

Puis en présence d'une grande quantité d'eau agissant par influence de masse : d'abandonner cette combinaison pour se retrancher à l'état de sulfate d'eau, tandis que la glycérine achève encore sa constitution comme précédemment et que l'acide stéarique s'hydrate :

$$C^6H^5O^3,3SO^3 + 3(C^{36}H^{35}O^3,3SO^3) + n(HO)$$
$$= C^6H^5O^3(HO)^3 + 3(C^{36}H^{35}O^3,HO) + 12HO,SO^3 + n(HO)$$

3° *Par les bases.* — Les alcalis, les oxydes métalliques en général opèrent la saponification de la stéarine. — Lorsque la réaction s'opère en présence de l'eau, le principe glycérique devient encore glycérine, et un stéarate soluble ou insoluble, selon la nature de la base, se forme en même temps :

$$C^6H^5O^3,3(C^{36}H^{35}O^3) + (HO,KO)^3 = C^6H^5O^3(HO)^3 + 3(KO,C^{36}H^{35}O^3)$$

ACTION DE L'ACIDE AZOTIQUE SUR LA STÉARINE. — L'acide azotique réagissant sur la stéarine n'arrête pas son action à la saponification de cette substance : l'acide stéarique est bien vite transformé en acide margarique. Si même il arrive que l'acide azotique soit en excès et que le milieu soit maintenu en fusion, des produits divers, provenant de l'oxydation des éléments des corps gras, prennent naissance, notamment de l'eau, des acides formique, acétique, butyrique, valérique, succinique, sébacique, carbonique, etc.

Acide stéarique hydraté. — $C^{36}H^{35}O^3,HO$ $C^{18}H^{35}O,OH$
form. stéarique.   form. atomique.

Cet acide peut être obtenu en faisant cristalliser à plusieurs reprises, dans l'alcool, de la bougie stéarique.

Caractères physiques et chimiques. — Il cristallise par voie de fusion en aiguilles fusibles à 70°. — Il est complétement insoluble dans l'eau, très-soluble à chaud dans l'alcool et dans l'éther.

La manière d'être de la stéarine, c'est-à-dire son état constitutionnel, indique suffisamment le caractère monobasique de l'acide stéarique ; nous avons vu, en effet, que la stéarine est formée par la combinaison de trois équivalents de cet acide avec un composé jouant le rôle de trois équivalents d'un oxyde métallique.

L'acide stéarique forme avec les alcalis des sels monobasiques solubles dans l'éther, dans l'alcool et dans l'eau ; mais un excès d'eau les fait passer à l'état de sous-sels acides insolubles :

$$2(KO,C^{36}H^{35}O^3) + n(HO) = KO,HO + KO,HO,(C^{36}H^{35}O^3)^2 + n(HO)$$

Cette propriété oblige les savonniers à faire usage d'un excès d'alcali dans la fabrication des savons. Ils arrivent ainsi à procurer aux sels gras alcalins une certaine fixité, une certaine résistance à l'action décomposante de l'eau, à rendre plus facile l'enlèvement des taches de graisse, et par suite le nettoyage du linge.

Tous les autres stéarates sont insolubles dans l'eau ; ce qui fait que les eaux séléniteuses (calcaires, magnésiennes) ne conviennent point au lavage par l'intermédiaire du savon. Il s'établit en ce cas, entre les sels calcaires ou magnésiens de l'eau et les stéarates alcalins du savon, un double échange qui, en modifiant la composition de ce dernier, compromet le nettoyage.

$$NaO, C^{36}H^{35}O^3 + CaO, SO^3 = NaO, SO^3 + CaO, C^{36}H^{35}O^3$$
savon.

L'acide stéarique forme par lui-même presque la totalité de la bougie stéarique ; en combinaison avec la soude ou la potasse, il entre en forte proportion dans la composition des savons ; avec la litharge, il fait partie de l'emplâtre simple.

Margarine. — $C^{108}H^{104}O^{12}$ $C^6H^5O^3,3(C^{34}H^{33}O^3)$ $C^3H^5\{'''(C^{17}H^{33}O^2)^3$
form. empyr. des équiv.   form. tech. des équiv.   form. atomique.
La margarine fait partie des huiles végétales et des graisses animales.

On peut l'obtenir de l'huile d'olive figée par le froid ; le dépôt graisseux est exprimé entre plusieurs doubles de papier buvard, puis dissous dans l'éther et fait cristalliser par évaporation spontanée du véhicule.

Caractères physiques et chimiques. — La margarine est solide à la température ordinaire, et fusible à 47° ; par le refroidissement elle prend un aspect perlé, d'où vient son nom de margarine.

Elle se comporte comme la stéarine vis-à-vis des mêmes dissolvants, si ce n'est qu'elle se dissout en plus forte proportion.

Au contact d'une solution alcoolique d'ammoniaque, la margarine subit un changement analogue à celui que subirait un éther composé dans la même circonstance : elle se transforme en margaridine et glycérine.

Comme la stéarine, elle est saponifiable, et sous l'action des mêmes agents donne de la glycérine et de l'acide margarique.

Acide margarique hydraté. — $C^{34}H^{33}O^3, HO$ $C^{17}H^{33}O, OH$
formule dualistique.   formule atomique.

Pour préparer cet acide, l'on saponifie, par la potasse ou par la soude, un corps gras ne renfermant que de la margarine et de l'oléine, par exemple : de l'huile d'olive ou d'amandes. On décompose le savon alcalin par une solution d'acétate de plomb ; on exprime et on lave le précipité, qui s'est formé, de margarate et d'oléate de plomb ; on le traite ensuite à chaud par l'éther, qui dissout la totalité de l'oléate et seulement une partie du margarate ; on opère le partage des deux sels après le refroidissement ; on traite le margarate de plomb par l'acide azotique étendu ou par l'acide chlorhydrique : de l'azotate soluble ou du chlorure insoluble de plomb se forme ; on sépare de la liqueur l'acide margarique, puis on le dissout à plusieurs reprises dans l'alcool bouillant qui, pendant le refroidissement, l'abandonne à chaque fois cristallisé et de plus en plus pur.

Caractères physiques et chimiques. — L'acide margarique fond à 60°. Il a l'aspect de l'acide stéarique; possède les mêmes caractères de solubilité que ce dernier ; est, comme lui, monobasique; forme avec les alcalis des margarates solubles, qu'un excès d'eau décompose et transforme en sous-sels acides insolubles. Avec certaines bases métalliques, il donne lieu à la formation de margarates insolubles dans l'eau ; mais légèrement solubles, principalement à chaud, dans l'éther.

Oléine. — $C^6H^5O^3, 3(C^{36}H^{35}O^3)$ $\qquad$ $C^3H^5\}''', (C^{18}H^{35}O^2)^3$

formule dualistique. $\qquad\qquad$ formule atomique.

L'oléine est le principe liquide des graisses. Elle abonde surtout dans les huiles végétales et dans celle des poissons, le plus ordinairement à l'état de mélange, quelquefois à l'état de combinaison avec la margarine.

Sa formule chimique n'a pu être déterminée par l'analyse ; mais M. Berthelot est parvenu par voie synthétique à produire la mono-oléine et la di-oléine, ce qui a permis de fixer la formule de la tri-oléine.

Caractères physiques et chimiques. — L'oléine jouit des mêmes caractères de solubilité que la stéarine, que la margarine. Elle paraît être, parmi les principes immédiats des corps gras de la première série, celui qui possède la plus faible fixité. C'est sur ses éléments, en effet, que se porte plus particulièrement l'action de l'oxygène, lors du rancissement ; et tandis que la stéarine et la margarine ne sont pas impressionnées par l'hyponitride, l'oléine est métamorphosée par le même agent en élaïdine, corps isomère, moins fusible et saponifiable par les alcalis, en glycérine et acide élaïdique. — Elle est saponifiable.

Acide oléique hydraté. — $C^{36}H^{35}O^3, HO$ $\qquad$ $C^{18}H^{35}O, OH$

formule dualistique. $\qquad\qquad$ formule atomique.

Pour obtenir l'acide oléique, on procède à peu près comme pour la préparation de l'acide margarique : — saponifier par la potasse ou par la soude de l'huile d'olive ; décomposer le savon alcalin par une solution d'acétate de plomb ; laver le précipité ; l'exprimer et le traiter à froid par l'éther : l'oléate de plomb se dissout seul. — Filtrer ; laisser le liquide éthéré s'évaporer spontanément ; décomposer l'oléate de plomb, formant résidu, par l'acide chlorhydrique étendu ; reprendre par l'éther qui entraîne l'acide oléique en dissolution ; décanter et abandonner à l'évaporation spontanée : l'acide gras cristallise.

Caractères physiques et chimiques de l'acide oléique. — Cet acide possède une apparence huileuse. Il est incolore, sans odeur ni saveur, et de même que les autres acides gras, ne se laisse pas pénétrer par l'eau. Il se solidifie à 4°. Exposé à l'air, il rancit; dès lors il n'est plus solidifiable par le froid. — L'hyponitride le transforme en acide élaïdique.

Distillé dans le vide en présence de la vapeur d'eau, il se décompose partiellement.

L'acide azotique ordinaire brûle, à chaud, l'acide oléique, en donnant naissance à une multitude de produits appartenant pour la plupart à la série acétique et oxalique.

Acide indifférent, comme les acides gras stéarique et margarique, l'acide oléique peut se combiner, notamment avec l'acide sulfurique, sous la constitution d'acide sulfo-oléique, qu'un excès d'eau décompose.

Il se comporte aussi en présence des bases alcalines, terreuses et métalliques, comme le font les acides gras précédents; mais les oléates alcalins et plusieurs oléates métalliques jouissent en outre de la propriété d'être entièrement solubles dans l'alcool et dans l'éther.

Chauffé avec de la potasse ou de la soude, il engendre de l'acétate et du palmitate de potasse; en même temps de l'hydrogène se dégage.

Le savon amygdalin des pharmacies, préparé avec la lessive des savonniers et de l'huile d'amandes, est formé d'un oléo-margarate de soude et de glycérine. — Les acides oléique et margarique, en combinaison avec les bases, accompagnent l'acide stéarique dans la composition des savons, des emplâtres, etc.

Palmitine. — La palmitine se rencontre principalement dans l'huile de palme. — On l'isole par pression et on la purifie en la faisant cristalliser dans l'éther.

Elle est blanche, cristalline; soluble dans l'alcool bouillant, insoluble dans l'alcool froid, très-soluble dans les huiles. Elle fond à 48°; donne à la saponification de la *glycérine* et de l'acide *palmitique.*

Après l'étude des principes immédiats des corps gras, nous mentionnons succinctement les caractères de ceux d'entre ces corps qui reçoivent un emploi fréquent en pharmacie :

Axonge. — Retirée de la panne du porc, *Sus scrofa* (pachydermes).

Suif. — Retiré de la graisse de mouton, *Ovis aries* (mammifères, ruminants).

Moelle de bœuf. — Obtenue de la moelle contenue dans les gros os de bœuf, *Fel tauri* (mammifères).

Un même procédé, que nous avons mentionné page 209, est appliqué à la préparation des deux premières substances; — un procédé particulier, décrit page 209, est appliqué à la préparation de la moelle de bœuf.

Caractères. — L'axonge bien préparée est blanche comme la neige, sans odeur ni saveur désagréables; mais elle rancit rapidement au contact de l'air, si elle n'a pas été benzoinée par digestion avec un baume résineux.

Elle est très-soluble dans les huiles fixes et volatiles ; passablement soluble dans le chloroforme, dans l'éther ; peu soluble dans l'alcool.

Elle contient 62 0/0 d'oléine et 32 0/0 de stéarine et de margarine.

L'axonge sert de base à la plupart des *pommades ;* elle fait partie d'un nombre considérable d'*onguents* et d'*emplâtres*.

Le suif est une graisse blanche, plus ferme que l'axonge, renfermant 75 0/0 de stéarine et 25 0/0 d'oléine, de margarine et d'acide hircique. — Il possède d'ailleurs tous les caractères de solubilité des corps gras.

Le suif entre dans la composition de la *pommade de Gondret*, du *baume d'Arcœus*, etc.

La moelle de bœuf, préparée d'après le procédé du Codex, se présente après le figement sous la consistance d'un pain de suif de couleur jaunâtre. Elle doit cette couleur au sang et à diverses impuretés qu'elle retient dans sa composition ; aussi s'altère-t-elle rapidement sous cette condition.

Obtenue d'après le procédé que nous avons indiqué page 209, elle est d'une excessive blancheur et se conserve beaucoup mieux.

La moelle de bœuf est riche en stéarine. — Elle entre dans la composition du *baume nerval*, de la *pommade Dupuytren*, etc.

Blanc de baleine, cétine (*Sperma ceti*). — Retiré du liquide huileux contenu dans les vastes cavités (sinus) de la tête du cachalot.

Pour l'obtenir, on laisse figer l'huile et l'on soumet à la presse la partie solide. Cette dernière substance fondue au bain-marie et laissée refroidir donne le blanc de baleine.

Caractères. — Il est solide, élastique, d'apparence nacrée, très-peu altérable par l'air. Il fond à 49° et se volatilise à 360°, en subissant en partie seulement la décomposition. — Il possède les caractères de solubilité de tous les corps gras.

Il est formé principalement d'un éther gras appelé *cétine,* $C^{64}H^{64}O^{4}$; par ailleurs la composition du blanc de baleine nous paraît mal déterminée.

Il entre dans la composition du *cold-cream* et de quelques pommades auxquelles il procure une consistance relativement ferme et un aspect plus blanc que celui que procurent l'axonge et la cire.

Cire des abeilles.— Obtenue par fusion, au bain-marie, des alvéoles des abeilles. Le liquide coulé dans des moules se fige : c'est la cire jaune. Celle-ci peut être transformée en cire blanche, en prolongeant son exposition à l'air frais et humide, circonstance qui détermine l'altération des matières colorantes par oxydation. A la fin, le corps gras est malaxé avec de l'eau, exprimé, fondu et coulé dans des moules.

Caractères. — La cire jaune fond à 63°, la cire blanche à 65°, quand elles sont pures. L'une et l'autre se décomposent à l'ébullition. — Leurs caractères de solubilité sont à peu près les mêmes que ceux des corps gras ordinaires.

Cette substance est formée en grande partie de *cérine* et de *myricine*, corps dont la constitution chimique représente encore celle des éthers gras.

La cire blanche est fréquemment fraudée par mélange avec l'acide stéarique, le suif, ou encore avec la cire du Japon. Il est à peu près impossible de constater la fraude par l'usage des réactifs ; néanmoins, on a raison de la soupçonner quand un gâteau de cire ne présente pas une cassure brusque et nette.

La cire jaune ou la cire blanche entrent dans la composition des *cérats*, des *onguents*, des *emplâtres* et de *toute pommade avec cérat*.

Huile d'olive. — Extraite des olives, fruits de l'olivier (*Olea europœa*) dans le péricarpe desquels elle existe.

Les olives sont passées au moulin à dents, la pulpe que l'on obtient est renfermée dans des sacs de coutil et soumise à froid à la presse. L'huile qui s'écoule est clarifiée par simple repos dans des futailles, le plus souvent par filtration à travers l'étamine.

Caractères. — L'huile d'olive est fluide, jaune verdâtre, sans odeur, d'une saveur douce et agréable. Au-dessous de 10° elle prend une consistance pâteuse, au-dessous de 0° elle se congèle à peu près complétement ; on attribue ce changement d'état à la grande quantité de margarine qu'elle contient. Elle est dépourvue de stéarine.

L'huile d'olive se conserve longtemps sans rancir, caractère qui la fait employer de préférence à la préparation des huiles médicinales. — Elle est saponifiable.

Fraudes et essais de l'huile d'olive. — On la rencontre dans le commerce fréquemment mélangée avec des huiles étrangères d'un prix inférieur, notamment avec l'huile d'œillette ou de colza. La fraude se reconnaît :

1° *Par l'emploi du réactif Boudet.* — Ce réactif est formé par un mélange d'azotate de bioxyde, de protoxyde de mercure et d'hyponitride. On l'obtient en faisant réagir à froid une quantité déterminée d'acide azotique et de mercure. — L'huile d'olive mélangée avec une quantité voulue de ce réactif ne tarde pas à se solidifier quand elle est pure ; celle qui a été frelatée avec des huiles étrangères, passe simplement à un état plus ou moins pâteux, en raison de la sophistication.

2° *Par l'oléomètre de Gobley.* — Cet instrument est gradué de telle façon que le zéro correspond au point d'affleurement dans l'huile d'œillette, et le 50° au point d'affleurement dans l'huile d'olive, à la température de 12,50 centigrade. L'on opère toujours à cette température, et l'on consulte les tables construites par l'auteur :

elles indiquent la mesure de la sophistication. Malheureusement les indications de cet instrument ne sont pas très-précises à cause du rapprochement des degrés.

La simple manipulation suivante, qui permet de noter certaines particularités connexes à la visquosité différente de l'huile d'olive et d'une huile siccative, donne souvent des indications plus exactes que les deux procédés ci-dessus : elle consiste à agiter brusquement le corps gras pour y introduire de l'air; les bulles gazeuses crèvent immédiatement à la surface de l'huile d'olive pure ; elles persistent plus ou moins longtemps à la surface de l'huile d'olive mélangée avec une huile siccative quelconque.

3° *Par l'emploi de la potasse et de l'acétate de plomb.* — Lorsque l'huile d'olive a été mélangée avec des huiles de semences des crucifères, la présence de ces dernières peut être décelée par le procédé ci-après :

Faire bouillir pendant quelques minutes un échantillon du corps gras avec une dissolution très-étendue de potasse; filtrer, après le repos, la liqueur aqueuse qui s'est séparée ; y plonger un fragment de papier à filtre préalablement imprégné d'acétate de plomb : — le papier noircira si la fraude existe.

On donne à ce dernier procédé l'explication suivante : les huiles de semences des crucifères renferment constamment dans leur composition une huile essentielle sulfurée; à l'ébullition la potasse s'empare du soufre; le sulfure de potassium formé est entraîné en dissolution dans l'eau ; au contact de l'acétate de plomb, du sulfure noir de plomb se produit et adhère au papier. — Ce procédé est de M. Mailho; il permet, suivant l'auteur, d'apprécier la présence d'un centième d'huile de colza, de navets, de moutarde, etc., dans l'huile d'olive.

Huile de laurier. — Extraite des baies vertes ou desséchées du laurier, *Laurus nobilis* (laurinées).

Les baies sont d'abord réduites en pulpe; celle-ci est exposée à l'intérieur d'un appareil à double fond chauffé par la vapeur; exprimée ensuite dans des carrés de coutil entre des plaques de fer chauffées. L'huile ainsi obtenue est clarifiée à l'étuve par repos ou par filtration.

Caractères. — L'huile de laurier est d'un jaune foncé et d'une consistance d'huile figée. Son odeur est aromatique. Elle ne contient pas de stéarine. — Elle est saponifiable.

Huile d'amandes. — Extraite des amandes douces ou amères de l'*Amygdalus communis* (rosacées).

Les amandes, après avoir été débarrassées du tégument jaune qui les recouvre, sont passées au moulin à dents. La poudre est exprimée à froid, et l'huile qui s'en écoule est clarifiée par filtration au papier.

Caractères. — L'huile d'amandes est jaune serin; ne se solidifie qu'à —12°; rancit difficilement. Elle ne contient pas de stéarine. — Elle est saponifiable.

Huile de foie de morue. — Extraite des foies de divers poissons appartenant au genre *Gadus*, parmi lesquels on peut citer la morue, la merluche, la raie, le hareng, etc.

Les pays où l'on s'occupe spécialement de cette industrie sont : la

Hollande, Terre-Neuve, les îles Loffoden. L'huile dite de foie de morue y est préparée par trois procédés particuliers, qui donnent autant d'espèces d'huiles, différenciées par certains caractères : l'une est d'une couleur blonde, l'autre d'une couleur plus ou moins foncée, la troisième est presque incolore.

Huile de foie de morue blonde. — Le procédé appliqué à l'extraction de l'huile blonde paraît être le plus rationnel, et le produit qu'il fournit semble aussi posséder les propriétés médicamenteuses les plus accentuées. Il consiste à entasser les foies de poissons pêle-mêle dans des tonneaux posés debout et défoncés à la partie supérieure : la pression exercée sur la matière par sa propre masse, jointe à une température moyenne, suffit pour exprimer le corps gras ; celui-ci surnage par le repos et se clarifie en partie. Il est ensuite décanté et mis en baril.

Huile de foie de morue brune. — Si au lieu d'opérer comme précédemment l'on abandonne à eux-mêmes pendant un temps relativement long, soit les foies qui ont fourni l'huile blonde, soit des foies vierges, la matière finit par subir la fermentation ; les tissus organiques sont par suite désagrégés, circonstance qui occasionne le dégagement d'une quantité de produit plus considérable. — Cette seconde espèce est l'huile de foie de morue brune.

Elle diffère de l'huile blonde en ce qu'elle est plus foncée en couleur, plus chargée d'empyreumes et partant plus âcre, et elle tient évidemment ces propriétés désavantageuses du développement de la fermentation et du rancissement très-prononcé des principes gras dont elle est formée. Néanmoins, peut-être ses propriétés médicamenteuses égalent-elles celles que possède l'huile blonde ; mais son âcreté la rend plus difficile à supporter par les malades, et dans certains cas, il paraît que son usage n'est pas sans présenter de graves inconvénients.

Huile de foie de morue blanche anglaise. — Le commerce nous livre encore l'huile de foie de morue décolorée. — Elle est obtenue en brassant l'huile blonde avec une dissolution aqueuse et très-étendue de potasse ou de soude. L'huile qui surnage est ensuite décantée et filtrée sur du noir lavé.

Cette troisième espèce est d'un plus bel aspect et moins désagréable au goût que les deux précédentes ; elle présente très-probablement aussi dans ses principes une composition différente qui se rattache aux ingrédients employés pour l'épurer : ainsi le charbon a dû absorber les gaz putrides et de la matière colorante, résultat d'ailleurs favorable à la qualité du produit ; mais il se peut que l'alcali, bien qu'ayant été employé en quantité trop faible pour saponifier sensiblement le corps gras, et néanmoins en quantité suffisante pour saturer la plus grande partie des acides empyreumatiques, ait soustrait à l'huile certains corps minéraux, tels que brome, iode, phosphore, et certains principes analogues à ceux de la bile. Dès lors, l'huile de foie de morue blanche doit être considérée comme affaiblie relativement, sous le rapport des propriétés médicamenteuses.

Les huiles de foie de morue sont ordinairement clarifiées sur les lieux de production ou dans les comptoirs où elles sont transportées : par simple *repos* ou bien par *filtration à l'étamine*. Néanmoins, elles sont rarement livrées à la pharmacie sous un état suffisamment limpide ; et puis elles se troublent naturellement quelque temps après leur arrivage, en raison des variations de température. Cette circonstance oblige les pharmaciens à procéder à une seconde clarification.

Deux procédés sont mis en usage à cet effet : l'un consiste dans la filtration au papier, après quelques jours de repos ; il est défectueux, en ce sens que le dépôt de fèces que retient le papier au début de la filtration, finit par être dissous et entraîné en grande partie par de nouvelles quantités d'huile, dont il déterminera encore le trouble dans la suite. — L'autre est pratiqué par le repos prolongé du corps gras : il nous paraît, dans la circonstance, préférable à la filtration. Le baril, plein d'huile, est disposé à la cave, debout sur un chantier, et abandonné tranquillement au moins pendant deux mois. Après ce laps de temps, l'on soutire dans des vases qu'on remplit le plus complétement possible. L'huile ainsi reposée dans la futaille a abandonné les fèces, s'est clarifiée d'elle-même, sans être exposée à rancir. — Le résultat serait tout autre si, à la suite du repos, elle était soutirée au fur et à mesure du besoin : l'air serait sans cesse renouvelé à la surface du corps huileux et en déterminerait l'oxydation en raison du temps employé au débit.

Caractères. — L'huile de foie de morue est considérée comme renfermant dans sa composition la plupart des éléments de la bile, de la margarine, de l'oléine, du chlore, du brome, de l'iode, du phosphore en quantités appréciables, des acides acétique, butyrique, etc.; ces deux dernières substances tiennent leur origine du procédé d'extraction, ou bien prennent naissance ultérieurement pendant le rancissement du corps gras.

Elle est saponifiable.

L'huile de foie de morue est un médicament essentiellement réparateur et préconisé comme le remède par excellence contre le rachitisme. On admet que ses propriétés curatives se rattachent à tous les principes faisant partie de sa composition, et plus particulièrement peut-être aux principes gras.

Elle peut être iodée et phosphorée, et le corps minéral paraît entrer dans la constitution sans déplacer de l'hydrogène et sans donner lieu à la formation d'un hydracide.

On ne connaît pas jusqu'à ce jour de réactif propre à indiquer avec certitude l'espèce d'huile étrangère qui aurait été mélangée frauduleusement à l'huile de foie de morue, et bien moins encore la mesure de la sophistication : le palais, l'odorat, paraissent donner les meilleures indications à ce sujet. Toutefois, si la fraude avait été pratiquée avec l'oléine (cas assez fréquent, aujourd'hui que cette substance est obtenue comme produit secondaire dans certaines opérations industrielles), l'on arriverait à la reconnaître par le procédé suivant :

Faire digérer un échantillon d'huile de foie de morue avec 6/100 de margarine en hiver, 10/100 en été : elle se prendra en gelée à la suite du refroidissement, si elle ne contient pas d'oléine, et plus la quantité de cette dernière substance sera considérable, plus il faudra augmenter la dose de la margarine pour obtenir le figement.

Nous ajouterons que ce même procédé d'essai pourrait encore servir à déceler la présence de l'oléine qu'on aurait ajoutée, par esprit de fraude, à une huile naturelle quelconque, par exemple, aux huiles d'olive et d'amandes.

Il semble prouvé qu'il convient surtout d'administrer l'huile de foie de morue en nature ; les malades ne tardent pas à s'en accommoder, pourvu qu'elle soit dépourvue d'âcreté. Dans tous les cas, les diverses formes pharmaceutiques auxquelles on a essayé de la soumettre, telles que l'huile de foie de morue aromatisée, ou au café, ou en opiat, ou en pain, ou en capsules, ou saponifiée, ont pour moindre inconvénient de contenir le médicament en faible quantité ou même dénaturé. L'huile de foie de morue congelée par la margarine, d'après le procédé du docteur Ernoul, paraît seule faire exception ; cette forme est du moins avantageuse, en ce sens que le médicament est associé à une très-faible quantité de matière étrangère, que son usage est plus commode et qu'elle présente moins de répugnance que l'huile fluide.

Huile de ricin. — Extraite des semences du *Ricinus communis* (euphorbiacées).

Le ricin croît naturellement dans l'Inde et dans l'Amérique du Sud ; il est cultivé en Italie et dans le midi de la France. Les semences fournissent une huile qui est purgative et vermifuge.

Dans les pays où cet arbrisseau croît naturellement, les habitants, après avoir débarrassé l'huile de son âcreté par ébullition avec eau, sucre et alun, l'emploient comme comestible ; les Tartares en font usage pour l'éclairage ; les Moluquois s'en servent pour confectionner des ciments, en la mélangeant avec de la chaux éteinte. Dans d'autres contrées, les écorces filamenteuses du ricin sont même utilisées sous forme de filasse, après avoir été soumises au rouissage.

L'huile seule est employée en Europe.

Pour l'extraire des semences du ricin, l'on commence par soumettre celles-ci au lavage à l'eau froide, ou bien on les emploie immédiatement sans les laver, ou encore on les monde de l'enveloppe testacée qui les recouvre. Puis elles sont enfermées dans des sacs de toile et soumises graduellement à la presse.

Quand l'huile provient de semences non lavées, elle possède une couleur citrine. Dans le cas contraire, elle est à peine colorée. Quand les semences ont été mondées de leur enveloppe, l'huile de ricin est parfaitement incolore.

L'expression à froid est le seul mode qui convienne à l'extraction de l'huile de ricin. La clarification en est effectuée par filtration au papier.

Caractères. — L'huile de ricin est blanche, visqueuse; sa saveur est fade; son odeur nulle, si toutefois elle n'a pas ranci. Elle a, comme caractère distinctif, la propriété de se dissoudre complétement dans l'alcool à 95°. L'huile de ricin est, en effet, la seule de toutes les huiles végétales qui se comporte ainsi.

Elle est classée parmi les huiles siccatives, parce que non-seulement elle rancit rapidement à la suite de son exposition à l'air et acquiert une âcreté prononcée, mais, en outre, parce qu'elle finit par se résinifier complétement; ce qui oblige de la tenir renfermée dans des fioles de faible capacité qu'on remplit entièrement.

A la saponification, elle donne de la glycérine et un acide dit *ricinolique*.

L'ammoniaque convertit l'huile de ricin en ricinolamide, substance incristallisable et fusible à 60°.

Les semences de ricin sont beaucoup plus actives que l'huile elle-même ; l'on sait que trois ou quatre semences administrées en émulsion purgent plus violemment que 60 gr. d'huile. Cette dernière est administrée en nature ou bien délayée dans du bouillon ou dans du café, ou encore, et plus commodément, congelée par la margarine.

Huile de croton. — Extraite des semences du *Croton tiglium* (euphorbiacées), connues sous la dénomination de graines de tilly des Moluquois.

Les semences sont mondées et passées au moulin; la poudre qu'on obtient est enfermée dans des toiles de coutil et soumise à la presse entre deux plaques de fer étamées et échauffées par l'eau bouillante; l'huile qui s'écoule est filtrée au papier. D'autre part, le tourteau est délayé dans le bain-marie de l'alambic avec un poids double d'alcool à 80° et soumis pendant dix minutes à la température d'environ 60°. Le tout est passé après le refroidissement et exprimé à la presse. La liqueur est distillée pour chasser l'alcool. L'huile brune qui reste est abandonnée au repos pendant quinze jours pour permettre aux fèces de se séparer. Elle est, en dernier lieu, filtrée, puis mélangée à l'huile provenant de la première expression.

Il importe d'apporter dans la conduite de l'opération les plus grandes précautions, afin de se garantir des vapeurs âcres que la matière dégage, sans quoi l'on serait exposé à encourir de graves accidents.

Caractères. — L'huile de croton est colorée en jaune; elle possède une saveur très-âcre et une odeur désagréable. — L'alcool et l'éther la dissolvent presque entièrement. — Administrée à l'intérieur à la dose d'une à deux gouttes, elle agit comme un drastique violent; en friction sur la peau, elle produit un effet rubéfiant considérable. Son principe actif paraît résider particulièrement dans une substance résino-âcre et dans une huile volatile; on peut, en effet, enlever à l'huile de croton à peu près toute son âcreté en l'agitant soit avec de l'alcool faible, soit avec l'éther ; ce qui reste indissous ne présente plus l'âcreté première, tandis que la liqueur spiritueuse renferme tout le principe actif. Or, l'alcool et l'éther dissolvent spécialement les résines et les huiles essentielles.

L'huile de croton est administrée intérieurement sous forme de *pilules* ou *d'émulsion*. Les pilules reçoivent pour excipient le savon médicinal et la poudre de réglisse, ou mieux la mie de pain. L'émulsion est préparée de préférence avec le jaune d'œuf, qui dissout et suspend plus facilement que ne le fait la gomme, toute substance résineuse ou grasse. Mais il est préférable encore d'employer comme véhicule quelques grammes d'huile de ricin ou d'amandes.

Huile de muscade. — Extraite, par l'emploi de la chaleur, des noix muscades, *Myristica officinalis* (myristicacées).

Caractères. — Cette huile, dite beurre de muscade, est solide, d'un jaune rougeâtre, d'une odeur fortement aromatique.

Elle est rencontrée dans le commerce fréquemment fraudée par mélange avec des graisses étrangères qu'on colore avec du curcuma. La fraude se reconnaît en faisant fondre le corps gras ; il se présente sous l'état fluide avec un aspect trouble, si elle existe.

Le beurre de muscade fait partie de la composition du *baume nerval.*

Les huiles végétales suivantes sont d'un usage moins fréquent en pharmacie.

Huile de lin. — Extraite de la farine de lin, *Linum usitatissimum* (linacées) par expression pratiquée à la température d'environ 60°.

Sa couleur est d'un jaune clair; sa densité est supérieure à celle de toutes les huiles de graines; elle se congèle à — 27°; elle est très-siccative.

Huile d'œillette. — Extraite des semences de pavot, *Papaver sommiferum* (papavéracées), réduites en poudre.

Elle est d'un jaune clair; se congèle à — 10°; est très-siccative.

Huile de noix. — Extraite de la farine de noix du noyer, *Juglans regia* (juglandées).

Elle est d'une couleur verdâtre; se congèle à —15°; est plus siccative encore que l'huile de lin.

PRÉPARATIONS PHARMACEUTIQUES

Ayant pour base les corps gras

Les corps gras possèdent par eux-mêmes des propriétés médicamenteuses ; dans ce cas, on en fait usage pour le traitement interne, et on les administre le plus souvent en nature, comme par exemple, les huiles de foie de morue, de ricin, etc. — Les corps gras sont inertes ; alors on peut les faire servir comme excipient à des préparations pharmaceutiques destinées à l'usage externe. C'est sous cette dernière condition que plusieurs d'entre eux entrent dans la composition des huiles médicinales, des liniments, des cérats, des pommades, des onguents, des emplâtres, etc. Le cérat, l'huile d'amandes, sont d'ordinaire employés uniquement pour préserver des plaies du contact de l'air.

HUILES MÉDICINALES.

On donne cette dénomination à de l'huile plus ou moins chargée de principes médicamenteux, ou simplement aromatisée par contact avec des substances aromatiques quelconques.

On préfère pour ce genre de composition les huiles d'olive et d'amandes, parce qu'elles ne sont pas siccatives et que même elles rancissent difficilement.

Les huiles médicinales sont destinées à l'usage externe, excepté les huiles iodée et phosphorée dont ont fait usage intérieurement.

Elles sont obtenues par solution simple, ou par macération, ou par digestion, ou par décoction.

1º *Par simple solution.* — Ce mode est appliqué toutes les fois que la matière médicamenteuse est entièrement soluble dans le corps gras. — On emploie une partie de substance et neuf parties d'huile. — On opère la dissolution au moyen du mortier, par trituration, et l'on clarifie à la fin par filtration au papier.

Ainsi est préparée *l'huile camphrée.*

2º *Par macération.* — Ce mode est applicable à la préparation de certaines compositions huileuses obtenues avec des fleurs fraîches, et qui forment des aromates plutôt que des médicaments. — On emploie une partie de fleurs pour dix parties d'huile. — La macération est renouvelée deux ou trois fois avec de nouvelles fleurs, dans le but de charger le corps gras d'une forte dose d'huile volatile. On exprime à la fin de chaque manipulation, et l'on filtre en dernier lieu.

Ce procédé n'est apte à charger l'huile que de principes essentiels, résineux ou gras; les autres principes, immédiats, extractifs, restent indissous, soit par suite de l'obstacle que l'eau de végétation oppose à la pénétration de la matière par le véhicule, soit parce que de leur nature ces mêmes principes sont peu ou point solubles dans le corps gras.

Telles sont obtenues les *huiles de lis*, de *jasmin*, etc. (inusitées).

3º *Par digestion.* — La digestion est mise en pratique et convient parfaitement pour la préparation des huiles médicinales obtenues avec des plantes ou substances sèches quelconques. — On emploie cinq parties d'huile pour une partie de substances solides. Celles-ci sont préalablement concassées, les fleurs exceptées, et la digestion est entretenue au bain-marie couvert pendant deux heures. On exprime fortement à la fin, et la composition est clarifiée par filtration au papier, quand elle est parfaitement refroidie.

La température employée à la digestion facilite la pénétration de la matière par le corps gras, qui est ainsi mis à même de dissoudre tout principe soluble.

Sont préparées par ce mode, les huiles médicinales de *roses pâles*, d'*absinthe*, de *millepertuis*, de *semences* de *fenugrec*, de *garou*, de *cantharides*, de *camomille*, de *rue*, les *huiles iodée, phosphorée*, etc. L'huile de *garou* est actuellement préparée d'après le Codex avec l'extrait éthéré de garou.

La préparation de l'huile iodée présente certaines particularités dont nous allons essayer de nous rendre compte, en suivant le procédé indiqué par M. Personne :

HUILE IODÉE DE M. PERSONNE :

Pr. : Iode...................... 5^g
Huile d'amandes.............. 1,000

Diviser l'iode dans une petite quantité d'huile; opérer le mélange avec le reste du corps gras; faire digérer au bain-marie dans un vase non métallique couvert, jusqu'à ce qu'une petite quantité de la matière, additionnée d'un peu d'empois d'amidon, ne se colore pas en bleu.

Dans cette opération, il est certain qu'il y a combinaison entre le corps gras et l'iode, puisque le métal se dissimule au point de devenir insensible aux réactifs ordinaires; mais il ne se substitue pas, comme on pourrait le croire, à un ou plusieurs équivalents de l'hydrogène de l'huile, car il se formerait en même temps de l'acide iodhydrique, ce qui n'a pas lieu.

On peut s'en assurer en opérant sur une petite quantité de matière qu'on dispose dans un tube incomplétement rempli ; l'appareil convenablement bouché est maintenu debout tout le temps que dure l'expérience, de manière à éviter que le corps gras ne baigne la partie occupée par l'air. S'il se produisait de l'acide iodhydrique, cet acide se dégagerait sous l'influence de la chaleur du bain-marie, puis se décomposerait au contact de l'air renfermé dans l'espace libre du tube, et finalement l'iode et des gouttelettes d'eau se déposeraient visiblement sur la paroi ; or, dans cette expérience, rien de semblable n'apparaît.

De même nous constatons, pendant la préparation de l'huile phosphorée, dont la composition est analogue à l'huile iodée, qu'il ne se dégage pas de gaz inflammable (hydrogène phosphoré).

Si l'iode ne déplace pas de l'hydrogène, quand il pénètre dans la constitution du corps gras, il faut voir la combinaison s'effectuant d'une autre manière. Nous admettrons qu'une quantité du métalloïde égale à deux volumes de vapeurs, ou l'équivalent de l'iode, s'unit à une quantité d'hydrogène égale à quatre volumes, ou le double équivalent de ce gaz, comme si la combinaison avait lieu entre volumes avec condensation d'un tiers ; de telle façon que l'élément hydrogène, associé à l'iode, représente un radical, H^2I, dont la valeur comme équivalent est la même que H^2. Dès lors, nous représenterons le principe glycérique contenant de l'iode à l'état de combinaison, dans l'oléine, par exemple, sous la formule : $C^6H^3(H^2I)O^3,3(C^{36}H^{35}O^3)$.

Ce qui donne encore un appui à cette théorie, c'est que la constitution des principes immédiats de l'huile iodée, quand celle-ci devient acide au contact de l'eau, n'est pas modifiée : de l'iode abandonne le corps gras, de l'eau se décompose, et il se forme des acides iodhydrique et iodique :

$(6I + 5HO = 5HI + IO^5)$; en même temps le corps gras recouvre sa composition première, ce qui ne pourrait s'expliquer si l'iode s'était substitué à une quantité équivalente d'hydrogène.

Du reste, l'association de l'iode avec l'hydrogène s'effectuant à la manière des vapeurs et des gaz, qui contractent combinaison, n'est pas particulière aux seuls principes des corps gras ; le même fait se produit plus visiblement et beaucoup plus rapidement avec le suc de plantes, et principalement avec quantité d'huiles volatiles. Ainsi l'on arrive à combiner presque instantanément, par simple agitation, une dose relativement forte d'iode, avec le suc de cresson, avec de l'alcoolat antiscorbutique, avec du sirop antiscorbutique riche en essence, sans qu'on puisse constater le moindre dégagement d'acide iodhydrique, même en présence du papier amidonné.

4° Par décoction. — Ce mode est appliqué à la préparation de toutes les huiles médicinales avec des plantes vertes, et principalement avec les plantes narcotico-âcres des solanées. — On emploie une partie de plantes pour deux d'huile. — Les plantes, après avoir été pilées, sont mélangées au corps gras ; le tout est porté à l'ébullition sur un feu doux jusqu'à ce que l'eau de végétation soit presque entièrement dissipée, ce que l'on reconnaît à la perte de flexibilité de la fibre végétale, à la production de moins en moins rapide des bulles de vapeur, et à la projection de matière que ces bulles grossies occasionnent en se dégageant. On retire alors du feu, on passe avec expression et l'on clarifie par filtration au papier après le refroidissement.

Pendant l'opération, l'eau de végétation empêche la température de dépasser sensiblement 100°, circonstance qui préserve le corps gras de la décomposition. Celui-ci, à la faveur de la chaleur et à la suite de la disparition de l'humidité, pénètre la matière végétale et se charge, dans une certaine mesure, des principes médicamenteux qu'elle contient.

Sont obtenues par décoction les huiles médicinales de *ciguë*, de *belladone*, de *jusquiame*, de *stramoine*. A la préparation du *baume tranquille*, qui est une huile médicinale composée, l'on applique d'abord la décoction avec les plantes vertes, puis la digestion avec les plantes sèches que comporte la formule du Codex.

Ces dernières huiles médicinales sont très-appauvries d'alcaloïdes, bien qu'elles proviennent de substances qui en contiennent. C'est à peine, en effet, si l'on arrive par des essais chimiques à en signaler des traces. Ce fait s'accorde, du reste, avec les caractères opposés de solubilité des corps mis en présence, les alcaloïdes étant peu ou point solubles dans les corps gras.

Le baume tranquille est rencontré, dit-on, coloré artificiellement en vert par l'acétate ou le sulfate de cuivre.

Pour reconnaître la fraude : incinérer une petite quantité du médicament ; traiter le résidu par quelques gouttes d'acide nitrique, qui dissoudra le cuivre ; étendre d'eau distillée ; filtrer ; traiter en dernier lieu la liqueur par un excès d'ammoniaque : elle bleuira s'il y a fraude.

Les huiles médicinales, surtout celles qui sont colorées, doivent être conservées dans un lieu frais et obscur ; elles finissent par s'altérer quand même ; ce qui oblige à les renouveler chaque année.

CÉRATS

Les cérats sont composés d'huile, de cire, et quelquefois de blanc de baleine ; on leur ajoute souvent une eau distillée aromatique. — On les prépare par trituration à l'aide du mortier.

Ils sont destinés à l'usage externe.

La blancheur du cérat, quand aucun des ingrédients dont il est formé n'est coloré, est l'indice d'une bonne préparation. Mais ce caractère ne doit pas lui être procuré artificiellement, comme par exemple par l'addition d'une petite quantité d'un carbonate alcalin. Il n'est d'ailleurs besoin pour l'obtenir que d'employer à la manipulation des vases très-propres, de faire choix d'huile exempte de rancissement, de cire vierge, c'est-à-dire pure de tout mélange avec des corps gras étrangers (stéarine, acide stéarique, etc).

Une autre qualité requise du cérat, c'est d'être privé de grumeaux et de ne pas se séparer trop vite. Quand on fait entrer dans sa composition une eau distillée aromatique, l'on éprouve certaine difficulté à lui procurer ce dernier caractère ; l'on y parvient, néanmoins, en faisant durer plus longtemps la trituration.

Nous donnons comme exemple la préparation du cérat de Galien :

Pr. : Huile d'amandes douces....... 400^g
Cire blanche.................. 100
Eau distillée de roses.......... 300

Faire fondre à une douce chaleur la cire mélangée à l'huile ; couler le tout dans un mortier échauffé à l'avance ; triturer vigoureusement. Quand la masse est refroidie et que toute apparence de grumeaux a disparu, ajouter d'un seul coup ou à plusieurs reprises l'eau distillée de roses ; triturer encore pendant un certain temps pour amener la composition à former une sorte d'émulsion dans laquelle l'eau se trouve divisée en globules très-ténus. Enfin, l'opération est terminée quand le cérat adhère à l'extrémité du pilon.

La précaution que l'on prend de chauffer le mortier n'est pas indifférente : la chaleur permet aux corps gras de se refroidir lentement, circonstance qui contrarie la formation des grumeaux.

Le procédé ci-dessus est quelquefois modifié comme suit : l'on commence par faire fondre à une douce chaleur la cire mélangée à l'huile et à l'eau distillée de roses, on coule ensuite le tout dans un mortier, et l'on triture comme précédemment jusqu'à ce que le cérat soit achevé.

De même que tout corps gras, le cérat rancit à la suite de son exposition à l'air ; mais ce phénomène se produit principalement quand la cire ou l'huile étaient fraudées ou de mauvaise qualité. En tout cas, l'altération se fait particulièrement à la surface, et l'intérieur se trouvera suffisamment garanti, si lors du débit l'on prend la précaution de ne pas pratiquer dans la masse des cavités qui serviraient de voie à l'air pour y pénétrer ; il suffira, au fur et à mesure de l'emploi, de racler soigneusement la partie supérieure avec le couteau d'usage. Le cérat ne doit d'ailleurs être obtenu qu'en petite quantité à la fois.

Lorsqu'un cérat a été préparé avec une huile siccative, sa surface se recouvre rapidement d'une pellicule solide, due à la résinification de la première couche du corps gras.

Les cérats sont souvent employés pour servir d'excipient à d'autres préparations médicamenteuses, notamment aux pommades.

POMMADES

Les pommades sont des compositions onctueuses au toucher et de consistance de la graisse, ayant pour base l'axonge ou bien un mélange de corps gras.

Elles sont destinées à l'usage externe.

On les divise, par rapport au mode de préparation et à leur composition, en trois séries :

I. — *Pommades par simple mélange.*

II. — *Pommades par solution.*

III. — *Pommades par combinaison chimique.*

I. — **Pommades par simple mélange.** — Elles ont pour excipient l'axonge ou le cérat, ou une pommade du second genre (pommades camphrée, de concombres, de peuplier, etc.). — On les prépare le plus ordinairement à l'aide du mortier, par trituration.

Il est très-important que le corps gras soit frais ou conservé intact; s'il en était autrement, l'on encourrait l'inconvénient d'obtenir une composition âcre, irritante et d'une odeur désagréable; en outre, il y aurait à craindre, dans maintes circonstances, la décomposition du principe actif faisant partie de la pommade.

Nous savons que le moyen de conserver l'axonge est de la faire digérer, immédiatement après son extraction, avec du benjoin ou du vieux baume de Tolu, en employant une partie de baume résineux et vingt-cinq parties du corps gras; on passe à travers le filtre filasse et l'on agite jusqu'à refroidissement. Si on négligeait d'avoir recours à ce procédé de conservation, il serait du moins prudent d'apporter au débit de l'axonge les mêmes précautions que pour le cérat, afin d'éviter que le rancissement ne s'étendît à toute la masse, et si l'on s'apercevait que la matière de surface fût tant soit peu rance, il faudrait nécessairement la rejeter pour n'employer que les couches plus inférieures.

Prenons comme exemple la pommade iodurée et supposons-la préparée avec de l'axonge qui a ranci. La composition se colore en jaune ou en rouge, selon le degré d'oxydation : de l'iodure de potassium est décomposé sous la double influence de l'oxygène condensé au sein de la matière et des acides empyreumatiques dont la formation se rattache soit au rancissement, soit à la fermentation plus ou moins accentuée du corps gras. Le potassium, en abandonnant sa combinaison avec l'iode, s'oxyde ; des sels gras potassiques, butyrate, acétate, carbonate, etc., prennent naissance, et l'iode dégagé se dissout dans la pommade, en lui communiquant une couleur jaune ou rouge, selon que la quantité en est plus faible ou plus forte. On pourrait, il est vrai, masquer cet effet en ajoutant dès le début à la composition une petite quantité de carbonate ou d'hyposulfite de soude, qui ressaisirait l'iode ; mais il vaut mieux n'être pas obligé d'avoir recours à cet expédient.

Le principe actif des pommades par simple mélange peut être : des poudres végétales ou minérales insolubles, ou des sels solubles, ou des extraits, ou des liquides volatils, essentiels.

Les poudres devront être rendues impalpables avant d'être incorporées au corps gras. Exemple : le bioxyde de mercure faisant partie de la pommade de Lyon.

Les sels, s'ils sont très-solubles, seront dissous d'avance dans la plus petite quantité d'eau possible. Exemple : l'iodure de potassium qui entre dans la composition de la pommade iodurée.

Les extraits, s'ils sont secs ou de consistance pilulaire, seront ramollis à une douce chaleur avec s. q. d'eau. Exemple : l'extrait d'opium faisant partie de la pommade opiacée.

Les liquides volatils seront mélangés au corps gras préalablement mis en fusion et introduit dans un flacon à large ouverture ; le tout sera agité sous un filet d'eau froide jusqu'à ce que le figement apparaisse. A ce moment, la composition sera coulée, s'il y a lieu, dans un autre récipient. Comme exemple de ce mode de préparation, citons les pommades au chloroforme, de Gondret, etc.

Certains praticiens, très-soigneux, substituent même dans toute façon de pommades obtenues par simple mélange ce dernier procédé à celui de la trituration. Les substances, poudres, sels solubles, extraits, etc., sont d'ailleurs, comme précédemment, préalablement disposées au mélange. Il est du moins positif que l'on obtient, en opérant ainsi, une composition plus lisse, jouissant d'un plus bel aspect et, ce qu'il importe de signaler, d'une meilleure conservation que la même obtenue à l'aide du mortier. Ce dernier avantage tient sans doute à l'incoporation d'une moindre quantité d'air, surtout si l'on a soin de faire usage pour la manipulation d'un flacon dont la capacité répond à peu près au volume des substances.

Pommade mercurielle double. — Cette pommade est obtenue en

suivant un procédé particulier. Nous en donnons la préparation d'après la prescription du Codex :

$$Pr. : \text{Mercure métallique} \ldots \ldots 500^g$$
$$\text{Axonge benzoinée} \ldots \ldots 460$$
$$\text{Cire blanche} \ldots \ldots \ldots 40$$

Faire liquéfier ensemble l'axonge et la cire ; en verser une partie avec le mercure dans une marmite en fonte qu'on expose à une température très-modérée, afin de maintenir le corps gras demi-fluide ; agiter avec un bistortier jusqu'à ce que le mercure soit complétement divisé ; puis ajouter le restant du mélange d'axonge et de cire.

Ainsi obtenue, la pommade mercurielle double présente une composition dans laquelle le mercure est divisé en globules très-ténus, et probablement en partie suboxydé à la faveur de l'oxygène contenu dans le baume résineux.

Cette pommade est encore préparée, et plus convenablement peut-être, en suivant les indications des auteurs les plus autorisés :

1º Soit en commençant par triturer le mercure avec de l'axonge rance jusqu'à ce qu'il soit éteint (on emploie une partie d'axonge et quatre-vingts parties de mercure), ou avec s. q. de vieil onguent mercuriel ; puis on achève la préparation en incorporant par trituration 79 parties d'axonge récent.

L'on obtient ainsi une composition dans laquelle le mercure se trouve non-seulement très-divisé, mais même oxydé (éteint, suboxydé, Hg^2O, ou Hg^3O) ; car l'on ne peut mettre en doute l'influence exercée par l'oxygène condensé dans le corps gras sur le métal, c'est-à-dire l'oxydation de ce dernier, quand on considère que deux jours à peine suffisent pour achever la préparation en suivant ce dernier procédé, tandis que quinze jours au moins sont nécessaires pour obtenir le même résultat avec de l'axonge récente :

2º Soit en commençant par éteindre le mercure en le triturant pendant quelques heures avec une petite quantité de térébenthine ou de styrax avant de l'incorporer à l'axonge.

L'on obtient encore une pommade dans laquelle le métal s'est rapidement suboxydé, en subissant l'action de l'oxygène retenu faiblement dans la substance résineuse ; c'est, du reste, une propriété des térébenthines de se comporter régulièrement comme un réservoir de ce gaz, vu leur faculté d'en absorber une grande quantité.

L'on objecte, en rejetant l'idée de l'oxydation du mercure dans la pommade mercurielle, que de l'éther agité avec cette pommade redissout l'axonge et ramène le mercure à l'état métallique. Mais l'on peut répondre que l'expérience n'établit pas le fait précité d'une manière bien précise ; que d'ailleurs, fût-il exact, il ne suffirait pas pour prouver que du métal n'est pas oxydé dans le corps de la pommade; car l'on peut admettre que, vu la faible affinité du mercure pour l'oxygène, surtout sous la constitution de suboxyde, le gaz est ressaisi par l'axonge au moment où cette dernière substance est entraînée en dissolution dans l'éther.

3° Soit en battant vivement le mercure avec de l'éther dans un mortier, pour arriver à le congeler par le froid que détermine la volatilisation rapide du liquide éthéré, et à le pulvériser ensuite par trituration avant son incorporation au corps gras.

La pommade récemment obtenue par ce procédé paraît contenir le mercure simplement divisé.

Essai. — La pommade mercurielle préparée d'après les proportions du Codex, doit tomber au fond d'un liquide composé avec une partie d'acide sulfurique et quatre parties d'eau distillée (Soubeyran).

II. — **Pommades par solution.** — La base des pommades préparées par solution est toujours l'axonge, qu'on additionne souvent d'une petite quantité de cire ou de blanc de baleine, dans le but d'en augmenter la consistance.

Elles sont obtenues en incorporant au corps gras divers principes appartenant le plus souvent au règne végétal, — à l'aide de la *macération* ou de la *digestion* ou de la *décoction*

1° A l'aide de la macération. — Ce mode de dissolution est appliqué à la préparation des pommades essentiellement aromatiques, que l'on destine le plus ordinairement aux usages de la toilette.

La manipulation consiste à malaxer ensemble l'axonge et des fleurs; à abandonner le tout en contact pendant plusieurs heures; à liquéfier ensuite à une douce chaleur; à passer avec expression à travers la toile; à laisser figer.

La même manipulation est renouvelée trois fois avec de nouvelles fleurs, dans le but de saturer de plus en plus le corps gras d'huile essentielle. On clarifie à la fin en passant au filtre filasse, et l'on exprime fortement, puis l'on agite la pommade avec une spatule jusqu'à ce qu'elle soit complétement figée.

Certains praticiens clarifient en laissant figer tranquillement après avoir passé à travers la toile; ils raclent ensuite la pommade par couches pour la séparer des fèces; font liquéfier une dernière fois, et finalement coulent dans des vases de capacité convenable.

Nous préférons achever la préparation en suivant le premier procédé de clarification; parce qu'il dispose moins le corps gras à rancir; parce qu'il occasionne d'ailleurs la déperdition d'une moindre quantité d'essence, et, ce qu'il importe de noter, parce qu'il ne donne pas lieu à la formation de grumeaux comme dans toute pommade qu'on laisse figer tranquillement.

Sont préparées par macération, les pommades de *lis*, de *jasmin*, de *roses*, etc. (usitées en parfumerie).

2° A L'AIDE DE LA DIGESTION. — La digestion est appliquée à la préparation de toute pommade avec des substances sèches végétales ou autres.

On peut indiquer comme procédé général la manipulation suivante :

Les substances préalablement contusées sont maintenues pendant plusieurs heures en contact avec le corps gras, à la chaleur du bain-marie, et le mélange est fréquemment agité. A la fin, l'on passe au filtre filasse et l'on exprime. La pommade ainsi clarifiée est agitée avec une spatule jusqu'à refroidissement complet.

Quand la pommade doit renfermer des poudres insolubles, on les ajoute immédiatement aux corps gras mis en fusion et l'on agite jusqu'à ce que la composition soit en partie refroidie. Exemple : la préparation de la *pommade épispastique verte*.

Quand la substance médicamenteuse est entièrement soluble dans les corps gras, et que tous les composants de la pommade sont d'ailleurs parfaitement purs, il n'y a pas lieu de clarifier. Exemples : pommades *camphrée*, *phosphorée*.

Si la pommade doit contenir des huiles essentielles, ou des baumes (ceux-ci étant préalablement dissous dans une petite quantité d'alcool ou d'huile), ou des eaux aromatiques, on ne les ajoute que lorsque les corps gras, après avoir été clarifiés au filtre filasse ou à l'étamine, commencent à figer. Exemples : la préparation des pommades *épispastique jaune*, *rosat* et le *baume nerval*.

La pommade de *concombres* est obtenue par un procédé particulier, avec le suc de concombres (Voir le Codex).

Il y a nécessité d'agiter, après avoir clarifié, toutes les fois que l'excipient est composé de divers corps gras différemment fusibles, ou que le principe actif lui-même, comme le camphre, est susceptible de cristalliser. C'est afin de procurer à la pommade ses qualités requises d'homogénéité et de composition lisse.

Il est même préférable de s'en tenir à cette dernière manipulation à l'égard d'une pommade quelconque, plutôt que de couler et de laisser figer tranquillement, si l'on tient à empêcher absolument la formation de grumeaux.

Le procédé par digestion, appliqué à la préparation des pommades, a l'inconvénient, quand on opère avec des substances sèches végétales, d'entraîner la perte d'une trop forte quantité des corps gras, dont une bonne partie reste imprégnant le résidu. Pour faire disparaître ce défaut, le nouveau Codex a substitué, à l'occasion, l'extrait éthéré de la matière employée à la matière elle-même : l'éther et les corps gras jouissent à peu près des mêmes caractères de solubilité, circonstance qui rend facile l'incorporation de l'extrait éthéré au véhicule graisseux.

Telle est actuellement préparée la *pommade au garou*.

3º A L'AIDE DE LA DÉCOCTION. — Ce mode est appliqué à la préparation de toute pommade avec des plantes vertes.

La matière végétale est d'abord contusée, puis soumise à l'ébullition ménagée dans le corps gras, jusqu'à disparition à peu près complète de l'humidité. L'on reconnaît que ce terme est atteint, quand les mêmes phénomènes que nous avons signalés lors de la préparation des huiles médicinales par coction, se manifestent. Alors, au lieu de continuer l'ébullition, l'on se contente de faire digérer pendant au moins une demi-heure, puis l'on clarifie comme au mode précédent, en faisant usage du filtre filasse; et la pommade est encore agitée avec une spatule jusqu'à figement complet.

Sont préparées par ce mode : les pommades de *laurier* et *populeum*. Cette dernière est quelquefois colorée artificiellement :

Par un mélange de curcuma et d'indigo. — On reconnaît la fraude en faisant liquéfier le corps gras : il demeure transparent si la sophistication n'existe pas; il est trouble, si au contraire elle existe.

Ou *par l'acétate de cuivre.* — Le corps gras mis en fusion sera trouble encore, et la présence du cuivre poura être constatée en suivant d'ailleurs la marche que nous avons indiquée pour l'essai du baume tranquille, qu'on soupçonne avoir été coloré par la même substance.

III. — **Pommades par combinaison chimique.** — Ces pommades sont des compositions médicamenteuses dont les composants donnent lieu à des réactions chimiques qui en modifient la nature. — Signalons comme exemples : les pommades *nitrique* et *citrine*.

Les réactions qui se passent pendant et après la préparation de ces deux pommades présentant de l'analogie, nous ne nous occuperons que de la pommade citrine.

POMMADE CITRINE :

Pr. : Axonge	400ᵍ
Huile d'olive	400
Mercure	40
Acide nitrique (à 1.42)	80

Préparer d'abord la dissolution minérale en faisant réagir à froid l'acide azotique sur le mercure.

Ainsi obtenue, elle représente un mélange d'acide azotique, d'hypoazotide, d'azotates de protoxyde et de bioxyde de mercure : l'azotate de protoxyde s'y trouve en quantité d'autant plus forte que la température, lors de la réaction, a atteint un degré plus élevé. Elle ne renferme probablement pas d'azotite de mercure, car il est difficile d'admettre que l'acide azoteux ait pu se former et se maintenir dans un milieu dont la température s'est élevée bien au-dessus de 0º.

D'autre part, faire fondre l'axonge additionnée de la quantité prescrite d'huile d'olive; incorporer la solution minérale; laisser digérer quelques instants pour développer l'hyponitride ; retirer du feu ; agiter avec une spatule en os jusqu'au moment où la matière commence à figer ; couler alors dans des moules de papier ; diviser en tablettes, quand la matière se solidifie.

Théorie. — La pommade citrine fraîchement préparée est d'une couleur jaune rougeâtre et d'une consistance ferme et liante. Mais sa couleur pâlit en vieillissant. Après plusieurs mois, elle est colorée en gris blanc et est devenue friable. Ces changements accusent dans la substance deux phases bien distinctes de réactions. La première peut être intitulée : *phase de coloration et de solidification;* la deuxième : *phase de décoloration et de réduction.*

Première phase. — Lors du mélange des substances, une partie de l'acide azotique libre s'emploie à comburer ce qui des corps gras est le plus instable, en donnant lieu à la formation d'eau, d'acide carbonique, d'hypoazotide.

Une autre portion du même acide effectue la saponification d'une certaine quantité des principes immédiats, stéarine, margarine, oléine, en déterminant la formation de la glycérine, et probablement celle d'un composé dynamique, $C^6H^5O^3$, $3AzO^5$. Ce dernier corps prendrait naissance d'après l'égalité suivante : $C^6H^5O^3, 3(C^{36}H^{35}O^3) + 3(AzO^5, HO) = C^8H^5O^3, 3AzO^5 + 3(C^{36}H^{35}O^3, HO)$.

Enfin, une troisième quantité d'acide azotique libre doit porter son action sur la glycérine et la transformer en acide glycérique et acétique.

D'autre part, l'hypoazotide de première et de seconde formation métamorphose de l'oléine en son isomère l'élaïdine, fusible à 36°, et de l'acide oléique en acide élaïodique fusible à 45°. — La composition ferme de la pommade tient surtout à cette dernière réaction.

Ce qui de l'hyponitride reste sans emploi, se dissout dans la pommade et contribue à lui procurer sa couleur jaune rougeâtre.

A la suite de la disparition de l'acide azotique libre, les sels acides de mercure deviennent neutres ; mais parce qu'ils sont très-instables sous cette constitution, ils passent rapidement à celle de sous-sels (*turbith nitreux*, de couleur jaune), sous laquelle ils jouissent d'une plus grande fixité, et l'acide azotique mis en liberté s'emploierait à renouveler les réactions précédentes. De l'azotite de mercure, dont la couleur est d'un beau jaune, se formerait alors à la suite de la réduction opérée par les éléments des corps gras.

Enfin, la présence, dans la composition de la pommade, des acides stéarique, margarique, oléique, glycérique, élaïodique, acétique, détermine probablement le partage de la base, partage qui s'effectuerait nécessairement d'après la puissance chimique relative de tous ces acides et d'après leur masse. De là, formation, dans une certaine proportion, de stéarate, de margarate, d'acétate, etc., de mercure.

C'est à l'ensemble de ces diverses réactions, qui commenceraient lors du mélange des substances et qui se continueraient dans le corps de la pommade longtemps après sa préparation, que celle-ci devrait sa couleur jaune rougeâtre et une consistance ferme.

Deuxième phase. — La pommade citrine, en vieillissant, subit des changements profonds corrélatifs à l'action réductive que ne cessent d'exercer les éléments des corps gras sur les sous-sels de mercure, sur l'hypoazotide, et l'oxygène de l'air prend part aux réactions. Il doit arriver en effet que les principes immédiats des corps gras, dont la constitution a été fortement ébranlée pendant la préparation de la pommade, tendent naturellement à achever leur désorganisation et leurs éléments à se retrancher sous une constitution plus simple et plus stable. Ces derniers sont comburés par l'oxygène appartenant à l'hyponitride et à l'acide azotique des sels mercurique et mercureux. De là, production de divers gaz, azote, oxyde de carbone, hydrogène, acide carbonique, etc., qui, en se dégageant, soulèvent la matière dans la région où ils se forment, lui impriment un aspect poreux et une consistance friable. De l'acide butyrique prend aussi naissance, selon que l'indique l'odeur de rance accusée par la pommade.

Les oxydes de mercure eux-mêmes, dont la stabilité est faible, finissent par être réduits en présence de la matière grasse qui se résout; et le mercure est ramené à l'état métallique, comme l'indique la couleur propre au métal (couleur grise), que revêt la pommade citrine abandonnée à elle-même.

Enfin, l'oxygène de l'air contribue pour une bonne part à la décomposition, car on remarque que celle-ci a lieu avec des signes évidents, principalement sur les faces supérieures et latérales des tablettes et à l'intérieur des crevasses, c'est-à-dire partout où l'air a libre accès.

La *pommade de Gondret*, le *baume opodeldoch* font partie des pommades dans la composition desquelles s'exerce une action chimique.

GLYCÉRÉS ou GLYCÉROLÉS

On donne cette dénomination à des médicaments qui ont pour base le glycéré d'amidon.

Les glycérés sont des pommades dans lesquelles le corps gras est remplacé par le glycérolé d'amidon. — On les prépare d'ailleurs de la même façon que les pommades *par simple mélange,* le glycérolé d'amidon étant préalablement obtenu; et on les fait servir aux mêmes usages.

Au lieu d'employer l'eau comme véhicule pour dissoudre des substances solubles, salines, extractives et autres, devant faire partie du glycéré, il est rationnel de faire usage de la glycérine.

GLYCÉRÉ D'AMIDON. — *Préparation :*

> Pr. : Amidon pulvérisé.................... 10^g
> Glycérine........................... 150
> (Codex)

(Cette formule donne une composition trop épaisse, nous préférons la modifier comme il suit) :

> Pr. : Glycérine......................... 100^g
> Amidon 5
> Eau................................ 3

Mélanger les substances dans une capsule de porcelaine, et faire chauffer jusqu'à l'ébullition, en ayant soin de remuer continuellement avec une spatule; couler alors dans le vase récipient.

L'eau qu'on ajoute a pour but d'empêcher l'ébullition de la glycérine, et par suite la production de principes âcres.

Les glycérés les plus en usage sont ceux d'*iodure de potassium*, d'*iodure de potassium ioduré*, de *goudron*, de *soufre*, d'*extraits divers*, de *tannin*.

Ils sont préparés par trituration du glycéré d'amidon, qui vient d'être obtenu, avec les autres substances préalablement disposées au mélange.

Pour le glycéré au soufre, il convient de laisser refroidir un instant avant d'effectuer le mélange, afin de n'être pas exposé à déterminer la fusion du soufre, que l'on sait arriver entre 110° et 111°.

SUPPOSITOIRES

Les suppositoires sont des médicaments solides, de forme conique, ayant pour base un corps gras. Ils sont destinés à être appliqués dans une voie naturelle.

Lorsqu'ils sont formés d'une seule substance solide (beurre de cacao, savon amygdalin), on leur donne la forme d'un cône, en taillant avec un canif des fragments de la matière solide. — Ce procédé de préparation est le seul qu'il convient d'employer pendant l'été, pour obtenir le médicament sous une consistance suffisamment ferme.

Lorsqu'ils doivent renfermer dans leur composition un extrait possédant la consistance molle ou ferme, on commence par amener celui-ci à la consistance sirupeuse, en le faisant chauffer modérément avec s. q.

d'eau; ensuite on le triture dans un mortier avec le double de son poids d'axonge, de façon à obtenir une pommade homogène. D'autre part, on fait liquéfier dans une capsule le corps gras solide, additionné d'un cinquième de cire blanche; on incorpore vivement, par mélange, la pommade extractive, après avoir enlevé la capsule de dessus la lampe; on coule aussitôt dans des moules de papier que l'on a enfoncés dans de la graine de lin. Après le refroidissement, les suppositoires sont retirés des moules et enveloppés dans des feuilles d'étain.

Si l'on opérait sur une quantité de matières un peu considérable, mieux vaudrait agiter vigoureusement ensemble, dans un flacon chauffé, les corps gras en fusion et l'extrait dissous dans quelques gouttes d'eau, de façon à obtenir une sorte d'émulsion de toutes les substances. On coulerait ensuite comme précédemment dans des moules de papier. —En apportant cette modification au procédé que prescrit le Codex, nous avons en vue d'obtenir une composition plus ferme et plus homogène.

S'ils devaient contenir des poudres ou un extrait sec susceptible d'être pulvérisé, on incorporerait ces derniers rapidement aux corps gras dans la capsule servant à la fusion, puis l'on coulerait aussitôt. — Quand la poudre est une résine ou une gomme-résine, comme l'aloès, il faut retarder le plus possible son incorporation aux corps gras, de peur que la chaleur, en la ramollissant, n'amène la formation de grumeaux.

On prescrit quelquefois des suppositoires avec miel et extraits; mais de quelque façon qu'on s'y prenne, il est impossible d'amener la matière sous une consistance suffisamment ferme.

Le poids d'un suppositoire est fixé de 4 à 5 grammes.

LINIMENTS

Les liniments sont des médicaments fluides destinés à être employés en frictions sur la peau. Leur composition peut être extrèmement variée : ils représentent assez ordinairement une sorte de pommade liquide.

Quand les substances qui composent un liniment sont des liquides dont les caractères de solubilité se rapprochent, comme des huiles essentielles, des teintures, des alcoolats, des baumes, des huiles médicinales, la préparation du médicament est effectuée par simple mélange et par agitation dans la fiole même.

Quand les composants sont formés de liquides, à caractères de solubilité opposés (baume tranquille, laudanum, chloroforme, etc.), la préparation du liniment est encore la même que précédemment; mais l'agitation doit être effectuée le plus vigoureusement possible, afin d'obtenir une sorte d'émulsion des substances hétérogènes. Celles-ci se séparent néanmoins après un temps assez court. Pour diminuer cet inconvénient, M. Deschamps a proposé avec raison de commencer la préparation par associer le corps gras avec 1/10 de cérat, ou bien, si la prescription ne comporte pas de corps gras, par ajouter à la composition la même proportion d'huile d'amandes.

Quand à la partie liquide simple ou composée d'un liniment, doivent être associées une ou plusieurs substances solides, comme des sels, des extraits, ceux-ci sont d'abord dissous à chaud ou à froid, selon le cas, dans l'un des composants liquides, avant d'être incorporés, et, s'ils sont insolubles dans l'un quelconque de ces derniers, il convient de les dissoudre préalablement dans s. q. d'un autre véhicule capable d'en opérer facilement la dissolution. Ainsi les extraits d'opium, de belladone seront dissous dans une petite quantité d'eau ou mieux de glycérine avant d'être incorporés par agitation à une huile médicinale, et on pourra encore retarder la séparation des substances, comme précédemment, par l'addition de cérat.

ONGUENTS

Les onguents sont des médicaments de consistance molle, composés de corps gras et de résines ; ils peuvent, en outre, contenir des poudres, des térébenthines, des huiles essentielles, etc.

Procédé général appliqué à la préparation des onguents :

Faire fondre sur le feu successivement les matières résineuses, la cire, les corps gras ; laisser déposer à une douce chaleur ; décanter pour séparer les fèces, ou bien, ce qui est préférable, clarifier par l'emploi du filtre filasse. — Lorsque la composition onguentaire doit renfermer des poudres, les ajouter très-fines après avoir clarifié. — Quand elle doit contenir soit des térébenthines, soit du camphre, soit toute autre huile essentielle, incorporer ces substances vers l'époque où la matière est prête de figer. Enfin, l'addition et le mélange de tous les ingrédients étant terminés, agiter avec une spatule jusqu'à refroidissement à peu près complet.

Ainsi sont préparés les onguents *basilicum*, *d'althœa*, *d'Arcœus*, *brun de Larrey*, *digestif simple*, *digestif animé*, *digestif mercuriel*, de *styrax*, etc.

EMPLATRES

On désigne sous le nom d'emplâtres, des médicaments externes ayant pour base, tantôt des corps gras et résineux, tantôt un savon d'oxyde de plomb (Codex).

Les emplâtres sont employés en médecine comme *rubéfiants* ou *mordants* ou bien comme *résolutifs*. Dans les deux cas, étant destinés à agir seulement à l'extérieur, l'absorption du principe actif doit être évitée. Dès lors, les poudres qui entrent dans leur composition seront demi-fines, si l'action principale leur est réservée; notamment les cantharides, qui font partie de l'emplâtre vésicatoire seront, de préférence, employées en poudre grossière. — Pour la même raison, le mercure dans l'emplâtre de Vigo sera retenu empâté dans la masse emplastique par une quantité suffisante de gommes-résines.

Souvent l'on attend de l'application des emplâtres un double effet : *mordant* ou *excitant* d'abord, *calmant* ensuite. Ce dernier cas se présente, en particulier, pour l'emplâtre vésicatoire, saupoudré de camphre ou de morphine. L'une et l'autre de ces deux substances seront disposées à la surface de l'emplâtre, d'où elles pourront pénétrer dans les tissus de l'organisme et y exercer leur action sédative.

On distingue deux sortes d'emplâtres : les uns qu'on peut appeler emplâtres *résineux* ou *rétinolés*, ont une composition semblable à celle des onguents, dont ils ne diffèrent que par une consistance plus ferme, due à une plus forte proportion de matière solide ; les autres, auxquels on réserve plus particulièrement la dénomination d'*emplâtres* ou *stéaratés*, ont pour base un savon de plomb.

Rétinolés ou **emplâtres résineux.** — La manière de préparer les rétinolés diffère à peine et souvent ne diffère en rien de celle qui est suivie pour la préparation des onguents.

Elle consiste à faire fondre successivement les matières résineuses et grasses, en commençant par les moins fusibles; à clarifier à l'occasion la masse fluide, par repos ou par filtration à travers le filtre filasse ; à ajouter les poudres, les extraits, les térébenthines, le mercure, le camphre, les gommes-résines, s'il en entre dans la composition de l'emplâtre ; à agiter jusqu'à refroidissement.

Ces dernières substances seront d'avance disposées au mélange. Ainsi les poudres seront obtenues plus ou moins fines, selon l'effet thérapeutique qu'il leur est réservé de produire; on les fera tomber dans la matière en fusion au moyen d'un tamis de crin ou bien en se servant d'une carte et en ayant soin d'agiter continuellement. Les extraits seront ramollis dans s. q. d'eau; le mercure sera éteint; le camphre dissous dans un peu d'huile; les gommes-résines seront débarrassées des impuretés qui les salissent ordinairement, en les soumettant au traitement habituel qui, en définitive, consiste à en former un extrait de consistance molle.

Après façon, la masse emplastique sera malaxée avec les mains mouillées, dans le but de la rendre homogène dans toutes ses parties, en divisant les grumeaux qui ont pu se former lors du mélange des substances. On en formera ensuite des magdaléons, qu'on polira sur une table de marbre.

Si l'emplâtre contenait des sels solubles ou des extraits, il serait prudent de n'user, pour malaxer, que de la plus petite quantité d'eau possible; il serait préférable encore de remplacer l'eau par un peu d'huile.

Les magdaléons sont à la fin recouverts d'une feuille de papier d'étain qui, en isolant la matière emplastique du contact de l'air, la préserve des moisissures.

Citons comme exemples : les *rétinolés* ou *emplâtres vésicatoires*, de *belladone*, de *ciguë, agglutinatif d'André de la Croix,* d'*acétate de cuivre*, etc.

On donne aux emplâtres résineux la forme de *sparadraps* ou de papiers emplastiques, en étendant la matière préalablement fondue, sur un tissu vernissé ou sur du papier, au moyen d'un instrument dit sparadrapier ; — ou bien la forme d'*écussons*, en beurrant l'emplâtre, d'après prescription médicale, sur de la peau de mouton.

Nous indiquons seulement la marche à suivre pour disposer l'écusson.

Écussons. — *Préparation.* — Il y a certainement plusieurs manières de préparer un écusson, en se conformant, d'ailleurs, pour la dimension et pour la forme, à la prescription du médecin; celle que nous indiquons nous paraît la plus commode : — commencer par tailler sur une feuille de papier plutôt épaisse que mince, un modèle en creux représentant exactement l'étendue et la forme prescrites; fixer ce modèle, après l'avoir mouillé ou légèrement collé, sur un fragment de peau de mouton; appliquer avec le pouce imprégné de cérat l'emplâtre préalablement ramolli par malaxation. Si l'ordonnance porte de saupoudrer avec une poudre quelconque, camphre, morphine, etc., exécuter la prescription en recouvrant uniformément la surface emplastique avec la substance indiquée; enlever ensuite le modèle de papier; border enfin avec un filet de dyachilon, s'il y a lieu.

On prescrit quelquefois d'appliquer à la surface de l'emplâtre vésicatoire une feuille de papier de soie imprégnée d'huile camphrée; c'est dans le but d'affaiblir l'énergie de la cantharide, en empêchant son contact direct avec l'épiderme et de diminuer les effets fâcheux qu'elle peut occasionner sur la vessie. La feuille de papier est maintenue fixée en quatre points opposés par l'intermédiaire de la bordure de diachylon.

On prescrit encore de saupoudrer d'émétique les emplâtres de diachylon et de poix de Bourgogne : l'émétique est fait adhérer à la masse emplastique par pression, en faisant usage de la lame flexible d'un couteau, et en employant comme auxiliaire quelques gouttes d'huile.

Certains extraits, tels que les extraits d'opium, de belladone, la thériaque de Venise ou un électuaire quelconque, sont aussi assez fréquemment employés sous forme d'écusson. — L'extrait, s'il est de consistance pilulaire, sera étendu sur la peau de mouton avec le doigt légèrement imbibé d'eau et non de cérat. L'emploi du cérat est présentement répudié, parce que, comme corps gras, il aurait l'inconvénient d'isoler la substance médicamenteuse et conséquemment d'en diminuer l'action. S'il est mou, l'extrait, de même que l'électuaire, sera beurré avec la lame flexible d'un couteau qu'on aura préalablement mouillée avec de l'eau.

Emplâtres stéaratés. — Ces emplâtres ont pour base un savon de plomb ; ils sont obtenus de deux manières différentes : les uns par l'intermédiaire de l'eau, *emplâtres stéaratés non brûlés ;* les autres sans addition d'eau, *emplâtres stéaratés brûlés.*

Le plus important, parmi les emplâtres stéaratés non brûlés, est l'*emplâtre simple*, non qu'il soit souvent employé tel quel ; mais parce qu'il sert de base à quantité d'autres emplâtres.

EMPLATRE SIMPLE. — On le prépare avec des corps gras, un oxyde de plomb et une certaine quantité d'eau.

L'axonge, à cause de la stéarine qu'elle contient, fait nécessairement partie des corps gras.

L'huile d'olive, pourvu qu'elle soit exempte de fraude, est préférée pour la même préparation, vu qu'elle se prête plus facilement que toute autre à la saponification, et qu'à part la stéarine dont elle est privée, sa composition est analogue avec celle de l'axonge. Il suit de là que les sels gras de plomb qui se forment lors de la saponification, fournissent une composition homogène, l'*emplâtre simple.* Il en serait différemment si à l'huile d'olive était substituée une huile siccative quelconque, l'huile de ricin, par exemple : avec cette dernière, le produit obtenu serait plus complexe, à cause de la présence du ricinolate de plomb ; et puis l'acide ricinolique ne jouissant pas de la même capacité de saturation que les acides oléique et margarique, il y aurait obligation de modifier le poids de l'oxyde de plomb. D'ailleurs, l'emplâtre obtenu par l'emploi de l'huile de ricin est moins blanc et plus dur que celui qui est obtenu en faisant usage de l'huile d'olive.

De tous les oxydes de plomb, la litharge est celui qui effectue plus facilement la saponification des corps gras, et partant, qui convient le mieux à la préparation de l'emplâtre simple ; mais faut-il encore faire choix d'une litharge exempte de sesquioxyde de fer et de bioxyde de cuivre : ces dernières substances, ne saponifiant qu'avec difficulté les principes immédiats des corps gras, se trouveraient en partie sans emploi, interposées au milieu de la masse emplastique, de manière à la rendre grumelée et colorée. D'ailleurs, les sels gras, à base de sesqui-oxyde de fer et de bioxyde de cuivre diffèrent des mêmes sels gras à base de plomb, tant par les caractères physiques que par la constitution chimique.

La litharge anglaise est ordinairement plus nette que la litharge hollandaise, ce qui fait qu'on la préfère. Il convient néanmoins de s'assurer de sa pureté, soit par l'essai suivant :

En traiter un échantillon par l'acide azotique... Si la litharge contient de la brique pilée, cette dernière substance forme résidu. — Filtrer, évaporer au bain-marie ; reprendre par l'eau distillée et ajouter un léger excès d'acide sulfurique : tout le plomb passera à l'état de sulfate insoluble. — Filtrer une deuxième fois ; additionner la liqueur d'un excès d'ammoniaque : si elle contient du fer, il sera précipité sous la composition Fe^2O^3, HO, d'une couleur ochracée. Si en outre elle contient du cuivre, elle prendra une belle couleur bleue, à la faveur du métal tenu en dissolution par l'ammoniaque. L'égalité ci-après rend compte de cette dernière réaction :

$$Fe^2O^3, 3SO^3 + CuO, SO^3 + (AzH^4O)^n + (HO)^n$$
$$= 4(AzH^4O, SO^3) + Fe^2O^3, HO + CuO, HO, (AzH^4O)^2$$

La céruse, quand elle ne contient ni sulfate de plomb, ni sulfate de baryte, ni craie (ce dont il faudrait s'assurer en en traitant un échantillon par les réactifs ordinaires), pourrait remplacer la litharge ; peut-être même produit-elle plus facilement la saponification des corps gras ; mais elle a le défaut de donner lieu à un dégagement trop considérable de gaz carbonique, ce qui rend la conduite de l'opération difficile.

Le massicot peut aussi être employé à la place de la litharge, mais l'on observe que la saponification est moins complète ; ce qui tient probablement à la présence dans le massicot d'une certaine quantité de plomb à l'état métallique et de minium.

Beaucoup plus difficile et beaucoup plus lente encore est la même opération effectuée par le minium. Le fait s'explique d'ailleurs : tandis que la litharge se présente comme un simple oxyde, c'est-à-dire un corps chimique dans lequel les deux éléments oxygène et plomb sont maintenus en combinaison par deux forces ou affinités, le minium est un véritable sel, dont les éléments, bien qu'étant de même nature que dans la litharge, sont maintenus en combinaison sous la puissance de quatre forces ou affinités (affinité de l'oxygène pour le plomb acide, affinité du même corps pour le plomb basique, affinité de l'oxyde basique de plomb pour l'oxyde acide du même métal, affinité de l'oxyde acide pour l'oxyde basique). Sa formule empyrique $PbO + ^{1/3}O$ peut en effet être dédoublée et transformée en formule technique $\underset{\text{minium.}}{(PbO)^2, PbO^2} = \underset{\text{minium.}}{3(PbO + ^{1/3}O)}$

Or, il résulte de cette composition saline, insoluble, représentant un état chimique satisfait, que le minium a moins de tendance que la litharge à s'unir aux acides gras, et par suite, que la saponification sera plus difficile à effectuer avec la première substance qu'avec la seconde.

D'après ces considérations, l'on choisira de préférence pour la préparation de l'emplâtre simple, l'axonge et l'huile d'olive parmi les corps gras, la litharge parmi les oxydes de plomb.

PRÉPARATION. — Pr. : Litharge.............. 2,000ᵍ
       Axonge................ 2,000
       Huile d'olive.......... 2,000
       Eau.................. 4,000

Mettre dans une grande bassine de cuivre l'axonge, l'huile d'olive et l'eau ; faire liquéfier ; ajouter la litharge en la faisant passer à travers un tamis ; remuer avec une grande spatule de bois pour obtenir un mélange exact ; porter le tout à l'ébullition et agiter continuellement jusqu'à ce que l'oxyde de plomb ait tout à fait disparu et que la masse ait acquis une couleur blanche uniforme et une consistance plastique, ce dont on s'assure en en jetant une petite quantité dans l'eau froide et en la pétrissant avec les doigts. Alors laisser refroidir jusqu'à ce que la matière soit maniable ; et tandis que l'emplâtre est encore chaud et mou, malaxer pour séparer l'eau, et rouler en magdaléons.

Quant aux eaux mères, elles contiennent la glycérine.

Phénomènes. — Les phénomènes qu'on observe dans la suite de l'opération sont :

Un bouillonnement rapide qui se produit lors de l'addition de la litharge : il est occasionné par le dégagement du gaz carbonique contenu dans cette substance ;

Une coloration rougeâtre propre à l'oxyde de plomb : elle pâlit peu à peu, à mesure que l'opération avance ;

Un boursouflement considérable de la matière et qui se continue jusqu'à la fin de la manipulation : il est dû au dégagement de la vapeur d'eau qui soulève la masse plastique ; ce dernier phénomène nécessite l'emploi d'une bassine d'une grande capacité.

Théorie. — La saponification des corps gras, dans cette opération, est sollicitée par la température de l'ébullition à laquelle les substances sont soumises, par la présence de la grande quantité d'eau employée ; elle est définitivement déterminée par l'influence de la litharge, et elle s'effectue d'après les lois des sels formulées par Bertholet, lois qui régissent toutes les doubles décompositions et que ce savant chimiste énonce comme suit :

« Lors de l'action réciproque des corps composés, il y aura décomposition toutes les fois qu'il pourra se former des produits plus volatils ou moins solubles que les corps agissants eux-mêmes. »

Il se trouve, en effet, que, dans le milieu en fusion, des sels gras de plomb, stéarate, margarate, oléate, doivent se former par la raison qu'ils sont moins fusibles que les principes immédiats des corps gras, et que d'ailleurs la glycérine, un des produits engendrés, est soluble dans l'eau et volatile.

La réaction est exprimée par les égalités suivantes :

$$C^6H^5O^3, 3(C^{36}H^{35}O^3) + 3PbO + 3HO = C^6H^5O^3(HO)^3 + 3(PbO, C^{36}H^{35}O^3)$$
$$\text{tristéarine.} \qquad\qquad\qquad\qquad\qquad \text{glycérine.} \qquad \text{stéarates de plomb.}$$

$$C^6H^5O^3, 3(C^{34}H^{33}O^3) + 3PbO + 3HO = C^6H^5O^3(HO)^3 + 3(PbO, C^{34}H^{33}O^3)$$
$$\text{trimargarine.} \qquad\qquad\qquad\qquad\qquad \text{glycérine.} \qquad \text{margarates de plomb.}$$

$$C^6H^5O^3, 3(C^{36}H^{35}O^3) + 3PbO + 3HO = C^6H^5O^3(HO)^3 + 3(PbO, C^{36}H^{35}O^3)$$
$$\text{trioléine.} \qquad\qquad\qquad\qquad\qquad \text{glycérine.} \qquad \text{oléates de plomb.}$$

Toutefois, la consistance légèrement mollasse, visqueuse, que la matière emplastique conserve pendant et après la préparation, permet de supposer qu'une partie des principes immédiats des corps gras échappent complétement à l'acte de la saponification ; ce qui se conçoit quand on réfléchit que dans un pareil milieu le contact intime des molécules hétérogènes, contact absolument nécessaire à toute réaction chimique, peut devenir impossible en plusieurs points de la masse.

L'expérience suivante confirme d'ailleurs cette supposition : lorsqu'on mélange une solution filtrée d'acétate de plomb avec une solution filtrée de savon de Marseille, le précipité qui se forme et qui est composé de sels gras de plomb exactement définis (stéarate, margarate, oléate), jouit d'une consistance plus ferme, moins visqueuse que l'emplâtre simple obtenu par le procédé que nous venons d'indiquer. Mais on peut lui procurer la même consistance, le même caractère de visquosité, en le faisant fondre avec une petite quantité d'huile et d'axonge ; or, ces dernières substances ne se trouvent évidemment dans la composition qu'à l'état de mélange, c'est-à-dire qu'elles y remplissent le même rôle que les corps gras non saponifiés remplissent dans l'emplâtre simple.

Il pourrait même arriver que la réaction s'arrêtât pour une quantité déterminée de stéarine à un déplacement incomplet de l'acide stéarique. Dans cette hypothèse, un ou deux équivalents d'oxyde de plomb se combineraient à un ou deux équivalents d'acide stéarique ; et, cet acide, dans la composition de la tristéarine, serait remplacé par un ou deux équivalents d'eau. Par suite, la tristéarine maintiendrait sa constitution chimique et en partie ses caractères physiques.

La réaction s'effectuerait alors, pour un équivalent d'acide stéarique, par exemple, s'échangeant avec un équivalent d'eau, selon l'égalité suivante :

$$C^6H^5O^3, 3(C^{36}H^{35}O^3) + PbO + HO = C^6H^5O^3, 2(C^{36}H^{35}O^3), HO + PbO, C^{36}H^{35}O^3$$

Même réaction s'opérerait avec l'oléine et avec la margarine.

Le poids de l'emplâtre simple et de la glycérine, produits des réactions, dépasse le poids des matières premières, corps gras et litharge. Cet excès de poids est dû certainement à l'assimilation de trois équivalents d'eau par la glycérine qui achève sa constitution, et probablement aussi, d'après notre hypothèse, à l'assimilation d'une certaine quantité d'eau par les principes immédiats, qui échappent à une saponification complète, selon que l'expriment les égalités précédentes.

L'emplâtre simple sert de base aux emplâtres de *minium camphré* (Nuremberg), de *diachylon gommé*, de *Canet*, de *Vigo cum mercurio, diapalme*, de *savon*, de *savon camphré*, etc.

Emplâtres stéaratés brûlés. — EMPLATRE BRUN, ONGUENT DE LA MÈRE. — L'emplâtre brun est le type des emplâtres préparés sans l'intervention de l'eau.

Le Codex prescrit à sa préparation :

         Pr. : Huile d'olive...................... 1,000^g
               Axonge........................... 500
               Beurre........................... 500
               Cire jaune....................... 500
               Litharge en poudre............... 500
               Suif de mouton................... 500
               Poix noire....................... 100

Faire chauffer les corps gras dans une bassine de cuivre. Quand ils fument, y faire tomber la litharge à l'aide d'un tamis, en agitant continuellement ; laisser le mélange sur le feu en continuant d'agiter, jusqu'à ce que la matière ait acquis une couleur d'un brun foncé ; ajouter alors la poix noire ; faire fondre ; clarifier au filtre filasse en exprimant légèrement ; agiter l'emplâtre jusqu'à ce qu'il soit près de figer ; le couler à ce moment dans des moules de papier ; diviser en tablettes.

Phénomènes. — Un bouillonnement considérable se manifeste lorsqu'on ajoute la litharge : il est dû, comme dans la préparation de l'emplâtre simple, au dégagement du gaz carbonique de la substance minérale. — Plus l'opération avance, plus la matière brunit : phénomène qui se rattache à l'action prolongée de la chaleur. — Des vapeurs âcres et des gaz inflammables s'échappent de la masse tant que dure la cuisson : circonstance qui oblige encore à faire usage d'une grande bassine, et à effectuer cette préparation seulement pendant le jour, vu que la lumière d'une simple bougie pourrait déterminer l'inflammation de la matière.

Théorie. — Nous savons que la chaleur seule, s'exerçant dans le vide en présence de la vapeur d'eau, est susceptible de saponifier les corps gras ; mais au contact de l'air, ce même agent ne porte pas son action jusqu'à produire la saponification : les principes immédiats subissent la décomposition avant de subir le partage en leurs composants basique et acide, selon que l'accusent la fumée et les vapeurs âcres qui se dégagent de la matière en ébullition. Toutefois, l'on ne peut nier que la chaleur sollicite et favorise dans tous les cas l'acte de la saponification ; de sorte que, quand on incorpore l'oxyde de plomb, la formation des sels gras plombiques, est rendue d'autant plus facile que les corps gras eux-mêmes sont plus près du point de leur décomposition. Mais la cuisson se continuant, une partie des sels de plomb sont ensuite décomposés, et de l'oxyde est ramené à l'état de métal extrêmement divisé sous l'action réductive des gaz qui se dégagent. Parmi ces gaz, on signale l'acide carbonique, l'oxyde de carbone, des hydrogènes carbonés, et divers composés acides ou empyreumatiques tels que les acides acétique, butyrique, sébacique, de l'acroléine.

Enfin, d'après M. Bussy, des graisses volatiles à base de plomb, stéarone, margarone, oléone, provenant de l'altération du savon métallique, s'échappent en vapeurs.

On remarque qu'une couche blanchâtre ne tarde pas à couvrir la surface des tablettes d'onguent de la mère, quand on ne prend pas la précaution d'ajouter la poix noire seulement vers la fin de la préparation : elle est attribuée à la transformation d'un acétate de plomb en carbonate de la même base, par l'acide carbonique de l'air. — Si cette même couche n'apparaît pas quand on a suivi la marche indiquée, c'est sans doute que la poix noire, conservée intacte, y met obstacle à la faveur de sa nature résineuse, en formant en tous points de la matière emplastique une espèce d'enduit, qui la préserve du contact de l'air.

HUILES ESSENTIELLES

Pour être fidèle à notre programme, nous nous attachons simplement dans ce chapitre à indiquer la préparation et les principaux caractères des essences types.

Les huiles essentielles sont des corps neutres, volatils, doués d'une odeur forte, agréable ou désagréable. La plupart d'entre elles sont liquides à la température ordinaire, quelques-unes sont solides.

Les huiles essentielles sont obtenues des végétaux chez lesquels elles existent, soit dans des cellules (lacunes) intérieures ou extérieures, soit dans un système de glandes qui les sécrètent. Les cellules extérieures, les glandes en sont le réceptacle habituel ; elles tapissent tous les organes de la plante aromatique, et plus particulièrement la surface des feuilles, des enveloppes florales, des étamines, du pistil, du fruit.

Quelquefois, l'huile essentielle fait partie de la composition des sucs proprement dits ; le cas se présente pour l'essence de térébenthine, qui se trouve répandue dans toute la sève des pins.

Dans un certain nombre de végétaux appartenant en particulier aux familles des crucifères, des laurinées, des rosacées, l'huile essentielle se développe, mais ne préexiste pas : elle prend naissance à la suite d'une action de contact s'exerçant, en présence de l'humidité, entre des principes immédiats qui leur sont propres.

La quantité d'huile essentielle, son degré de suavité sont en rapport avec le terrain où la plante végète, avec l'époque de l'année et même avec l'heure du jour où celle-ci a été cueillie. Il est reconnu aussi que l'exposition au soleil et un climat chaud favorisent dans le végétal le développement du principe aromatique. On signale des exceptions : certaines essences, comme l'essence de roses, obtenues de fleurs qui ont été cueillies sous un climat tempéré, sont plus suaves que celles qui proviennent de fleurs récoltées dans les pays chauds.

Généralement, les fleurs sont plus aromatiques que les feuilles, et celles-ci le sont plus que l'écorce.

Le fruit, la graine sont souvent chargés d'une quantité d'huile essentielle relativement abondante ; mais il est à remarquer, pour une même plante, que l'essence fixée dans ces organes est moins suave que celle qui appartient à la fleur et aux feuilles, comme si elle avait subi un commencement de résinification ou que la force vitale, qui l'a élaborée, était déjà fatiguée, affaiblie.

Préparation des huiles essentielles. — *Par distillation*. — L'obtention des huiles essentielles a lieu fréquemment pendant la préparation des eaux distillées aromatiques, lorsqu'on opère sur une grande échelle; mais quand on se propose particulièrement de préparer les premières, l'on emploie à la distillation une proportion plus forte de plantes, et même, dans quelques cas, selon que le prescrit le Codex, on renouvelle la distillation à plusieurs reprises, en se servant pour alimenter l'alambic de l'eau aromatique obtenue d'une opération précédente.

Les soins à apporter au choix des plantes et à leur récolte ont, dans la circonstance, la même importance que pour la préparation des eaux distillées aromatiques. Nous admettrons donc encore en principe que les plantes ou parties des plantes destinées à la préparation des huiles essentielles devront être employées quand elles auront acquis un développement convenable, parce qu'à cette époque, elles sont relativement plus chargées d'essence. Il n'est pas indifférent, non plus, d'appliquer tel ou tel procédé de distillation, en se conformant, sous ce rapport, aux indications mentionnées d'autre part et concernant la préparation des eaux distillées aromatiques.

Lorsqu'on distille pour obtenir des eaux aromatiques, l'eau se sature d'essence, et ce qui reste indissous surnage le liquide distillé : *huiles essentielles moins denses que l'eau*, ou bien se dépose au fond du récipient : *huiles essentielles plus denses que l'eau.*

Les mêmes faits se passent, d'une façon beaucoup plus apparente encore, pendant la distillation qui a pour but la préparation des huiles essentielles. Cette circonstance oblige à faire usage de deux appareils différents pour effectuer la séparation de ces dernières d'avec l'eau aromatique qui distille.

On donne le nom de récipient Florentin, modifié par M. Mero, à celui qui est appliqué à opérer le partage des huiles essentielles plus légères que l'eau. Il consiste dans une éprouvette munie d'un tube recourbé, partant de la base, et qui sert à l'écoulement de l'eau; et dans un entonnoir à queue recourbée, reposant sur l'éprouvette, et qui est destiné à recevoir immédiatement le liquide à la sortie du réfrigérant et à le déverser de bas en haut. Cette disposition permet à l'huile essentielle de surnager plus facilement. Vers le sommet de l'éprouvette et sur sa paroi est pratiqué un petit orifice muni d'un tube conducteur; c'est par cet orifice, qui est maintenu dans un plan horizontal, sensiblement plus élevé que l'ouverture de la queue de l'entonnoir, que s'échappe goutte à goutte l'essence qui surnage : un récipient extérieur la reçoit.

Pour obtenir une marche régulière de l'opération, il est nécessaire que la hauteur de la colonne liquide dans le tube d'écoulement de l'eau soit sensiblement inférieure à la hauteur de la colonne liquide dans l'éprouvette, celle-ci se mesurant de la base de l'appareil à l'orifice d'écoulement de l'essence. On parvient d'ailleurs à remplir facilement cette condition, c'est-à-dire à régler convenablement la hauteur relative des deux niveaux, en courbant plus ou moins le tube qui est en étain (fig. 10).

Aujourd'hui, la plupart des distillateurs du Midi suppriment l'entonnoir à queue recourbée et font couler l'eau, à la sortie de l'alambic, sur une rondelle de liége qui occupe la surface de l'eau distillée dans l'éprouvette : à la faveur de cet appendice, l'essence se sépare, surnage et s'écoule immédiatement.

L'appareil, tel qu'il vient d'être décrit, pourrait être remplacé avantageusement par une pipette à ventre, formée de deux pièces s'ajustant à frottement et conditionnée de façon que les deux extrémités fussent suffisamment ouvertes pour permettre l'entrée et l'écoulement du liquide. La base de l'instrument se terminerait par une échancrure, la partie supérieure serait surmontée d'un petit entonnoir. Au début de l'opération, l'on aurait soin d'introduire à l'intérieur une rondelle de liége dentée. L'eau distillée, en pénétrant dans la pipette y déposerait l'excès d'essence qu'elle renferme, passerait ensuite par l'échancrure dans la carafe, et finalement s'écoulerait par le tube recourbé. On récolterait l'essence au fur et à mesure que la pipette s'en remplirait (fig. 11).

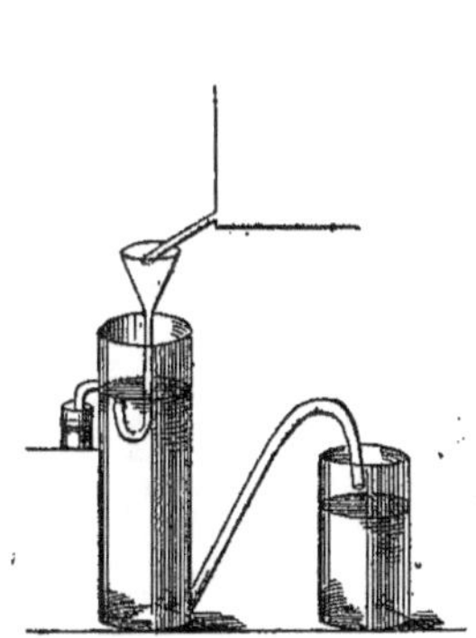

Fig. 10.

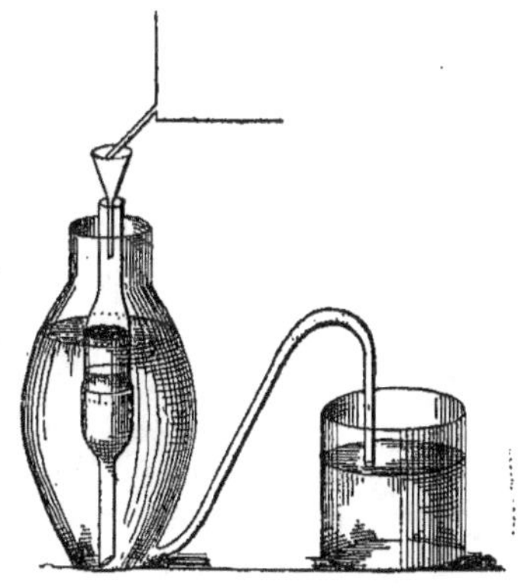

Fig. 11.

Pour effectuer la récolte d'une huile essentielle plus pesante que l'eau, l'on se sert encore d'une carafe munie d'un tube recourbé, par l'intermédiaire duquel se pratique l'écoulement de l'eau distillée. Mais, au lieu de partir de la base de l'appareil, ce tube en sort vers les deux tiers de la hauteur ; d'autre part, un long tube creux, à l'intérieur duquel pénètre la queue d'un petit entonnoir, déverse directement le liquide au fond du récipient ; l'essence se dépose pendant la distillation ; on la sépare, à la fin, d'avec l'eau par décantation effectuée au moyen de la pipette (fig. 12).

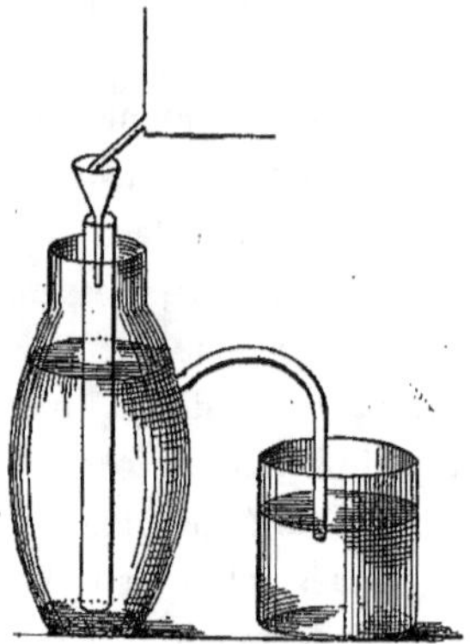

Fig. 12.

Ce dernier appareil peut encore être modifié avantageusement, en faisant usage d'une carafe dont le fond est terminé par un tube usé à l'émeri, qui lui-même est traversé vers sa hauteur par un robinet. Dans

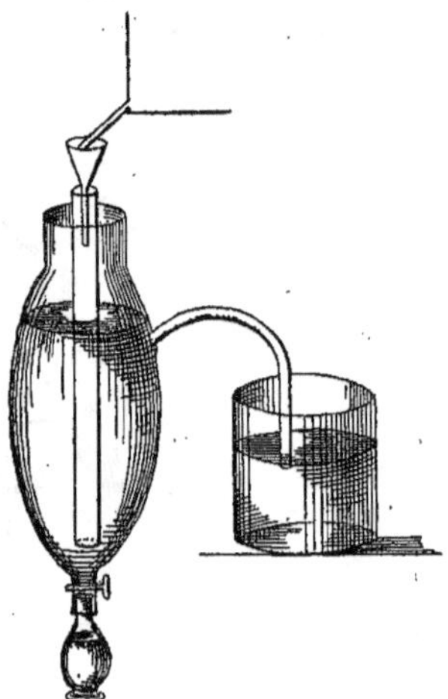

Fig. 13.

ce tube, pénètre à frottement et jusqu'au robinet le goulot d'un flacon destiné à servir de récipient à l'essence. L'appareil tout entier est supporté par un châssis (fig. 13).

Pendant la distillation, on établit la communication entre la carafe et le flacon; celui-ci se remplit d'essence; on l'enlève, pour le vider, après avoir fermé le robinet, puis on le remet en position. — Par cette modification, l'opération peut être achevée en évitant toute perte du produit essentiel et avec une grande facilité d'exécution.

Quand l'huile essentielle est solide à la température ordinaire, comme le sont les essences d'anis, de roses, etc., il est nécessaire de tenir le récipient plongé dans l'eau tiède pendant tout le temps que dure la distillation.

Par expression. — Ce procédé n'est guère applicable qu'à la préparation des huiles essentielles des hespéridées. — Il consiste à râper toute la partie colorée (épicarpe) du citron, de l'orange, de la citronelle, etc., à soumettre la râpure à la presse, après l'avoir renfermée dans un sac de crin. Le suc qui s'écoule, étant abandonné au repos, se sépare en deux couches, l'une aqueuse inférieure, l'autre essentielle supérieure. Le partage des deux liqueurs est effectué par décantation, et l'huile essentielle est en dernier lieu clarifiée par filtration au papier.

Ainsi obtenue, l'essence est plus suave que la même préparée par distillation; mais d'un autre côté, elle est moins pure, parce qu'elle retient en dissolution de la matière colorante et certaines substances de nature mucilagineuse. Aussi fait-elle tache sur la soie, et ne se dissout-elle qu'imparfaitement dans l'alcool.

Conservation. — Les huiles essentielles ne se conservent bien que si elles sont soustraites à l'accès de l'air et de la lumière, même diffuse; en dehors de cette condition, elles s'épaississent de façon à se rapprocher de l'état poisseux particulier aux sucs résineux; en même temps, elles perdent leur arome ou le modifient désavantageusement. L'usage de flacons colorés, pour récipients, est donc encore dans la circonstance rendu nécessaire.

Fraudes. — Les huiles essentielles sont assez ordinairement fraudées dans le commerce, par mélange avec une *huile fixe*, ou avec de l'*alcool*, ou encore avec une *essence étrangère*.

La présence de l'huile fixe est constatée par la tache grasse que laissent sur une feuille de papier blanc, après évaporation, quelques gouttes d'essence qu'on y a répandues.

La présence de l'alcool est indiquée en agitant l'huile essentielle avec de l'eau : le mélange prend un aspect laiteux, qu'il conserve longtemps. Ce caractère est dû à de l'essence qui s'émulsionne sous l'état d'extrême division, quand elle est entraînée par l'alcool à se répandre dans l'eau ; — ou bien encore par mélange de l'essence avec du chlorure de calcium fondu : le sel calcaire, s'il y a fraude, se liquéfie par suite de sa combinaison avec l'alcool.

La fraude par une huile essentielle étrangère est plus difficile à constater; cependant, si c'était l'essence de térébenthine, son odeur persistante la ferait reconnaître la fin de l'évaporation d'une petite quantité de liquide suspect.

On a classé les essences d'après leur composition chimique : en essences *hydro-carbonatées, oxygénées, sulfurées.*

ESSENCES HYDRO-CARBONATÉES

$$C^{20}H^{16} \qquad C^{10}H^{16}$$
form. dual.   form. atom.

Ce sont autant de corps neutres isomères, dont les caractères offrent maints rapprochements, et dont la constitution moléculaire est mobile au point de subir des modifications par simple distillation.

Parmi les essences de cette série, nous signalons les essences de *térébenthine,* de *citron,* de *néroli,* de *bergamote,* de *cédrat,* de *limette,* de *carvi.*

Essence de térébenthine, $C^{20}H^{16}$ $C^{10}H^{16}$. — Nous avons vu
form. dual.   form. atom.
au chapitre des sucs résineux que cette huile essentielle est obtenue en France, par distillation, à feu nu, de la térébenthine de Bordeaux additionnée d'eau. Dans cette opération, l'essence se mélange à la vapeur d'eau, se condense avec elle, mais se sépare dans le récipient. Décantée, elle retient en dissolution de l'eau et de la résine, produit de l'oxydation partielle qu'elle a subie pendant la distillation. On la purifie en la distillant une seconde fois. Si on tenait à l'obtenir chimiquement pure, il faudrait la soumettre à une troisième distillation dans le vide, au contact d'un mélange de carbonate de potasse et de chaux vive.

L'essence de térébenthine se présente sous l'aspect d'un liquide incolore, très-mobile, d'une odeur caractéristique, d'une saveur âcre, brûlante. Elle bout à 150°.

L'eau ne la dissout que faiblement, l'alcool, l'éther, les huiles fixes la dissolvent parfaitement. D'autre part, elle dissout facilement le soufre, le phosphore, l'iode et un grand nombre de composés organiques.

Abandonnée à l'air, elle absorbe lentement l'oxygène, se colore et finit par se transformer en résine poisseuse. Aqueuse et abandonnée à elle-même pendant plusieurs mois, elle laisse déposer des cristaux incolores, qui ont pour composition $C^{20}H^{16}$, 6 HO. De ces six équivalents d'eau, deux disparaissent sous l'impression de la chaleur : on les considère comme étant de l'eau d'hydratation ; les quatre autres équivalents maintiennent leur combinaison avec l'essence, même à la distillation, qui s'effectue vers 250° : c'est de l'eau de constitution.

L'essence de térébenthine, traitée par l'acide chlorhydrique, donne lieu à la formation de cristaux, qui ont pour composition $C^{20}H^{16}$, HCl, ou chlorhydrate de térébenthine, qu'on nomme encore camphre artificiel; quant à la partie liquide, elle ne se solidifie à aucune température, bien qu'elle soit isomère avec la partie cristallisée.

Elle se comporte avec l'iode, le phosphore, le brome, en quelque sorte comme les huiles fixes, comme les essences des crucifères; c'est-à-dire qu'un poids d'iode, de phosphore, etc., paraît entrer dans sa constitution par un effet de condensation de volumes des corps qui s'unissent, et non par un effet de substitution : $C^{20}H^{15} (HI^{1/2}) = C^{20}H^{16}$.

L'acide azotique attaque vivement l'essence de térébenthine, et s'il est mélangé avec l'acide sulfurique, il y a explosion.

Essence de citron, de néroli, $C^{20}H^{16}$ (form. dual.) $C^{10}H^{16}$ (form. atom.). — La première de ces deux essences est obtenue de l'écorce du citron (zeste), par *distillation* ou *expression*.

La seconde est obtenue par *distillation* des fleurs fraîches d'oranger, au *seau métallique troué*, ou mieux *à la vapeur*.

Elles diffèrent de leur isomère, l'essence de térébenthine, par certains caractères physiques, odeur, couleur, densité; elles lui sont identiques au point de vue des caractères dissolvants et de solubilité; elles s'en rapprochent par les propriétés chimiques. Ainsi elles s'assimilent de l'iode, du phosphore, comme le fait l'essence de térébenthine, et se combinent avec l'acide chlorhydrique; mais les composés solides (camphres artificiels) et liquides, engendrés par cette dernière réaction, ont une composition différente : $C^{20}H^{16}$, 2 HCl.

ESSENCES OXYGÉNÉES

Ces essences sont au moins aussi nombreuses que les précédentes, et leurs propriétés chimiques des plus variées. C'est à cette série qu'appartiennent les *camphres* et l'*essence d'amandes amères*.

Camphres, $C^{20}H^{16}O^{2}$ (form. dual.) $C^{10}H^{16}O$ (form. atom.). — Ces produits essentiels, corps neutres, comme toutes les essences, sont solides à la température ordinaire (stéaropthèmes). Il y en a deux sortes : le *camphre du Japon*, qui est à peu près le seul employé en pharmacie, et le *camphre de Bornéo*.

Le camphre du Japon, du *Laurus camphora* (laurinées), est extrait sur place, en distillant avec de l'eau les menus copeaux obtenus de la tige et des branches de l'arbre. L'alambic dont on se sert est une chaudière en fonte surmontée d'un chapiteau de terre cuite, qu'on remplit de paille et de roseaux. Le produit qui se condense sur ces objets est le camphre brut.

Il nous arrive dans le commerce mélangé de débris divers et coloré en jaune gris. On le raffine en Europe, en le sublimant au contact de la chaux délitée, dans de grandes fioles de verre à fond plat, qu'on dispose sur un fourneau présentant la forme d'un fourneau de galère. Les fioles sont cassées, après le refroidissement, pour en sortir le pain de camphre.

Ainsi préparé, le camphre est blanc, cristallisé, élastique. Ce dernier caractère rend sa pulvérisation difficile; de sorte qu'il y a lieu de l'humecter de quelques gouttes d'alcool ou d'éther, si l'opération doit être effectuée par l'intermédiaire du pilon. Mais il est préférable de faire usage de la râpe, la poudre qu'on obtient à l'aide de cet instrument résiste mieux à l'agglomération.

Bien que la tension de sa vapeur soit faible à la température ordinaire, le camphre répand néanmoins une odeur intense, caractéristique, et finit par se volatiliser entièrement à la suite de son exposition à l'air.

Il fond à 175° et bout à 203°. Il est à peu près insoluble dans l'eau, très-soluble dans l'alcool, dans l'éther, dans les huiles fixes et volatiles, dans l'acide acétique, etc.

Il absorbe l'acide chlorhydrique en donnant lieu à la formation d'un liquide incolore, dont la composition est représentée par : $C^{20}H^{16}O^2$, HCl, que l'eau décompose en opérant la séparation du camphre.

L'acide azotique bouillant oxyde le camphre, le produit porte le nom d'acide camphorique, $C^{20}H^{16}O^8$, qu'on doit écrire : $C^{20}H^{14}O^6$, 2 HO, parce qu'il est bibasique.

Cet acide jouit à peu près des mêmes caractères de solubilité que le camphre.

Les dissolutions alcalines sont sans action sur le camphre à la température ordinaire; mais à 400°, la chaux potassée transforme la vapeur de camphre en acide campholique, qui se combine aux alcalis; on peut l'isoler à la fin, en saturant par l'acide chlorhydrique dilué. L'acide campholique a pour composition $C^{20}H^{18}O^4$, qu'on doit écrire $C^{20}H^{17}O^3$,HO, parce qu'il est monobasique comme le montre la composition du campholate d'argent AgO, $C^{20}H^{17}O^3$.

Le camphre du Japon est employé en pharmacie sous les diverses formes de *poudre*, de *pilules*, d'*alcoolé*, d'*éther camphré*, de *vinaigre camphré*, d'*emplâtre camphré;* il entre dans la composition de l'*eau sédative.*

Camphre de Bornéo, $C^{20}H^{18}O^2$ $C^{10}H^{18}O$. — Il est obtenu à
form. dual.   form. atom.
la suite de l'évaporation du suc du *Dryabalanops camphora.*

Il se présente sous l'aspect de petits fragments cristallins un peu jaunâtres, transparents. — Il possède les mêmes caractères de solubilité que le camphre du Japon; fond à 195° et bout à 215°.

Traité convenablement par l'acide azotique, il perd deux équivalents d'hydrogène en passant à la composition de camphre du Japon. Il reste après réaction un liquide isomère avec l'essence de térébenthine, $C^{20}H^{16}$, qui, soumis convenablement à l'action de l'acide azotique, est oxydé et devient lui-même camphre du Japon.

Essence d'amandes amères, $C^{14}H^6O^2$ $\quad$ C^7H^6G. — Cette
$\qquad$ form. dual. $\qquad$ form. atom.
huile essentielle est obtenue du tourteau d'amandes amères qui a servi à l'extraction de l'huile fixe d'amandes. Elle n'y existe pas toute formée, car l'odorat ne perçoit aucun arome; mais si le tourteau est délayé dans de l'eau, l'odeur de l'essence se manifeste immédiatement; d'où il faut conclure que l'eau est nécessaire à la formation de l'huile essentielle d'amandes amères.

Deux principes immédiats faisant partie des semences, l'*amygdaline* et la *synaptase* ou *émulsine*, engendrent, dans la circonstance, par un effet de catalytie, l'essence d'amandes amères. Les amandes douces, qui contiennent l'émulsine et sont privées d'amygdaline, ne donnent pas lieu en présence de l'eau à la même réaction.

Amygdaline. — $C^{40}H^{27}AzO^{22}$. — Cette substance est extraite du tourteau d'amandes amères qu'on a d'abord débarrassé de son huile grasse par l'éther.

A cet effet, faire bouillir la matière dans s. q. d'alcool à 95°, qui dissout l'amygdaline; filtrer et au besoin décolorer la liqueur par le charbon; concentrer : l'amygdaline se dépose pendant le refroidissement sous forme de précipité amorphe.

Elle est soluble dans l'eau, dans l'alcool concentré et bouillant, très-peu soluble dans l'alcool froid, dans l'éther. Elle cristallise par concentration de sa dissolution aqueuse sous la composition $C^{40}H^{27}AzO^{22}$, 6HO.

Synaptase (émulsine). — On l'extrait du tourteau d'amandes douces.

A cet effet, délayer la matière dans suffisante quantité d'eau; filtrer la liqueur; la clarifier par le sous-acétate de plomb, qui précipite les substances mucilagineuses et albuminoïdes; filtrer de nouveau, précipiter l'excès de plomb par l'acide sulfurique, ou par le carbonate de soude; filtrer encore et traiter en dernier lieu par l'alcool fort : l'émulsine précipite. — Si l'on tenait à l'obtenir parfaitement pure, il conviendrait d'opérer à deux ou trois reprises sa dissolution dans l'eau et sa précipitation par l'alcool.

La synaptase se présente sous l'aspect de flocons gommeux; elle est amorphe, de composition quaternaire azotée. — Ses caractères de solubilité sont à peu près les mêmes que ceux de l'amygdaline. — Elle peut être desséchée jusque vers 55° sans que ses propriétés physiologiques soient altérées : à 60° elle se coagule, et dès lors son action sur l'amygdaline est annulée. C'est grâce à cette dernière propriété qu'on doit de pouvoir user à toute dose et sans encourir d'inconvénient, du sirop d'orgeat. Parce qu'il a supporté, lors de sa cuisson, une température d'environ 100°, l'émulsine a été coagulée et conséquemment a perdu toute action sur l'amygdaline ; en outre, la petite quantité de l'élément toxique (acide cyanhydrique) qui s'était développé pendant l'émulsion d'amandes, a dû être volatilisée en grande partie à cette température. — Quant au looch blanc qui lui aussi est préparé avec des amandes, la dose d'amandes amères y est fixée par le Codex relativement faible (3 amandes amères pour 8 amandes douces). D'ailleurs les semences, pour être mondées, ayant été soumises à l'eau bouillante, la coagulation d'une partie de l'émulsine a dû s'ensuivre.

L'amygdaline et la synaptase, en dissolution dans l'eau, engendrent du glucose, de l'acide cyanhydrique et de l'essence d'amandes amères :

$$C^{40}H^{27}AzO^{22} + 4HO = 2 (C^{12}H^{12}O^{12}) + HC^{2}Az + C^{14}H^{6}O^{4}$$

D'après cette équation, l'émulsine ne concourt à la réaction que par sa présence ; car aucun des éléments qui la composent ne s'emploie à la formation des produits engendrés. — Les mêmes phénomènes se passent pendant la macération dans l'eau du tourteau d'amandes amères ; il se forme en outre une certaine quantité d'acide benzoïque $C^{14}H^{5}O^{3},HO$, aux dépens d'une partie de l'huile essentielle, qui s'oxyde au contact de l'air.

Préparation de l'essence d'amandes amères :

Le Codex prescrit de délayer le tourteau d'amandes amères avec de l'eau, dans la cucurbite de l'alambic, de monter et de luter l'appareil. Au bout de 24 heures de macération, de soumettre le mélange à un courant de vapeur d'eau produite par un générateur extérieur. Quand arrive l'ébullition, l'essence distille entraînée par la vapeur d'eau ; elle est recueillie au moyen du récipient Florentin adopté pour opérer le partage des huiles essentielles pesantes. Et comme une portion considérable du produit essentiel reste engagée dans la cucurbite, au milieu de la matière qui s'y maintient pâteuse sous les jets de vapeur, le Codex, pour l'en extraire, fait reverser dans l'alambic l'eau qui a passé au réfrigérant.

Le liquide, déjà saturé, distille de nouveau, entraînant de l'essence. La même opération est renouvelée à deux ou trois reprises, qui chacune, donne une nouvelle quantité d'huile essentielle.

Ce procédé est trop compliqué pour être suivi dans nos officines ; il présente d'ailleurs deux défauts. D'abord, la distillation exige un long temps pour être menée à fin ; ensuite il y a perte d'essence, dont une partie reste forcément engagée au milieu de l'eau dans la cucurbite, et dont une autre se trouve délayée, dissoute dans l'excès d'eau qui a distillé.

Pour ces motifs, nous préférons avoir recours à notre quatrième procédé de distillation (*distillation au bain-marie surchauffé*). — L'opération consiste alors à délayer le tourteau d'amandes avec de l'eau dans le bain-marie de l'alambic ; à additionner l'eau de la cucurbite d'une suffisante quantité de sel marin ; à fermer à peu près complétement l'orifice servant à l'échappement de la vapeur ; à luter, et, après macération, à distiller jusqu'à siccité. En opérant ainsi, il n'y a pas lieu de renouveler une deuxième fois la distillation avec la même substance, en reversant dans le bain-marie l'eau de condensation.

Quel que soit le procédé de distillation qu'on adopte, l'on emploiera à délayer le tourteau d'amandes une quantité d'eau plutôt abondante que faible, afin de favoriser le développement d'une plus forte proportion d'essence. Si la macération était effectuée avec une petite quantité de liquide, le milieu se trouverait trop promptement saturé du produit essentiel ; dès lors serait entravée la réaction de la synaptase sur l'amygdaline. Nous savons d'ailleurs que ce fait n'est pas exclusif à la production de l'essence d'amandes amères ; qu'il se présente encore dans toute réaction chimique se rattachant, soit à un effet de catalytie, soit surtout à un effet de fermentation proprement dite, c'est-à-dire dépendant de la présence dans le milieu d'êtres organisés.

En additionnant de sel marin l'eau de la cucurbite, l'on a pour but de surchauffer le bain-marie, et partant, de volatiliser une plus grande quantité d'huile essentielle. On vise encore au même résultat en fermant presque complétement l'orifice de la cucurbite.

L'huile essentielle d'amandes amères ainsi obtenue n'est pas pure : elle contient de l'eau, de l'acide cyanhydrique et de l'acide benzoïque. Le commerce nous la livre le plus ordinairement sous cette condition ; aussi est-elle en ce cas extrêmement vénéneuse, et d'autant plus que sa préparation est plus récente et qu'on a apporté plus de soin à sa conservation. Pour l'obtenir pure, il faut l'agiter d'abord avec de l'eau de chaux, ensuite avec du sulfate de protoxyde de fer ou du chlorure ferreux ; puis, après décantation, la distiller au contact de la chaux vive.

Ainsi rectifiée, l'huile essentielle d'amandes amères est complétement dépourvue de propriétés toxiques, ne possède plus que l'âcreté propre à toutes les essences. Elle est très-fluide, bout à 176°. — L'eau en dissout un trentième de son poids ; l'alcool, l'éther, les huiles fixes et essentielles la dissolvent en quantité à peu près indéfinie.

Quand un médicament, potion ou autre, destiné à l'usage interne, renferme, soit de l'essence d'amandes amères non rectifiée, soit les deux substances amygdaline et synaptase qui l'engendrent, soit encore une liqueur cyanurée quelconque, l'on doit éviter absolument d'y associer le calomel : ce corps réagissant, dans la circonstance, engendrerait d'autres composés capables de produire un effet malfaisant, ou pour le moins de modifier les propriétés médicamenteuses de la composition. Le looch blanc et toute potion contenant de l'eau distillée de laurier-cerise rentrent dans cette catégorie de médicaments. Par exemple, la réaction devient manifeste lorsqu'on agite de l'eau distillée de laurier-cerise avec du calomel à la vapeur : celui-ci prend une couleur grise, se gonfle, devient butyracé, signes caractéristiques du chloroamidure de mercure $[(Hg^2Cl)^3, AzH^2Hg]$ (1); du mercure est probablement ramené à l'état métallique, et en même temps se forment du cyanure du même métal et de l'acide chlorhydrique : $Hg^2Cl + HCy = Hg + HgCy + HCl$.

En effet, l'on peut constater la présence de l'acide chlorhydrique, en filtrant, distillant aux trois quarts, et essayant le liquide distillé par le nitrate d'argent : — formation d'un précipité blanc de chlorure d'argent, insoluble dans l'acide azotique bouillant.

De même la présence du cyanure de mercure, en étendant d'eau distillée ce qui reste dans la cornue, filtrant et traitant encore par le nitrate d'argent : — du cyanure d'argent, soluble dans l'acide azotique bouillant, se forme lentement.

Quant au bichlorure de mercure, il n'en existe pas trace, selon qu'on peut s'en assurer en traitant convenablement, par l'iodure de potassium, une portion du liquide après la première filtration : il ne se forme pas de l'iodure rouge de mercure.

Du reste, l'on conçoit que les caractères de moindre solubilité du cyanure de mercure comparé au bichlorure et de la plus grande volatilité du gaz chlorhydrique, s'opposent, dans la circonstance, à la formamation du bichlorure.

FRAUDES ET ESSAI. — L'essence d'amandes amères est quelquefois fraudée par mélange avec la *nitro-benzine* (essence de mirbane), ou encore par mélange avec de *l'alcool.* — Dans le premier cas, sa densité est augmentée. — Dans le second, elle donne des vapeurs nitreuses quand on l'additionne d'acide azotique monohydraté (2).

---

(1) Ou peut-être $(Hg^2Cl)^3, AzH^2Hg^2$.

(2) CONSTITUTION DE L'ESSENCE D'AMANDES AMÈRES. — L'étude que Liebig et Wohler ont fait de l'essence d'amandes amères, conduit à la considérer comme un aldéhyde de l'alcool ordinaire $C^4H^4O^2$, et par suite comme l'hydrure d'un radical dit benzoïle, $C^{14}H^5O^2$, comparable à l'hydrure d'acétyle, $C^4H^3O^2$.
$$\qquad\qquad\qquad H \qquad\qquad\qquad\qquad\qquad\qquad\qquad H$$
L'essence d'amandes amères et l'aldéhyde de vin se comportent, en effet, d'une façon analogue en présence des mêmes agents chimiques.

ACTION DE L'OXYGÈNE. — L'essence d'amandes amères, exposée à l'air humide,

ESSENCES SULFURÉES

A cette série appartiennent toutes les huiles essentielles des crucifères. — Nous ne nous occuperons que des essences d'ail et de moutarde noire.

Essence d'ail, C^6H^5S. — On l'obtient en distillant avec de l'eau des gousses d'ail, amenées à l'état de pulpe. — Son odeur est repoussante, sa densité moindre que celle de l'eau.

---

devient acide benzoïque, et l'aldéhyde de vin, dans la même circonstance, devient acide acétique :

$$C^{14}H^6O^2 + 2O = C^{14}H^6O^3, HO \qquad C^4H^4O^2 + 2O = C^4H^3O^3, HO$$
hydrure de benzoïle.   acide benzoïque.   hydrure d'acétyle.   acide acétique.

ACTION DU CHLORE. — L'essence d'amandes amères peut absorber plusieurs équivalents de chlore, et ce corps se substitue à l'hydrogène, équivalent pour équivalent. Pour l'essence d'amandes amères monochlorée on a :

$$C^{14}H^6O^2 + 2Cl = C^{14}H^5ClO^2 + HCl$$

Le monochlorure de benzoïle est décomposable :

Par l'eau, en acide chlorhydrique et en acide benzoïque :

$$C^{14}H^5ClO^2 + HO = C^{14}H^5O^3 + HCl$$

Par l'ammoniaque, en chlorhydrate d'ammoniaque et en benzamide :

$$C^{14}H^5ClO^2 + 2(AzH^3) = C^{14}H^5(AzH^2)O^2 + AzH^4Cl$$

Il réagit en présence des iodures, des sulfures, des cyanures alcalins, etc., comme le ferait un chlorure métallique soluble; de sorte que l'on a des chlorures alcalins d'une part, et de l'autre de l'iodure de benzoïle, $C^{14}H^5IO^2$, ou du sulfure de benzoïle, $C^{14}H^5SO^2$, ou du cyanure de benzoïle, $C^{14}H^5CyO^2$.

L'aldéhyde de vin donne aussi sous l'action du chlore des produits chlorés, dont le plus remarquable est le chloral, aldéhyde très-chloré, $C^4HCl^3O^2$, et les chlorures d'acétyle peuvent réagir sous l'action de l'ammoniaque, des iodures, des sulfures alcalins, etc., de la même façon que les chlorures de benzoïle, en donnant des produits analogues : acétamide, iodure, sulfure, etc., d'acétyle.

ACTION DE LA POTASSE. — Lorsqu'on projette de l'essence d'amandes amères sur de la potasse fondue, l'on obtient du benzoate de potasse et de l'hydrogène :

$$C^{14}H^6O^2 + KO, HO = KO, C^{14}H^5O^3 + 2H$$

Avec l'aldéhyde ordinaire l'on a, dans la même circonstance, de l'acétate de potasse et de l'hydrogène :

$$C^4H^4O^2 + KO, HO = KO, C^4H^3O^3 + 2H$$

L'hydrure de benzoïle ne possède pas son alcool naturel connu; ce qui semblerait établir une différence avec l'hydrure d'acétyle, qui le possède.

Mais si M. Berthelot est parvenu à obtenir par voie de synthèse l'alcool ordinaire, en faisant réagir sur le bicarbure d'hydrogène l'acide iodhydrique, puis sur l'iodure d'éthyl, qui se produit, la potasse :

$$C^4H^4 + HI = C^4H^5I$$

$$C^4H^5I + KO, HO = C^4H^6O^2 + KI$$

M. Connizaro est aussi parvenu à produire l'alcool benzoïque en faisant agir, à l'abri de l'air, sur l'hydrure de benzoïle, une solution alcoolique de potasse :

$$2(C^{14}H^6O^2) + KO, HO = KO, C^{14}H^5O^3 + C^{14}H^8O^2$$
alcool benzoïque.

Le produit de l'oxydation de l'essence d'amandes amères, l'acide benzoïque,

Cette essence n'a pour nous d'intérêt qu'au point de vue chimique. Elle engendre des précipités sulfurés en présence des dissolutions métalliques ; en outre, on lui connaît une réaction où l'équivalent du soufre est remplacé par un équivalent d'oxygène. On admet, en conséquence, dans l'essence d'ail, l'existence d'un radical appelé allyl ou propylène, C^6H^5, qui, sulfuré, C^6H^5S, devient l'essence d'ail ; — qui, oxydé, C^6H^5O, est l'oxyde d'allyl. D'ailleurs, en faisant réagir une quantité relativement forte de propylène iodé, C^6H^5I, sur le monosulfure de potassium, on peut engendrer l'essence d'ail : $C^6H^5I + KS = C^6H^5S + KI$.

$C^{14}H^5O^3,HO$, qui correspond au produit de l'oxydation de l'aldéhyde ordinaire, l'acide acétique, $C^4H^3O^3,HO$, donne, sous l'action des agents chimiques, des composés parallèles à ceux que donne l'acide acétique sous l'action des mêmes agents.

Avec le chlore et l'acide benzoïque, l'on obtient l'acide monochlorobenzoïque, $C^{14}H^4ClO^3,HO$.

Avec le même corps et l'acide acétique, l'on obtient l'acide monochloroacétique, $C^4H^2ClO^3,HO$.

Les benzoates sont, comme les acétates, solubles dans l'eau. — La chaleur les décompose comme elle décompose les acétates, et les produits de la décomposition se correspondent dans les deux cas.

Le benzoate de chaux, par exemple, soumis à la distillation donne de la benzone. — Dans la même circonstance, l'acétate de chaux donne un produit correspondant, l'acétone :

$$2(CaO, C^{14}H^5O^3) = 2(CaO, CO^2) + C^{26}H^{10}O^2$$
benzone.

$$CaO, C^4H^3O^3 = CaO, CO^2 + C^3H^3O$$
acétone.

Les benzoates des deux premières sections, distillés avec un excès de base, engendrent de la benzine, $C^{12}H^6$, et un carbonate. — Les acétates des mêmes bases, traités de la même manière, engendrent le protocarbure d'hydrogène, C^2H^4, et un carbonate :

$$BaO, C^{14}H^5O^3 + BaO, HO = 2(BaO, CO^2) + C^{12}H^6$$
benzine.

$$BaO, C^4H^3O^3 + BaO, HO = 2(BaO, CO^2) + C^2H^4$$
protocarbure d'hydrogène.

et la benzine est à l'acide benzoïque ce que le protocarbure d'hydrogène est à l'acide acétique.

Nous ajouterons, comme dernier rapprochement, qu'on obtient l'acide benzoïque anhydre en suivant une marche parallèle à celle qu'on suit pour obtenir l'acide acétique anhydre.

En faisant réagir le benzoate de potasse sur l'oxychlorure de phosphore, on obtient du phosphate de potasse et du chlorure de benzoïle :

$$PhO^2Cl^3 + 3(KO, C^{14}H^5O^3) = (KO)^3, PhO^5 + (C^{14}H^5ClO^2)^3$$

Le chlorure de benzoïle traité par le benzoate de potasse donne l'acide benzoïque anhydre :

$$C^{14}H^5ClO^2 + KO, C^{14}H^5O^3 = KCl + (C^{14}H^5O^3)^2 \ ou \ C^{28}H^{10}O^6$$
acide benzoïque anhydre.

De même, l'on obtient avec l'oxychlorure de phosphore et l'acétate de potasse anhydre, le chlorure d'acétyle, $C^4H^3ClO^2$:

$$PhO^2Cl^3 + 3(KO, C^4H^3O^3) = (KO)^3, PhO^5 + 3(C^4H^3ClO^2)$$

et avec le chlorure d'acétyle et un acétate anhydre, l'acide acétique anhydre :

$$C^4H^3ClO^2 + NaO, C^4H^3O^3 = NaCl + 2(C^4H^3O^3) \ ou \ C^8H^6O^6$$
acide acétique anhydre.

Essence de moutarde, $C^8H^5AzS^2$. — Cette essence n'existe pas toute formée dans la moutarde noire : deux principes immédiats que celle-ci renferme, l'*acide myronique* et la *myrosine*, concourent à sa formation par une action de contact en présence de l'eau ; ce qui nous rappelle la manière de se développer de l'essence d'amandes amères dans le tourteau d'amandes. La moutarde noire contient les deux principes, *myrosine* et *myronate de potasse ;* la moutarde blanche ne renferme que la *myrosine ;* aussi n'obtient-on pas d'essence avec cette dernière.

M. Bussy a mis hors de doute l'action de la myrosine sur l'acide myronique, dont le résultat est la production de l'essence de moutarde. Son expérience consiste à extraire de la farine de moutarde noire le myronate de potasse ou l'acide myronique, à délayer l'une ou l'autre substance dans un digesté de moutarde blanche : l'odeur de l'essence se fait sentir immédiatement.

L'huile essentielle de moutarde est préparée par distillation du tourteau de moutarde délayé dans de l'eau. — Elle est incolore, irrite fortement les yeux ; bout à 145°. Sa densité est à peu près celle de l'eau (1,01 à 15°). Sa composition chimique est représentée par la formule empyrique $C^8H^5AzS^2$, qu'on doit écrire C^6H^5S, C^2AzS, représentant une combinaison de sulfure d'allyl avec le sulfocyanogène. En effet, l'essence de moutarde, distillée en présence du monosulfure de potassium, donne de l'essence d'ail et le résidu de la distillation contient du sulfocyanure de potassium : $C^6H^5S, C^2AzS + KS = KS, C^2AzS + C^6H^5S$.

En outre, si l'on fait passer de la vapeur d'essence de moutarde sur de la chaux iodée et chauffée à 120°, l'on obtient de l'oxyde d'allyl, C^6H^5O, et des sulfocyanures alcalins :

$$CaO + C^6H^5S, C^2AzS = CaS, C^2AzS + C^6H^5O$$

M. Berthelot a reproduit l'essence de moutarde en faisant réagir le propylène iodé C^6H^5I (iodure d'allyl), sur le sulfocyanure de potassium :

$$C^6H^5I + KS, C^2AzS = KI + C^6H^5S, C^2AzS$$

Cette essence s'unit directement à l'ammoniaque en donnant lieu à la formation d'un corps cristallisé, la *thiosinnamine*, $C^8H^8Az^2S^2$:

$$C^6H^5S, C^2AzS + AzS^3 = C^8H^8Az^2S^2$$

Sinapismes. — Les sinapismes sont des médicaments révulsifs, destinés à réagir contre une congestion, ou contre une douleur rhumatismale.

On les prépare en délayant de la farine de moutarde dans suffisante quantité d'eau tiède. Ils doivent leur principe âcre rubéfiant à l'huile essentielle de moutarde noire que développe le contact de l'eau.

L'emploi de l'eau bouillante ou vinaigrée doit être évité dans la préparation des sinapismes, parce qu'une température trop élevée et les acides ont la propriété d'empêcher la formation de l'huile essentielle.

On sait aussi que la farine de moutarde dont on a exprimé l'huile donne des sinapismes plus actifs que la farine brute ; c'est que l'huile grasse entrave dans une certaine mesure la réaction des principes immédiats, myrosine et acide myronique.

La farine de moutarde est fréquemment mélangée dans le commerce de droguerie avec des farines étrangères ; la graine de moutarde noire peut être avariée ou mélangée avec d'autres graines ; cette dernière fraude étant plus facile à distinguer à simple examen que la première, le pharmacien est tenu à faire préparer dans l'officine la farine de moutarde destinée à l'usage médical. — Il doit en outre se préoccuper de ne soumettre à la mouture ou à la pulvérisation que des graines parfaitement desséchées, et conserver la farine dans un endroit sec. C'est afin d'éviter que l'humidité n'engendre un dégagement lent et continu d'huile essentielle, circonstance qui amoindrirait l'activité des sinapismes.

Sinapisme Rigollot. — Il se compose d'une feuille de papier à laquelle l'on a fait adhérer de la farine de moutarde.

La préparation consiste à priver de son huile fixe de la farine de moutarde grossièrement pulvérisée, en lui faisant subir un traitement préalable à l'huile de pétrole ; à la dessécher et à l'appliquer, à l'aide du tamis, sur une feuille de papier passée à l'avance à un vernis particulier. Ce vernis est composé d'une dissolution de caoutchouc dans un mélange d'huile de pétrole et de sulfure de carbone ; doué de propriétés agglutinatives, il retient la poudre de moutarde, quand la feuille sinapisme est plongée un instant dans l'eau avant l'application, mais n'empêche pas l'imbibition de la matière ; ce qui est une condition indispensable au développement de l'essence.

SIROPS

On donne le nom de sirops à des liquides sucrés, de consistance épaisse, dite sirupeuse.

Les sirops sont des médicaments ou simplement des liquides d'agrément ; leur préparation est soumise aux mêmes règles dans les deux cas. Ils ont pour véhicule le sucre de canne dissous dans l'eau ou dans une liqueur vineuse, fermentée ; jamais l'huile, ni l'alcool concentré, ni l'éther ne sont employés à composer ce véhicule, par la raison qu'ils ne dissolvent point ou dissolvent mal le sucre.

Le principe actif des sirops médicamenteux est variable : il peut être de nature saline, ou basique, ou acide, ou extractive, ou essentielle.

La forme sirupeuse offre les avantages : de présenter aux malades la substance médicinale avec une saveur relativement agréable ; de permettre au pharmacien de maintenir pendant plusieurs années, sous un état convenable, des principes médicamenteux qui, isolés, sont susceptibles de s'altérer ; de mettre à la disposition du médecin des dissolutions toutes prêtes, d'un usage facile et sous un état de concentration constante.

QUALITÉS NÉCESSAIRES DES SIROPS. — Tout sirop, pour être accepté comme ayant subi une préparation rigoureuse, possédera les qualités suivantes :

1° *Un dosage exact des principes médicamenteux avant leur incorporation au liquide sirupeux.* — Cette condition est nécessaire pour procurer aux sirops de même espèce une valeur médicinale identique, et il y a obligation d'effectuer le dosage toutes les fois qu'il est possible.

2° *La limpidité.* — Exceptés les sirops d'orgeat et d'éther, tous les autres devront présenter le caractère de la limpidité, et il leur sera acquis, quand ils auront été obtenus privés de toute matière étrangère insoluble ou susceptible de le devenir, comme l'albumine, en s'altérant. Les sirops troubles, outre qu'ils inspireraient de la répugnance aux malades, se conservent mal en raison de l'instabilité propre aux matières étrangères qu'ils renferment. Ainsi, l'on doit admettre que la substance albuminoïde soluble ou insoluble provoque la fermentation alcoolique, en s'employant à la nutrition du ferment ; que les substances parenchymenteuses, poursuivant au contact de l'air la résolution de leurs éléments, communiquent aux composants du sirop un mouvement analogue de décomposition. —

Les sirops sont obtenus limpides par une bonne *clarification*. Les moyens employés à cette opération sont : la *filtration préalable de la liqueur médicamenteuse refroidie*, et, dans la plupart des cas, *l'ébullition de la composition sirupeuse, suivie de la filtration à la chausse ou à l'étamine*. — Les ingrédients mis en usage dans des cas très-rares, sont : *le blanc d'œuf délayé dans un peu d'eau* ou bien *la pâte de papier*.

Il importe de filtrer les liqueurs médicamenteuses, pour éviter que des matières tenues en suspension n'entrent en dissolution dans le corps du sirop pendant la cuisson et ne précipitent plus tard, sous l'aspect de lie verdâtre ou jaunâtre, comme le fait a lieu à l'égard du sirop anti-scorbutique, dont on a omis de filtrer ou de clarifier les liqueurs d'expression. D'ailleurs, il est constant que la partie insoluble d'une liqueur médicamenteuse est inerte; que même s'il arrivait qu'elle fût active, il ne conviendrait pas de l'associer au sucre sous la forme sirupeuse.

Si la saison est chaude et qu'on opère sur une grande quantité de liqueurs non aromatiques obtenues de plantes vertes, il peut être convenable de clarifier ces dernières au blanc d'œuf avant de les filtrer; l'on arrive ainsi à rendre l'écoulement plus prompt et, par suite, à éviter la fermentation. Dans tous les cas, la filtration ne sera effectuée qu'après le refroidissement.

La clarification par l'albumine de l'œuf n'est guère applicable qu'à la préparation du sirop de sucre; la clarification par la pâte de papier, qu'à la préparation du sirop de lichen et du miel rosat; la chaleur de l'ébullition à laquelle on soumet la composition sucrée renfermant d'ailleurs des substances albuminoïdes ou autres, susceptibles d'être coagulées à cette température, suffit pour opérer la clarification de tous les autres sirops. Et puis, le blanc d'œuf exige une ébullition prolongée pour être éliminé complétement; or, il n'est pas sans inconvénient de soumettre à ce traitement des liqueurs qui possèdent le plus ordinairement le caractère acide, ou extractif, ou essentiel. — Dans le premier cas, le sucre de canne serait interverti, en passant partie à l'état de sucre levogyre, partie à l'état de glucose : conditions défavorables à la conservation du médicament. — Dans le second cas, la matière extractive subirait infailliblement l'altération profonde que nous lui connaissons lorsqu'elle supporte la température de l'ébullition. — Dans le troisième cas, les huiles essentielles seraient volatilisées en majeure partie.

3º. *Une concentration suffisante.* — Celle qui paraît le mieux convenir pour le plus grand nombre de sirops correspond à 28º ou 30º Baumé, lorsqu'ils sont bouillants, et à 32º ou 34º, quand ils sont refroidis, — ou encore à 1,26 du densimètre, bouillants.

Cette consistance suffit pour les protéger pendant un assez long temps contre la fermentation alcoolique et contre celle des moisissures, parce que sans doute elle s'oppose d'une façon efficace au mouvement nécessaire à la vie et à l'action des ferments, à leur pénétration au sein de la composition sirupeuse. Le contraire arriverait certainement si, par défaut de concentration, les sirops se rapprochaient d'une simple dissolution sucrée : les deux espèces de fermentations que nous venons de mentionner ne tarderaient pas à envahir la masse fluide. On peut en acquérir la preuve en observant la manière de se comporter de deux sirops de même nature, mais de concentration différente, qu'on abandonne à eux-mêmes dans des flacons incomplétement remplis : celui qui possédera la concentration requise, restera intact pendant plusieurs mois. Que si la fermentation alcoolique finit par s'y établir, elle n'y pénétrera que graduellement et de haut en bas, selon que le prouve la limpidité des couches inférieures, quand celles qui précèdent sont déjà troubles. Au contraire, celui qui sera décuit subira rapidement et presque dans le même temps, en tous points, l'effet de cette même fermentation, comme l'indique le trouble visible en même temps dans toutes les parties. Un fait analogue sera constaté au sujet des moisissures, sous le rapport du temps nécessaire à leur établissement et à leur développement sur la surface des deux sirops en expérience.

D'un autre côté, la concentration exagérée des sirops aurait, au point de vue de la conservation, le même inconvénient que le défaut de concentration : une partie du sucre en excès se déposerait cristallisé, et les premiers cristaux, devenant comme un centre d'attraction pour amener la formation d'un nouveau dépôt cristallin, le sirop passerait bientôt de l'état trop concentré à l'état trop fluide ; dès lors, sa composition serait comme précédemment rendue favorable au développement des fermentations.

Le degré de concentration est indiqué par des essais répétés sur le sirop bouillant, soit au moyen de l'aréomètre de Baumé, soit au moyen du densimètre. Dans la pratique, on peut remplacer avec toute chance de succès l'essai aux corps flotteurs par l'essai à la cuillère : celle-ci, plongée dans le sirop bouillant et retirée après quelques instants, laisse couler les dernières gouttes sirupeuses en forme de *queue* ou de *nappe;* la goutte avec queue indique que le sirop atteint 30º Baumé ou 1,26 du densimètre; la nappe, qu'il dépasse plus ou moins ce même degré de concentration.

Quel que soit le mode adopté pour reconnaître la concentration exigée d'un sirop, l'on doit prendre ses précautions pour ne pas avoir à multiplier les essais, et partant, à prolonger l'ébullition. — Des pesées exactes du sucre d'une part, et de l'eau ou de la solution médicamenteuse d'autre part, — ou encore du sirop de sucre et du véhicule médicamenteux qui doit lui être associé, permettront dans tous les cas d'obtenir immédiatement, et sans avoir besoin de recourir à l'ébullition prolongée, des sirops jouissant de la densité recherchée. L'usage de l'aréomètre ou du densimètre, ou de la cuillère devient alors un simple moyen de contrôle.

En s'en tenant à cette dernière méthode, qui est certainement la plus rationnelle et la plus facile à suivre, l'on emploiera :

Deux parties de sucre pour une partie d'eau ou pour une même quantité de liqueur médicamenteuse faiblement concentrée, — ou bien de 180 à 190 parties de sucre pour 100 de liqueur médicamenteuse jouissant d'une concentration plus forte.

Dans le premier cas, l'ébullition du sirop, si elle doit être produite, sera arrêtée à une ou deux reprises, selon la nature du médicament, par affusion d'une quantité déterminée d'eau froide, en rapport avec la masse sur laquelle on agit : soit 1,000 grammes, versés en deux fois, pour 10 kilos de sucre dans la façon du sirop simple, clarifié par l'albumine ; — soit 500 ou 600 grammes (selon la densité de la liqueur médicamenteuse), versés en une seule fois, pour 10 kilos de sucre employé à la préparation des sirops d'espèces béchiques, de lichen, de salsepareille, etc.

Dans le second cas, l'on portera simplement un instant la composition sirupeuse à l'ébullition.

Quant aux sirops extractifs dont la base est le sirop de sucre, le véhicule de la substance médicamenteuse, qui devra lui être incorporé à l'ébullition, occupera, selon le cas, le volume de 60 à 80 cent. cubes par litre de sirop.

L'affusion d'eau froide dans le sirop bouillant a pour but de faciliter la clarification de ce dernier et de compenser en même temps la perte du véhicule aqueux occasionnée par l'ébullition.

4° *Le maintien de la constitution du sucre de canne.* — Il importe, pendant la préparation des sirops, de se préoccuper de maintenir au sucre de canne sa constitution propre, c'est-à-dire d'éviter sa transformation en sucre interverti et en glucose proprement dit. Le sucre interverti est prédisposé à la fermentation, le glucose à la fermentation et à la cristallisation. L'inconvénient attaché à la présence de ces deux produits serait dè rendre plus facile l'altération du médicament. Or, le moyen le plus sûr de prévenir cette transformation est encore d'éviter l'ébullition prolongée lors de la cuisson, et, pour remplir cette condition, de n'avoir recours que dans des cas très-rares à la clarification par l'albumine qui, nous le répétons, exige pour être éliminée d'une façon absolue, une longue ébullition. L'on sait, d'ailleurs, que dans la préparation d'un grand nombre de sirops, eu égard au maintien de la nature des principes médicamenteux, la durée de cette température doit être soigneusement évitée.

PRÉPARATION

La préparation des sirops comporte deux opérations distinctes :

1º *Préparation de la liqueur médicamenteuse.*

2º *Son incorporation au sucre ou au sirop de sucre.*

Première opération. — La liqueur médicamenteuse est obtenue de substances très-variées en leur appliquant les modes ordinaires de dissolution. La connaissance de la composition de la matière sur laquelle on agit et des caractères propres aux principes médicamenteux qu'on se propose de dissoudre, indique le procédé à employer de préférence.

En somme, l'on peut établir que toute substance chimique acide, basique, saline, sera traitée par *simple solution*, en employant une faible quantité d'eau.

Que toute substance végétale facile à pénétrer, ou dont les principes que l'on recherche seraient exposés à être dissociés, et partant, rendus moins solubles ou même altérés par une certaine élévation de température, sera soumise à la *digestion* : — les poudres, les extraits, les sucs résineux, par exemple, seront traités par ce dernier mode.

Que les fleurs, les feuilles, les racines molles, préalablement divisées en tranches minces, seront traitées par *infusion*.

Les bois durs non chargés de tannin, par *décoction*.

Que les solutés essentiellement aromatiques seront obtenus par *distillation*.

Ces dernières liqueurs exceptées, toutes les autres seront clarifiées en dernier lieu par filtration au papier. — L'émulsion d'amandes, qui sert de base au sirop d'orgeat, est filtrée, à cause de sa nature laiteuse, à travers une étamine possédant une texture peu serrée.

Deuxième opération. — Divers modes sont appliqués à incorporer la liqueur médicamenteuse, soit au sucre, soit au sirop de sucre ; en d'autres termes, à la cuisson des sirops.

Premier mode. — *La coction et la clarification par le blanc d'œuf :*

Elle consiste à faire fondre le sucre dans l'eau ou bien dans la solution médicamenteuse, l'une et l'autre additionnées d'une petite quantité d'albumine (blanc d'œuf délayé) ; à chauffer jusqu'à l'ébullition vive ; à interrompre celle-ci, à deux reprises, par affusion d'une quantité déterminée d'eau froide ; à enlever les écumes avec une écumoire à chaque point d'arrêt de l'ébullition ; à faire bouillir encore pendant quelques minutes; à passer bouillant à travers l'étamine disposée sous forme de cône au-dessus d'un récipient très-propre ; à recouvrir soigneusement de linge le vase récipient, afin d'empêcher les premières couches du sirop de cristalliser à la suite d'une évaporation trop rapide. — Cette dernière précaution est encore applicable à tout sirop qui vient d'être filtré bouillant.

On emploie deux parties de sucre pour une partie d'eau ou de liqueur médicamenteuse.

Le *sirop de sucre* paraît être le seul qu'on doive nécessairement préparer par *coction* et *clarification* à *l'albumine.*

Il sert de base à un grand nombre de sirops composés; ce qui oblige à l'obtenir privé de toutes substances étrangères solubles ou insolubles, susceptibles de provoquer la décomposition du sucre ; or, cette qualité ne peut lui être sûrement procurée qu'en faisant intervenir l'albumine à sa clarification. D'ailleurs, l'ébullition du sirop de sucre, quand elle n'est pas trop longtemps prolongée, n'a pas d'effet fâcheux.

Peut-être conviendrait-il encore de préparer par ce mode certains sirops dont la liqueur véhicule est d'une consistance telle qu'elle se refuse à filtrer assez rapidement; on se préoccuperait, dans ce cas, d'éviter qu'elle ne s'altère par une trop longue exposition à l'air. — Telles sont, par exemple, les liqueurs médicamenteuses destinées à la préparation des sirops de *mou de veau,* de *limaçons,* de *fruits pectoraux.*

Sirop de sucre :

```
Pr. : Sucre cassé........................... 10,000ᵍ
      Eau simple............................  5,000
      Blanc d'œuf délayé ...................  N° 1.
```

Opérer le mélange dans une bassine de cuivre rouge, à fond arrondi et bien nettoyée ; laisser en contact pendant quelques heures afin de favoriser la dissolution du sucre; disposer ensuite la bassine sur un fourneau et faire fondre le sucre en l'écrasant au besoin. Quand l'ébullition se produit tumultueuse, l'arrêter instantanément par affusion de 500 gr. d'eau froide ; enlever les écumes ; répéter une fois la même affusion, quand l'ébullition se renouvelle; écumer encore en se servant d'une écumoire très-propre ; porter une troisième fois à l'ébullition et la maintenir pendant cinq minutes; filtrer bouillant à travers l'étamine.

Le sirop de sucre *incolore* du Codex, obtenu à froid par dissolution du sucre dans l'eau et filtration du sirop au papier, laisse à désirer sous le rapport de la conservation : ce qui tient assurément à ce qu'il n'a pas été porté à l'ébullition. Aussi ne convient-il pas de l'employer à la composition d'aucun sirop médicamenteux préparé par *simple mélange*, dont on se propose de prolonger la durée.

DEUXIÈME MODE. — *Le mélange, opéré à froid, de la liqueur médicamenteuse avec le sirop de sucre :*

Il consiste à dissoudre à chaud ou à froid la substance médicamenteuse dans la plus petite quantité d'eau possible; à filtrer dans toute circonstance et seulement après refroidissement, si la chaleur a été appliquée à la dissolution; à opérer l'incorporation de la liqueur au sirop de sucre, par agitation. — S'il s'agit de teintures médicamenteuses, à les incorporer telles quelles ; — d'essences, à les dissoudre préalablement dans une petite quantité d'alcool.

Sont préparés par ce mode : les sirops d'acide *citrique, tartrique,* de *chlorhydrate de morphine,* de *codéine,* de *belladone,* de *digitale,* d'*essence de menthe,*, d'*éther*, de *raifort iodé,* d'*hypophosphite de soude et de chaux,* de *phosphate acide de chaux,* etc., en se conformant, d'ailleurs, pour les proportions des substances, à la prescription du Codex.

Exemples.

Sirop d'éther :

Pr. : Sirop de sucre......................... 950ᵍ
      Éther alcoolisé......................... 50 (Codex)

Suivre la manipulation prescrite par le Codex.

On emploie avec raison l'éther alcoolisé à la préparation de ce sirop. S'il était pur, le sirop de sucre n'en retiendrait qu'une quantité insignifiante; quand, au contraire, il est additionné d'une égale quantité d'alcool aqueux, ce dernier liquide, apte à dissoudre l'éther et en même temps à se mélanger intimement à l'eau, entraîne en dissolution dans la masse sirupeuse une quantité relativement forte de la première substance.

On remarque que le sirop blanchit lors du mélange; le fait tient à de l'éther qui se précipite sous forme de particules très-ténues, dont une bonne partie demeure émulsionnée.

Sirop antiscorbutique iodé :

> Pr. : Teinture d'iode............................ 6^g
> Sirop antiscorbutique.................. 1,000

Effectuer le mélange par agitation.— On prépare de même le sirop de *raifort iodé*.

Au moment du mélange des substances, ces deux sirops revètent la couleur brun rougeâtre propre à la ~~teinture~~ d'iode ; mais une heure après environ, ils reprennent leur aspect primitif. Dès lors, l'iode est complétement absorbé dans la composition de l'essence antiscorbutique, selon que l'indique l'absence de coloration en présence de la gelée d'amidon. Parce qu'il n'y a pas pendant la réaction d'acide iodhydrique à se former, on est en droit de voir l'iode comme s'associant à l'hydrogène de l'essence dans la proportion d'un volume de vapeurs d'iode et de deux volumes d'hydrogène, avec condensation d'un tiers des volumes ; ce qui fait que la constitution de l'huile essentielle n'est nullement changée. — L'on observe que l'addition à la teinture d'iode d'une petite quantité d'iodure de potassium rend l'absorption du métalloïde par l'essence plus difficile ; c'est que sans doute l'iode est retenu avec une certaine force dans la composition de l'iodure ioduré qui s'est formé.

Sirop de phosphate acide de chaux :

> Pr. : Solution saturée de phosphate acide de chaux
> ($CaO,(HO)^s,PhO^n$).................... 60^g
> Sirop de fleurs d'oranger............... 1,000

Effectuer le mélange par agitation.

Une cuillerée à bouche de ce sirop contient à peu près invariablement 0,60 de phosphate acide de chaux pâteux.

TROISIÈME MODE. — *Le mélange de la liqueur médicamenteuse avec le sirop de sucre porté à l'ébullition :*

Il consiste à verser dans le sirop bouillant la liqueur préalablement filtrée ; à renouveler un instant l'ébullition et à passer immédiatement à l'étamine.

Sont préparés par ce mode, le sirop de *gomme*, tous les *sirops extractifs*, d'*opium*, d'*ipéca* (1), *diacode* avec l'extrait de pavot, d'*écorces d'orme*, de *ratanhia*, de *cachou*, de *thridace*, etc. — La

---

(1) On communique parfois au sirop d'ipéca ses propriétés vomitives en l'additionnant d'émétique. Pour reconnaître la fraude : étendre un volume du sirop suspect de deux volumes d'eau distillée ; traiter le mélange successivement par quelques gouttes d'une dissolution de sulfhydrate de soude et d'acide chlorhydrique : un trouble de couleur jaune doré (trisulfure d'antimoine) apparaîtra immédiatement.

gomme, l'extrait, sont dissous dans l'eau, soit à froid, soit par digestion, et la liqueur est filtrée quand elle est refroidie.

La quantité d'eau employée pour dissoudre les extraits dépend de la quantité de ces derniers : elle peut varier entre 60 et 80 grammes par litre de sirop.

Il y a des motifs sérieux à incorporer la solution médicamenteuse au sirop de sucre bouillant plutôt que froid : l'on arrive ainsi à maintenir à la composition sirupeuse sa consistance requise, en éliminant par évaporation l'eau employée à dissoudre l'extrait, et il est permis d'attendre de l'effet de la chaleur l'anéantissement de tout germe ferment provenant de l'air ou résidant dans l'extrait lui-même. Il est du moins positif que les sirops extractifs obtenus par ce procédé jouissent d'une meilleure conservation que ceux qui ont été préparés à froid, *par simple mélange* des deux liquides. Mais l'ébullition doit être de courte durée afin d'éviter l'altération de la matière extractive.

Exemple.

Sirop de gomme :

    Pr. : Gomme arabique ou du Sénégal........   1,000^g
          Eau froide............................   1,500
          Sirop de sucre........................   10,000

Laver rapidement la gomme à deux reprises dans s. q. d'eau froide ; la faire fondre dans la quantité d'eau prescrite, en agitant le mélange de temps en temps ; passer la colature, sans exprimer, à travers l'étamine disposée en cône profond.

D'autre part, faire un sirop du sucre clarifié ; le cuire jusqu'à ce qu'il marque bouillant 1,30 au densimètre (33° B.), ou qu'il forme nappe à la cuillère ; ajouter la solution de gomme et passer au premier bouillon.

Ce procédé, qui est celui que prescrit le Codex, donne à la vérité un beau sirop ; mais il a l'inconvénient d'exiger un long temps pour achever la dissolution de la gomme, circonstance qui peut occasionner, surtout pendant l'été, l'altération plus ou moins accentuée de cette substance, et par suite le développement d'acide mucique. Dès lors, le sirop acquiert un léger goût acide et se trouve, en outre, moins bien disposé à la conservation.

Pour parer à cet inconvénient, l'on peut effectuer la dissolution de la gomme par digestion au bain-marie, en employant 1,200 gr. d'eau environ pour 1,000 gr. de gomme. L'on agit continuellement jusqu'à ce que toute la gomme soit fondue ; alors on retire la bassine du feu et on abandonne la colature au refroidissement. Après dix heures de repos, l'on verse à la surface environ 150 gr. d'eau froide, de manière à baigner en tous points et uniformément la croûte gommeuse qui s'est formée et à la ramollir ; vingt-quatre heures après, l'on agite pendant quelques minutes avec une spatule pour obtenir une solution égale, puis l'on passe à l'étamine comme dans le procédé précédent.

D'autre part, on fait un sirop de sucre clarifié et cuit à 1,26 du densimètre ou 30° Baumé, auquel on ajoute la solution de gomme ; on passe à l'étamine au premier bouillon.

En appliquant cette modification au procédé du Codex, l'on arrive plus promptement à obtenir un sirop absolument exempt d'acidité et jouissant d'une meilleure conservation.

Caractères. — *Essai.* — L'alcool fort précipite la gomme du sirop de gomme ; le précipité se redissout passablement par agitation quand on opère à parties égales d'alcool et de sirop, mais se maintient si la proportion d'alcool est augmentée. L'emploi de ce réactif permet, par conséquent, de connaître si ce même sirop contient la quantité voulue de gomme.

L'essai, par le procédé suivant, est plus expéditif et plus sûr :

Prendre un tube gradué ou non gradué d'un centimètre environ de diamètre ; y verser un volume de sirop de gomme et neuf volumes d'eau distillée ; agiter pour effectuer convenablement le mélange ; ajouter trois gouttes d'une solution concentrée à 36° d'un persel de fer bien neutre, soit du sulfate de peroxyde de fer ; agiter ; laisser en repos pendant huit minutes : la composition se prend en gelée de manière à ne pas couler quand on retourne le tube, si le sirop de gomme contient la quantité de gomme prescrite.

La potasse, la chaux font brunir à l'ébullition le sirop de gomme, quand il a été préparé avec du glucose ; — une goutte de teinture d'iode le colore en jaune, et s'il a été préparé avec de la dextrine (sirop de fécule), le même réactif le colore en rouge vineux.

Quatrième mode. — *La solution simple et l'ébullition momentanée :*

Ce mode consiste à opérer la dissolution du sucre dans la liqueur médicamenteuse ; à chauffer jusqu'à l'ébullition ; à passer immédiatement à travers l'étamine.

On emploie de 180 à 190 parties de sucre pour 100 de liqueur.

Sont ainsi préparés :

1° Les sirops qui renferment des sucs de plantes, des eaux distillées, ou des digestés, ou des infusés aromatiques. — Exemples : les sirops de *fleurs de pêcher*, des *cinq racines*, de *baume de Tolu*, de *térébenthine*, de *fleurs d'oranger*, de *capillaire*, de *guimauve*, de *houblon*, d'*absinthe*, de *pensées sauvages*, des *quatre fleurs*, de *safran*, de *Desessartz*, etc.

2° Ceux qui sont composés avec des sucs acides. — Exemples : les sirops de *groseille*, de *framboise*, de *mûres*, de *coings*, de *nerprun*, etc. — Le sirop de *quinquina à l'eau* est aussi avantageusement préparé par ce mode.

On évite l'ébullition prolongée à l'égard des sirops de la première série pour ne pas encourir une trop forte déperdition d'essence ; — à l'égard des sirops de la deuxième série, pour ne pas transformer le sucre de canne en levulose et glucose, et le levulose, toujours de reste dans un suc acide incomplétement fermenté, en levulosane. Cette double métamorphose de la substance sucrée devant se produire infailliblement sous l'influence des acides et à la faveur de l'ébullition, il en résulterait que certains sirops se prendraient en gelée pendant le refroidissement, que tous laisseraient déposer des cristaux de glucose pendant le repos prolongé, conditions qui, en diminuant leurs propriétés médicamenteuses, les disposeraient, en outre, à la fermentation.

Mais il convient d'élever quand même la température jusqu'à l'ébullition, comme dans la préparation de tous les autres sirops, afin d'anéantir les ferments et de coaguler toutes substances protéiques que peut contenir la composition sirupeuse. En opérant ainsi, l'on a en vue la conservation du produit, car il faut se bien convaincre qu'aucun sirop n'est susceptible d'être clarifié convenablement, et partant, de jouir d'une bonne conservation, s'il n'a subi au moins un instant cette même température.

Dans la cuisson du sirop de quinquina à l'eau, l'on prend surtout la précaution de passer à l'étamine dès que le bruit occasionné par la formation des premières grosses bulbes de vapeur se fait entendre, parce que, à l'ébullition vive, les sels alcaloïdiques, se dédoublant en partie, passeraient à un état moins soluble.

Exemples.

Sirop de fleurs de pêcher :

<blockquote>
Pr. : Suc filtré de fleurs de pêcher............ 1,000^g
      Sucre blanc......................... 1,800
</blockquote>

Faire un sirop d'après le quatrième mode de cuisson.

Préparer de la même manière les sirops avec sucs filtrés de *choux rouges*, de *cochléaria*, de *cresson*, de *noyer*, de *roses pâles*.

Sirop des cinq racines.

<blockquote>
Pr. : Racines d'âche...............
   —   de persil............
   —   de fenouil...........   Parties égales.
   —   de petit houx........
   —   d'asperges...........
</blockquote>

Commencer par diviser les substances en petits tronçons au moyen du couteau à manche ; les faire digérer en vase couvert pendant six heures dans de l'eau portée à la température d'environ 90°, et employée en quantité suffisante pour les baigner entièrement (Il importe, pour bien réussir cette préparation, d'opérer sur une quantité de matière capable de remplir à peu près complétement le vase récipient). — Exprimer après le refroidissement et filtrer la liqueur ; achever le sirop en employant 180 parties de sucre pour 100 de colature (quatrième mode de cuisson).

Le Codex prescrit de traiter les plantes par deux infusions successives ; d'exprimer ; de filtrer séparément les liqueurs ; de préparer avec le sucre et l'infusé obtenu en dernier lieu un sirop par coction, clarification et évaporation ; d'ajouter le premier infusé pour décuire ; de passer à l'étamine. Ce procédé est en tous points défectueux.

D'abord, les substances ne sont pas épuisées aussi facilement en les traitant par infusion que par digestion ; le Codex lui-même l'a compris ainsi en prescrivant une seconde infusion ; et l'achèvement du sirop est retardé. En outre, la coction prolongée a nécessairement pour résultat de volatiliser l'huile essentielle appartenant au second infusé, de disposer le sirop à la cristallisation. Enfin, il est matériellement impossible de déterminer exactement l'instant où il convient d'ajouter au sirop bouillant le premier infusé, pour obtenir une composition convenablement concentrée.

Certains praticiens appliquent la lixiviation à la préparation de la même solution médicamenteuse. Le choix du procédé ne nous paraît pas plus heureux que la double infusion... Pour lessiver une substance, il faut la réduire en poudre ; mais la pulvérisation des cinq racines ne peut être effectuée sans encourir une perte d'arome. — Si on lessive à froid, la liqueur est à peu près dépourvue d'huile essentielle, celle-ci n'étant pas sensiblement soluble dans l'eau froide. — Si on lessive à chaud, le véhicule est surtout saturé de matière extractive plus ou moins élaborée, dont la valeur médicamenteuse est douteuse, et qui, conséquemment, n'a qu'une importance très-secondaire dans la composition d'un sirop essentiellement aromatique.

L'extrait des cinq racines obtenu dans le vide, ne saurait convenir à la même préparation ; car l'on conçoit que cet extrait, comme tous ceux que l'on obtient avec des substances aromatiques, est considérablement appauvri d'huile essentielle.

Sirop de baume de Tolu :

        Pr. : Baume de Tolu........................ 100ᵍ
              Eau.................................. 1,000
              Sucre (Codex)........................ s. q.

Faire digérer le baume de Tolu pendant huit heures, au bain-marie couvert, en employant une proportion de substances capables de remplir complétement ce dernier (un pot de terre cuite ou de faïence, reposant dans la chaudière sur un peu de foin, convient pour cet usage) ; remuer de temps en temps avec une spatule.

La digestion terminée, laisser refroidir pendant quarante-huit heures, afin de favoriser le dépôt d'un excès de résine, de cinnaméine et de cinnamates, toutes substances âcres, dépourvues de propriétés médicamenteuses, et partant, qu'il est préférable d'éliminer. Filtrer ensuite et faire un sirop en employant 100 parties de liqueur pour 185 parties de sucre blanc (quatrième mode de cuisson) ; passer à l'étamine aussitôt que l'ébullition se prononce.

Le Codex fait terminer la préparation de ce même sirop par la filtration au papier. Mais la filtration comporte dans la circonstance l'inconvénient d'occasionner une perte d'essence, en nécessitant l'exposition prolongée à l'air de la composition médicamenteuse.

Quand on suit exactement le procédé ci-dessus, la filtration au papier est rendue inutile, car l'on obtient du premier coup un sirop parfaitement limpide.

De ce qu'il est avéré que le baume de Tolu augmente son arome en vieillissant, lors même qu'il ait déjà servi à plusieurs digestions, l'on est autorisé à l'employer à diverses reprises pour la préparation de ce même sirop. Il convient toutefois de lui associer une certaine quantité de baume récent, soit un quart de son poids.

Des pharmaciens préparent encore le sirop de Tolu en faisant usage de la teinture : celle-ci est agitée avec s. q. d'eau ; la liqueur, après avoir été filtrée, est employée à la place du digesté pour recevoir le sucre.

Ainsi préparé, le sirop de Tolu présente après le refroidissement un aspect louche ; il n'est d'ailleurs jamais aussi agréable au goût que celui qu'on obtient en suivant le premier procédé, co qui tient à la présence dans sa composition d'un excès de résine et de cinnamates qu'a retenus l'eau alcoolisée. En outre, vu la dose relativement faible de teinture employée, le sirop est appauvri d'huile essentielle.

Le sirop de Tolu, comme le baume, s'aromatise de plus en plus avec le temps ; en outre, il jouit de la propriété remarquable de se maintenir indéfiniment intact de toute espèce de fermentations. Il est à croire qu'il doit ce dernier avantage à la petite quantité de matière résineuse et d'huile essentielle qu'il renferme. En effet, ces deux substances paraissent s'opposer en toutes circonstances au développement des ferments.

Tout sirop résineux se comporte d'ailleurs pareillement et sans doute pour les mêmes motifs.

Sirop de térébenthine :

Pr. : Térébenthine des Vosges.......... 200^g
Sirop de sucre 1,000

Faire digérer dans un pot de faïence couvert, pendant trois heures, la térébenthine avec le sirop de sucre additionné de la moitié de son poids d'eau ; filtrer au papier après le refroidissement ; prendre alors le poids de la liqueur qui a passé au filtre ; le rapporter au poids du sirop de sucre employé à la digestion ; en déduire la quantité d'eau, qui décuit celui-ci ; ajouter au soluté pour cent parties d'eau cent quatre-vingts parties de sucre et faire un sirop, en suivant le *quatrième mode de cuisson.*

Le Codex prescrit de faire digérer ensemble la térébenthine et le sirop de sucre, puis de filtrer au papier après le refroidissement. Ce procédé a l'inconvénient d'exiger un temps très-long pour achever la filtration ; la lenteur de l'écoulement s'explique d'ailleurs par la nature visqueuse de la composition. Il peut même arriver pendant l'hiver que l'achèvement de la filtration soit impossible à obtenir. Dans tous les cas, le sirop est exposé à perdre de son arome à la suite de l'exposition prolongée à l'air, condition fâcheuse et suffisante pour rejeter le procédé du Codex.

Sirop de bourgeons de sapin :

        Pr. : Bourgeons de sapin................   100^g
              Eau............................   1,000
              Sucre blanc.......................   s. q.

Faire infuser et digérer en vase couvert les bourgeons de sapin dans la quantité d'eau prescrite, en ayant soin d'employer à l'opération un vase dont la capacité est à peu près égale au volume des substances ; passer à la toile ; filtrer la liqueur encore chaude, afin d'empêcher qu'une trop grande quantité de matière résineuse ne précipite pendant le refroidissement et ne soit éliminée par le filtre ; faire un sirop d'après le *quatrième mode de cuisson*, en employant cent parties de colature et cent quatre-vingts parties de sucre blanc ; l'additionner, après le refroidissement, de 20 gr. d'alcool à 80° par litre, afin de favoriser la dissolution de la matière résineuse.

Ainsi préparé, le sirop de bourgeons de sapin est limpide, qualité qu'il ne possède pas quand on a appliqué à sa préparation le procédé du Codex.

Sirop d'écorces d'oranges amères :

        Pr. : Écorces zestées d'oranges amères....   500^g
              Eau bouillante....................   4,000

Faire infuser les écorces d'oranges amères pendant six heures ; passer à travers une étamine peu serrée ou à travers la toile ; laisser refroidir ; filtrer la colature au papier en multipliant les filtres, au besoin ; faire un sirop avec cent parties de liqueur et 180 parties de sucre blanc, d'après le *quatrième mode de cuisson;* alcooliser après le refroidissement avec 20 gr. d'alcool à 80° par litre de sirop.

Il importe d'employer des écorces d'oranges zestées. Si elles ne l'étaient pas, elles abandonneraient à l'eau une trop grande quantité de pectine et de mucilage qui, en rendant difficile et lente la filtration de la colature, en provoqueraient l'altération ; de plus, le sirop serait susceptible de se prendre en gelée au contact de certaines substances chimiques, comme l'iodure de potassium, qui lui seraient associées à forte dose.

Quant au procédé du Codex, qui fait macérer au début les écorces d'oranges dans l'alcool, il nous paraît fautif pour plusieurs raisons.

D'abord, l'on court le risque d'obtenir une liqueur médicamenteuse acidifiée : on peut voir, en effet, surtout en été, quand le temps employé à la filtration se prolonge, la surface de l'infusé dans les récipients, dans les entonnoirs, se couvrir d'une couche mycodermique plus ou moins épaisse : indice de l'acétification. — Ensuite, si à la cuisson du sirop l'on applique l'ébullition momentanée, celle-ci est avancée de plusieurs degrés thermométriques, se produit mal, de manière à contrarier la clarification et à la rendre incertaine. — Si, en suivant exactement le *modus operandi* du Codex, l'on opère la dissolution du sucre à la chaleur du bain-marie et en vase couvert, il y a quand même déperdition d'alcool, et, en définitive, l'on obtient dans les deux cas un sirop présentant un aspect louche, dû principalement à l'excès d'essence qui demeure incomplétement dissoute. Tandis que, en s'en tenant à alcooliser ce même sirop après façon, l'on acquiert le double avantage de rehausser sa saveur et de lui procurer une limpidité parfaite.

Sirop de violettes :

```
Pr. : Pétales de violettes récentes et convenablement séchées.   100ᵍ
      Eau distillée............................................   s.q.
      Sucre blanc.............................................   2,000ᵍ
```

Commencer par cribler les fleurs de violettes pour les priver des onglets et des étamines. Les infuser ensuite dans 1,500 gr. d'eau distillée bouillante, en ayant soin de faire usage pour récipient d'un vase non métallique, d'un vase en porcelaine ou en faïence ; couvrir la matière pendant l'infusion qu'on fait durer douze heures ; passer avec expression à travers un linge préalablement lavé à l'eau distillée ; filtrer l'infusé au papier lavé de même ; l'amener, au besoin, par addition d'eau distillée au poids de 1,110 gr., quantité correspondante à cent parties de liqueur pour cent quatre-vingts parties de sucre blanc ; faire un sirop d'après le *quatrième mode de cuisson.*

Le Codex prescrit l'emploi de pétales récents de violettes ; s'il entend par pétales récents des fleurs fraîchement cueillies, il est fâcheux qu'il mette les pharmaciens dans l'impossibilité de préparer ce même sirop à une autre époque que celle du printemps.

Il prescrit encore de faire l'infusion dans un bain-marie d'étain. La couleur du sirop est à la vérité avivée ; mais le renchérissement en couleur est dû à l'association d'une certaine quantité du métal, ce qui ne saurait sans doute être considéré comme avantageux.

Il dispense de filtrer la liqueur d'expression et indique simplement de laisser déposer pendant quelques heures ; mais le sirop qu'on obtient ne tarde pas à se troubler et même à déposer, ce dont aucun praticien ne sera satisfait.

Sirop de coquelicots :

<pre>
Pr. : Pétales secs de coquelicots............ 100ᵍ
      Eau bouillante........................ 1,000
      Sucre................................. s. q.
</pre>

Faire infuser les pétales de coquelicots dans l'eau bouillante; passer avec expression; filtrer; ajouter le sucre dans la proportion de 180 parties pour 100 de colature. Faire un sirop d'après le *quatrième mode de cuisson*.

Préparer de la même manière les sirops de *fleurs de camomille*, de *chèvrefeuille*, de *pivoine*, de *semen-contra*, de *tussilage*, de *cônes de houblon*, de *feuilles d'absinthe*, de *capillaire*, de *chamœdrys*, d'*hysope*, de *lierre terrestre*, de *fruits de phellandrie*, de *racines de gentiane*, de *sassafras*.

Sirop de groseilles :

<pre>
Pr. : Suc fermenté de groseilles............... 1,000ᵍ
      Sucre blanc.............................. 1,800
</pre>

Commencer par filtrer le suc de groseilles, soit en le décantant sur le filtre filasse, s'il s'agit d'un suc qui vient d'être clarifié par la fermentation, soit sur le filtre de papier, s'il a été traité antérieurement par la méthode d'Appert. En verser la quantité voulue sur le sucre blanc cassé et disposé dans une bassine de cuivre rouge bien nettoyée; faire fondre en chauffant jusqu'à l'ébullition vive; passer immédiatement à l'étamine.

Dans la préparation de ce sirop, l'on doit éviter l'ébullition prolongée, de peur qu'un reste de pectine, faisant partie du suc, ne se transforme en acides pectosique et pectique peu solubles, et que du levulose ne passe à la constitution de levulosane, cette double transformation devant avoir pour résultat de faire prendre le sirop en gelée.

Le Codex dispense à tort de filtrer le suc : le sirop qu'on obtient en négligeant cette précaution se trouble après le refroidissement, dépose avec le temps, est susceptible de subir plus rapidement la fermentation.

Préparer de même les sirops avec sucs acides de *cerises*, de *citrons*, de *coings*, de *framboises*, d'*oranges*, de *mûres*, de *nerprun*.

Essai. — Le commerce débite des sirops dits de groseilles, contenant peu ou point de suc de fruits, composés de sucre ou de glucose, additionnés d'acide citrique ou tartrique, et colorés au moyen de la teinture d'orseille ou autres.

Les matières colorantes de la groseille et de l'orseille sont solubles dans l'éther acétique acidulé par l'acide acétique; la matière colorante de l'orseille est seulement soluble dans l'éther éthylique également acidulé par le même acide.

On peut mettre à profit la connaissance de ces faits pour déceler la fraude.

Un volume de sirop, additionné de quelques gouttes d'acide acétique, qu'on agite avec un demi-volume d'éther éthylique est à peu près complétement décoloré, s'il doit sa couleur uniquement à l'orseille, et dans tous les cas, il pâlit d'autant plus qu'il renferme une moindre quantité de suc de groseilles.

On pourrait encore faire usage de l'alcool amylique, qui est sans action sur la couleur naturelle de la groseille, mais qui s'empare de la plupart des matières colorantes étrangères, entre autres de la fuchsine. — Quant à cette dernière substance, on en constatera sûrement la présence en suivant la marche indiquée au chapitre des vins médicinaux.

Si le sirop factice devait sa couleur à l'emploi de fleurs de coquelicots ou de passe-roses, quelques gouttes d'une solution de perchlorure de fer y produiraient une coloration brune plus ou moins foncée.

Sirop de quinquina jaune à l'eau :

```
Pr. : Quinquina j. c....................................   400ᵍ
      Eau chaude à 80°.............................   2,000
      Sucre blanc...................................   4,000
      Alcool à 80°....................................     80
```

Faire digérer pendant trois heures dans l'eau maintenue à la température de 75° environ le quinquina grossièrement pulvérisé. Verser le tout sur un grand filtre ; vers la fin de la filtration, arroser le marc avec de l'eau chaude, de manière à entretenir un écoulement continu et pour amener la colature au poids de 2,200 gr. ; ajouter immédiatement le sucre ; faire fondre en chauffant, et, quand l'ébullition commence, passer à l'étamine ; alcooliser le sirop après le refroidissement.

L'alcoolisation est présentement indispensable pour procurer au sirop la limpidité voulue. Si ce n'était cet adjuvant, il ne tarderait pas à se troubler et même à laisser précipiter de la résine libre ou associée aux alcaloïdes du quinquina : l'alcool a pour but principal de maintenir en dissolution ces dernières substances.

Si l'on opérait sur une quantité plus considérable de matière, il faudrait remplacer l'entonnoir par une toile tendue sur un châssis en forme de cône, et recouverte d'une ou de plusieurs feuilles de papier filtre, suivant l'étendue occupée par la toile.

Le Codex prescrit le procédé suivant :

```
Pr. : Quinquina jaune en poudre demi-fine.....   100ᵍ
      Alcool à 30°.....................................   1,000
      Eau.................................................   s. q.
      Sucre blanc......................................   1,000
```

Traiter le quinquina par déplacement au moyen de l'alcool d'abord, ensuite au moyen de l'eau, de manière à obtenir en tout 1,000 grammes de colature ; distiller au bain-marie pour retirer l'alcool ; laisser refroidir et filtrer en recevant la liqueur sur le sucre cassé ; achever le sirop à une douce chaleur, de manière à obtenir 1,525 gr. de produit.

Ce procédé, d'ailleurs peu praticable en pharmacie à cause de sa complication, donne un sirop relativement appauvri en principes médicamenteux ; ce qui tient à ce que le filtre élimine une partie des sels alcaloïdiques devenus insolubles à la suite de la distillation et du refroidissement de la liqueur.

On pourrait à la rigueur faire servir à la préparation de ce même sirop l'extrait hydroalcoolique de quinquina repris par l'eau ; on opérerait alors d'après notre *troisième mode de cuisson.*

Sirop de quinquina au vin :

Pr. : Extrait hydroalcoolique de quinquina j. c. sec et repris par l'eau.　5
Vin de Frontignan 400
Sucre blanc... 600

Faire dissoudre l'extrait dans le vin ; filtrer ; ajouter le sucre et faire un sirop d'après notre quatrième mode de cuisson.

Cinquième mode. — *La solution simple et l'ébullition vive deux fois renouvelée :*

Ce mode consiste à faire dissoudre le sucre dans la liqueur médicamenteuse préalablement filtrée ; à chauffer jusqu'à l'ébullition vive ; à projeter en ce moment dans le sirop, d'un seul coup, 60 gr. d'eau froide pour 1,000 gr. de sucre employé ; à renouveler l'ébullition et à passer immédiatement à travers l'étamine.

On emploie deux parties de sucre pour une de liqueur.

Sont préparés par ce mode tous les sirops obtenus avec des *sucs de plantes* ou *solutés non aromatiques ;* par exemple : les sirops de *fumeterre,* de *polygala,* de *pointes d'asperges,* d'*espèces pectorales,* de *lichen,* de *consoude,* etc.

Sirop de fumeterre :

Pr. : Suc dépuré de fumeterre (filtré froid)....　1,000ᵍ
Sucre blanc..........................　2,000

Faire fondre le sucre et chauffer jusqu'à l'ébullition ; arrêter celle-ci par affusion de 120 gr. d'eau froide ; attendre qu'elle se renouvelle et passer immédiatement le sirop à travers l'étamine.

Préparez de la même manière les sirops de *trèfle d'eau,* de *bourrache,* de *pariétaire* (Codex).

Le Codex prescrit sans motifs plausibles l'emploi du suc dépuré de la plante à la préparation de ces derniers sirops. Il nous semble préférable, rationnel, de remplacer le suc par l'infusé des substances convenablement desséchées. L'on évite ainsi d'introduire dans la composition

sirupeuse quantités de matières inertes très-instables (matière extractive non élaborée) qui finissent toujours par déposer et provoquer l'altération du sucre lui-même.

En acceptant cette modification, l'on préparera les sirops mentionnés
ci-dessus de la même manière que le sirop de coquelicots (quatrième
mode de cuisson).

Sirop de polygala :

```
Pr. : Racines de polygala......................  100ᵍ
      Eau bouillante..........................  1,200
      Sucre...................................  s. q.
```

Contuser les racines ; les faire infuser et digérer en vase clos pendant six heures
avec la quantité d'eau prescrite ; laisser refroidir ; exprimer la matière ; filtrer ;
ajouter à 100 parties de liqueur 200 parties de sucre blanc ; achever le sirop *d'après
le cinquième mode de cuisson.*

Préparer de la même manière le sirop de *racines de saponaire.*

Sirop de pointes d'asperges :

```
Pr. : Suc dépuré de pointes d'asperges, filtré froid.  1,000ᵍ
      Sucre blanc...................................  2,000
```

Faire un sirop *d'après le cinquième mode de cuisson.*

Sirop de consoude :

```
Pr. : Racines sèches et incisées de consoude....   100ᵍ
      Eau froide ...............................   1,000
```

Faire macérer la racine de consoude dans l'eau froide pendant douze heures ;
passer sans expression à la toile ; filtrer au papier la colature ; faire un sirop *d'après
le cinquième mode de cuisson,* en employant une partie de liqueur pour deux parties
de sucre.

Préparer de la même manière le *sirop de guimauve.*

Le Codex, en prescrivant de faire macérer la racine de consoude dans
l'eau froide, puis de concentrer à l'ébullition la colature et le sirop de
sucre mélangés, commet, à notre avis, une contradiction. Il faut croire
en effet que par la macération, le Codex a en vue de faire extraire de
la consoude, sous leur état naturel, le tannin et le mucilage qu'elle renferme. Dès lors, pourquoi par la concentration à l'ébullition, fait-il
exposer ces deux substances à une altération certaine?

Sirop de lichen :

```
Pr. : Lichen mondé .........................   30ᵍ
      Eau.................................... s. q.
      Sucre blanc...........................  1,000
```

Laver le lichen à l'eau froide ; le faire bouillir ensuite dans de l'eau pendant
quelques minutes pour le priver d'une partie de son amertume ; rejeter cette pre-

mière décoction ; laver de nouveau le lichen à l'eau froide et le remettre sur le feu
avec environ un litre d'eau, que l'on maintient à l'ébullition pendant une demi-heure ;
passer sans expression ; ajouter deux parties de sucre pour une de colature ; porter
le tout à l'ébullition vive ; arrêter celle-ci par affusion de 60 gr. d'eau froide ; retirer
du feu ; délayer dans le sirop de la pâte de papier ; passer immédiatement à travers
l'étamine, en ayant soin de reverser sur le filtre les premières quantités de sirop
écoulées.

Sirop d'espèces pectorales :

```
Pr. : Espèces pectorales......................    100ᵍ
      Eau bouillante.........................    1,200
      Sucre blanc............................    2,000
      Eau de fleurs d'oranger................     100
      Extrait d'opium........................     0,30
```

Verser l'eau bouillante sur les fleurs ; laisser infuser pendant six heures en vase
couvert ; passer avec expression, de manière à recueillir 1,000 gr. de colature ; filtrer ;
d'autre part, dissoudre l'extrait d'opium dans l'eau distillée de fleurs d'oranger ;
filtrer. Faire un sirop avec l'infusé de plantes et le sucre *d'après le cinquième mode
de cuisson*, en arrêtant l'ébullition par affusion de la solution opiacée ; passer à travers l'étamine au second bouillon.

Préparer de la même manière le sirop d'*espèces béchiques*, mais sans
addition d'extrait d'opium et en remplaçant l'eau de fleurs d'oranger par
l'eau distillée de laurier-cerise.

VI. — Méthode mixte. — Certains sirops exigent un mode particulier, tant pour la préparation de la liqueur médicamenteuse que pour
la cuisson du sirop. Tels sont : les sirops de *valériane*, de *chicorée
composé*, de *salsepareille*, de *gaïac*, d'*orgeat*, le *miel rosat*, le *sirop
antiscorbutique*, le sirop d'*iodure de fer*, etc.

Exemples.

Sirop de valériane :

```
Pr. : Racines de valériane ..................    100ᵍ
      Eau..................................     s. q.
      Eau distillée de valériane..............      50
      Sucre blanc...........................    1,000
```

Concasser la valériane ; la faire infuser et digérer en vase clos et complétement
rempli, pendant six heures, avec une quantité d'eau suffisante pour la baigner complétement ; passer avec expression après le refroidissement ; filtrer la colature et
l'amener au besoin par addition d'eau à 500 gr. ; faire un sirop *d'après le cinquième
mode de cuisson*, en employant l'eau distillée de la plante pour arrêter la première
ébullition ; passer à travers l'étamine.

Sirop de gaïac :

```
Pr. : Bois de gaïac râpé ....................    300ᵍ
      Eau..................................     s. q.
      Sucre...............................    1,000
      Alcool à 80° ........................      30
```

Faire bouillir le gaïac à deux reprises pendant une heure chacune dans 3,000 gr.
d'eau ; décanter sur le filtre filasse ; réunir les liqueurs et les concentrer jusqu'à ce
qu'elles soient réduites à 600 gr. ; les filtrer au papier vers la température de 50° ;
ajouter le sucre et faire *d'après le quatrième mode de cuisson* un sirop qu'on alcooli-
sera après le refroidissement avec 20 gr. d'alcool à 80° par litre.

Le Codex prescrit à tort, à notre avis, de filtrer après le refroidissement les liqueurs concentrées. En opérant de cette manière, on élimine
une trop forte dose de matières résineuses, qui font partie des principes
médicamenteux du gaïac ; tandis que ces mêmes substances sont introduites en quantité relativement considérable dans la composition du
sirop, quand on a soin de filtrer les liqueurs chaudes ; et c'est d'ailleurs
pour éviter que le sirop ne se trouble à la suite du refroidissement que
nous indiquons de l'additionner d'alcool.

Sirop de chicorée composé :

Pr. : Rhubarbe de Chine......................	200g
Racines sèches de chicorée..............	200
Feuilles sèches de chicorée..............	300
— de fumeterre	100
— de scolopendre..................	100
Baies d'alkékenge......................	50
Santal citrin râpé......................	20
Cannelle de Ceylan.....................	20
Sucre...................................	3,000
Eau......	s. q.

Faire infuser pendant six heures ensemble la cannelle, la rhubarbe, le santal dans
100 gr. d'eau à 80° ; passer sans expression ; filtrer la liqueur au papier et la maintenir jusqu'au moment de l'emploi dans un lieu frais ; ajouter le marc aux autres
substances végétales ; faire infuser le tout pendant douze heures dans 4,200 gr. d'eau
bouillante ; passer avec forte expression ; filtrer la colature et en prendre le poids
de 1,500 gr. ; incorporer le sucre ; faire un sirop (*d'après le cinquième mode de cuisson*), qui sera clarifié à l'ébullition par affusion de la première colature ; passer à
l'étamine.

En opérant d'après ce procédé, l'on obtient un sirop limpide, jouissant d'une concentration convenable, possédant tout entière et sous un
état à peu près intact la matière extractive des substances premières.

En suivant le procédé du Codex, qui fait clarifier les liqueurs à l'ébullition par l'emploi de l'albumine et concentrer le sirop à cette même température, l'on obtient un produit considérablement appauvri de matière
extractive, celle-ci ayant été altérée par la chaleur de l'ébullition prolongée ; chez lequel les principes gommo-résineux de la rhubarbe ont été
dissociés en grande partie, et qui, par suite, ne tarde pas à se troubler
et à déposer des cristaux de sucre glucosé. D'ailleurs, suivi en tous
points, le procédé du Codex est peu praticable.

Sirop de salsepareille composé :

Pr. : Salsépareille Honduras fendue et coupée. 1,000ᵍ
      Fleurs sèches de bourrache.............. 60
      — de roses pâles.................... 60
      Feuilles de séné. 60
      Fruits d'anis vert..................... 60
      Eau............................... s. q.
      Sucre blanc......................... 1,000
      Miel blanc.......................... 1,000

Faire trois digestions successives, pendant douze heures chacune, de la salsepareille dans l'eau maintenue à 80° environ, et employée en quantité suffisante pour baigner complétement la racine ; concentrer les liqueurs au bain-marie jusqu'à ce qu'elles occupent le poids de 1,800 gr. environ ; ajouter le séné, l'anis, la bourrache, les roses pâles et faire digérer pendant une heure en vase couvert ; laisser refroidir ; passer avec expression ; filtrer la liqueur au papier ; l'amener au besoin par addition d'eau au volume de 750 centimètres cubes ; ajouter le miel et le sucre et faire un sirop *d'après le cinquième mode de cuisson,* qu'on clarifiera à l'ébullition par affusion de 75 gr. d'eau froide ; passer au second bouillon à travers l'étamine.

Ainsi préparé, le sirop est limpide, et d'autant plus riche en matière extractive que l'ébullition appliquée à sa cuisson a été moins prolongée. Il ne dépose pas pendant le repos.

Préparé d'après le procédé du Codex, qui dispense de filtrer les liqueurs au papier, et prescrit la clarification par l'albumine, ce même sirop doit évidemment se trouver affaibli en matière extractive, l'ébullition prolongée en ayant altéré une partie. En outre, il se trouble et dépose pendant le repos.

Sirop d'orgeat :

Pr. : Amandes douces........................ 600ᵍ
      — amères....................... 200
      Sucre blanc.............................. 3,600
      Eau................................... 2,000
      Eau de fleurs d'oranger................... 300

Quatre manipulations différentes sont appliquées à la préparation de ce sirop.

1° *Monder les amandes :*

A cet effet, les projeter dans l'eau bouillante et les y abandonner pendant une minute ; après ce temps, les refroidir subitement au contact d'une grande quantité d'eau froide ; les monder de leur pellicule ; les sécher en les brassant à l'intérieur d'un torchon.

Il importe que le contact de l'eau bouillante ne soit pas trop prolongé, de peur d'amoindrir ou même d'annuler les propriétés naturelles de la synaptase, et partant, son action sur l'amygdaline, et encore de coaguler une quantité notable de l'albumine des amandes, cette dernière substance s'employant dans la composition du sirop à suspendre l'huile émulsionnée.

2° *Préparation et filtration de l'émulsion d'amandes :*

Contuser vigoureusement les semences dans un mortier en marbre avec le quart du sucre, de manière à former une pâte très-fine. Ce résultat obtenu, ajouter environ 100 grammes d'eau ; triturer et battre de nouveau pour amener la matière à la composition d'une pâte liante ; ajouter une même quantité d'eau, et répéter la manipulation précédente ; achever enfin l'émulsion en opérant lentement avec le reste de l'eau prescrite ; passer la liqueur laiteuse à travers une étamine peu serrée, en recevant l'émulsion sur le reste du sucre cassé ; malaxer la pâte à la fin de la filtration pour forcer l'écoulement des dernières portions de l'émulsion.

La forte contusion à laquelle on soumet les amandes est nécessaire : elle a pour effet de pulvériser le parenchyme et l'huile par l'intermédiaire du sucre. Si on se contentait de frapper de légers coups de pilon, l'huile serait simplement exprimée et non divisée.

L'usage d'une étamine à tissu peu serré est indispensable, pour permettre au parenchyme suffisamment broyé de passer, cette dernière substance, sous l'état d'extrême division, devant jouer le même rôle que l'albumine vis-à-vis de l'huile dans la composition du sirop d'orgeat.

3° *Cuisson du sirop :*

Verser le tout dans une bassine de cuivre rouge bien nettoyée ; disposer celle-ci sur un fourneau qui chauffe modérément ; agiter pour faciliter la dissolution du sucre et pour empêcher qu'une partie de l'huile ne se suspende par le repos. Quand tout le sucre est dissous, laisser chauffer tranquillement jusqu'au moment où le bruit produit par la formation des premières grosses bulles de vapeur annonce que l'ébullition est proche *(quatrième mode de cuisson) ;* passer alors immédiatement à travers l'étamine qu'on a disposée sur un châssis en forme de cône très-allongé ; recouvrir soigneusement tout l'appareil avec plusieurs doubles de linge, afin de conserver la chaleur nécessaire à la filtration du sirop, et aussi afin d'empêcher qu'il ne se forme pendant le refroidissement à la surface de ce dernier une croûte de sucre cristallisé.

4° *Mélange du sirop avec l'eau de fleurs d'oranger :*

Cette opération est effectuée par une vigoureuse agitation dans les bouteilles mêmes où les deux liquides ont été versés.

Le sirop d'orgeat doit son caractère de lactescence à la présence de l'huile d'amandes qui s'y trouve très-divisée et qui est tenue en suspension par l'intermédiaire de l'albumine et du parenchyme. Cette composition indique pourquoi l'ébullition vive doit être soigneusement évitée lors de la cuisson. En effet, si le sirop d'orgeat était porté à cette température, l'albumine en se coagulant, en opérerait d'une façon plus ou moins complète la clarification.

Prétendre que le sirop d'orgeat doive se séparer nécessairement quelques jours après sa préparation est une erreur : l'examen du produit rigoureusement préparé, qu'on abandonne au repos, prouve en effet le contraire; tout au plus si, après cinq ou six mois de séjour à la cave, et lors même que les bouteilles qui le renferment sont posées debout, il laisse apercevoir une légère tendance au partage. De sorte qu'on peut affirmer que tout sirop d'orgeat, dans lequel la séparation de la substance complexe des amandes d'avec le sirop de sucre est visiblement tranchée, a subi une préparation défectueuse.

On observe que ce sirop ne tarde pas à s'acidifier lorsqu'il séjourne dans des bouteilles incomplétement remplies : l'acétification semble se rattacher, en été, principalement à la fermentation acide qui succède à la fermentation alcoolique, et, en hiver, principalement à la fermentation lactique, car il n'est pas rare de voir, en cette dernière saison, l'acidité se produire sans dégagement de gaz carbonique; or, l'on sait que le gaz carbonique est un produit nécessaire de la fermentation alcoolique, et que celle-ci précède toujours la fermentation acide.

Miel rosat :

```
Pr. : Roses de Provins.......................... 1,000ᵍ
      Eau bouillante............................ 4,000
      Miel blanc, s. q., environ................ 6,000
```

Suivre pour la préparation le procédé du Codex ; il donne un beau produit.

L'on pourrait encore appliquer avec avantage le procédé suivant, en ayant soin d'augmenter de 100 grammes la quantité de roses :

Faire infuser les pétales dans l'eau pendant douze heures ; décanter la liqueur très-colorée qui se sépare du reste de la matière sous la simple pression de la main ; la filtrer au papier dans un lieu frais et à l'abri de la lumière (il convient pour la réussite du mellite que le poids de cette première liqueur ne dépasse pas 200 gr.) ; exprimer fortement ce qui reste de l'infusion ; effectuer séparément la filtration de la liqueur obtenue et faire avec quatre fois son poids de beau miel blanc un sirop qu'on clarifie à l'ébullition, d'*après le cinquième mode de cuisson*, par l'affusion de la première liqueur ; enlever la bassine du feu ; délayer dans la composition sirupeuse de la pâte de papier lavée à l'eau distillée ; passer à l'étamine, en ayant soin de reverser les premières quantités écoulées.

Il faut plus que jamais se garder de faire intervenir le blanc d'œuf dans la clarification du miel rosat, par la raison que l'albumine, en contractant combinaison avec le tannin des roses, appauvrirait le mellite de son principe astringent et le décolorerait.

Essai. — Le miel rosat avive sa couleur et augmente sa consistance au contact des acides énergiques. Ce dernier caractère, qui dépend de la quantité de roses de Provins employée à sa préparation, permet d'apprécier sa qualité.

A cet effet, agiter dans un tube à essai 6 à 8 centimètres cubes de miel rosat, additionné de quatre gouttes d'acide sulfurique : au bout de cinq minutes, le mélange se prendra en gelée transparente de couleur rouge si le mellité a été convenablement préparé. Dans le cas contraire, il passera à un état plus ou moins pâteux, susceptible de couler.

Cette modification tient à la présence de pectates, que l'acide sulfurique décompose en mettant en liberté l'acide pectique peu soluble. L'agitation rend au mellite l'état fluide ; mais il ne tarde pas à se prendre de nouveau en gelée, consistance qu'il conserve à peu près indéfiniment dans la condition du repos.

Miel de mercuriale :

Pr. : Suc de mercuriale non dépuré, mais filtré... 1,000ᵍ

Miel blanc.. 3,600

Porter le tout à l'ébullition vive, et passer immédiatement à travers l'étamine (*quatrième mode de cuisson*).

Le suc de mercuriale paraît devoir ses propriétés médicamenteuses à une huile âcre essentielle et à la matière extractive, ce qui oblige à ne pas appliquer l'ébullition prolongée à la cuisson du mellite, contrairement à la prescription du Codex, qui fait concentrer à cette même température. D'ailleurs, en omettant (toujours d'après le Codex) de filtrer le suc, l'on obtient un produit trouble et jouissant d'une détestable conservation.

Oxymel scillitique :

Pr. : Vinaigre scillitique...................... 500ᵍ

Miel blanc................................ 2,000

Porter à l'ébullition dans une capsule en porcelaine ; passer à travers l'étamine (*quatrième mode de cuisson*).

Sirop antiscorbutique :

Pr. : Feuilles fraîches de cochléaria............ 1,500ᵍ

   —   —   cresson 1,500

Racines fraîches de raifort................. 1,000

Feuilles sèches de menyanthe............ 100

Écorces d'oranges amères zestées.......... 200

Cannelle de Ceylan...................... 50

Vin blanc.............................. 2,000

Alcool à 90°........................... 30

Sucre blanc............................ 5,000

Inciser le raifort ; piler le cochléaria et le cresson ; concasser la cannelle ; faire macérer pendant au moins deux jours toutes ces substances avec le vin blanc et l'alcool dans le bain-marie de l'alambic ; distiller ensuite pour retirer 1,000 grammes de liqueur aromatique (*quatrième procédé de distillation*). Le jour suivant, exprimer fortement sur l'étamine les matières qui forment le résidu dans le bain-marie ; laisser déposer pendant douze heures le liquide écoulé ; le filtrer ensuite au papier, en employant au besoin plusieurs filtres (le filtre Chardin est celui qui convient le mieux dans la circonstance).

(Il convient, pour favoriser l'écoulement des liqueurs et les obtenir plus limpides, de les additionner d'une petite quantité de charbon de bois lavé.

Si la saison est chaude et qu'on craigne qu'elles ne s'altèrent pendant le temps employé à la filtration, il y a lieu de les clarifier d'abord au blanc d'œuf; on passe à l'étamine ; on laisse refroidir ; on filtre en dernier lieu au papier.)

D'autre part, infuser ensemble les écorces d'oranges amères et le menyanthe dans environ 3,000 gr. d'eau bouillante ; exprimer légèrement après six heures ; passer à l'étamine, et filtrer au papier les liqueurs refroidies ; réunir les deux liquides ; en prendre 2 kil. 500 gr., qu'on verse sur les 5,000 kilogr. de sucre cassé ; faire fondre et porter le tout à l'ébullition vive ; arrêter celle-ci par affusion de 250 gr. d'eau froide ; enlever les écumes ; renouveler l'ébullition et la faire durer pendant dix à quinze minutes *(cinquième mode de cuisson)*. Passer à travers l'étamine, et quand le sirop est parfaitement refroidi, le mettre en bouteilles et le mélanger par agitation avec la liqueur essentielle.

L'alcool qu'on ajoute aux substances dans le bain-marie a pour but de faciliter la vaporisation de l'essence, de permettre au produit, qui a distillé, d'attendre sans s'altérer l'achèvement du sirop ; de favoriser enfin dans la suite la conservation de celui-ci.

Les écorces d'oranges amères sont traitées par infusion plutôt que par distillation, pour ne pas surcharger la liqueur distillée de l'huile essentielle âcre qu'elles possèdent abondamment, celle-ci devant être entraînée en quantité trop considérable par la distillation.

Le trèfle d'eau (menyanthe) est traité par le même mode de dissolution, afin d'en extraire le principe amer qui n'a pas lieu d'être obtenu par distillation.

Les liquides sont filtrés pour qu'il soit possible d'obtenir un sirop limpide et convenablement concentré (1,30 bouillant, ou formant nappe à la cuillère), sans avoir besoin de recourir à la clarification par le blanc d'œuf et à la concentration par coction prolongée, procédé qui ne donnerait d'ailleurs que des résultats incertains touchant la limpidité du produit, et comporterait en outre tous les autres défauts attachés à l'ébullition prolongée d'une liqueur extractive.

Il importe que le cresson et le cochléaria, destinés à la façon du sirop antiscorbutique, soient récoltés avant la floraison et surtout avant la formation de la graine ; en dehors de cette dernière condition, il y aurait production d'essence analogue à l'essence de moutarde noire, et la saveur ainsi que l'arome du médicament se trouveraient mitigés d'une façon désagréable.

De même, il convient de forcer la dose de cochléaria et de cresson, afin de diminuer le goût peu agréable de radis, propre à l'essence de raifort.

L'expérience prouve que quand on augmente le poids des plantes, la quantité de vin blanc restant la même, l'on obtient à la distillation une quantité relativement faible d'huile essentielle ; ce qui tient sans doute à la saturation trop prompte par l'essence, du milieu liquide dont le volume se trouve ainsi diminué.

L'expérience prouve encore que l'addition d'une petite quantité d'alcool aux substances en macération n'entrave pas le développement de l'essence, mais seulement le ralentit ; ce qui oblige à prolonger le contact avant de distiller.

Mais si la proportion du liquide spiritueux est forte, les réactions qui engendrent l'huile essentielle peuvent être arrêtées absolument. Ce dernier fait est du reste rationnel : l'alcool étant l'agent conservateur par excellence, l'on conçoit qu'il s'oppose, quand il est abondant (en force), soit à la désorganisation, soit, et c'est ici le cas, aux réactions ordinaires des principes immédiats.

En appliquant le procédé que nous venons de décrire, l'on obtient un sirop qui offre toutes les apparences d'un riche et beau produit ; qui se conserve limpide et résiste indéfiniment à la fermentation.

En suivant le procédé que prescrit le formulaire légal, le sirop obtenu possède un goût prononcé, désagréable de radis, se trouble, dépose pendant le repos, et résiste moins effectivement à la fermentation.

Quant au sirop antiscorbutique préparé par simple mélange du sirop de sucre avec une certaine liqueur antiscorbutique que livre le commerce, l'on peut affirmer qu'il n'est simplement qu'un de ces produits très-inférieurs et défectueux dont les habiles, parmi les pharmaciens, savent user pour séduire le public par l'apparence du bon marché.

Nous donnons ci-après un autre procédé de préparation de ce même sirop, assez fréquemment usité :

```
Pr. : Feuilles fraîches de cochléaria..........    1,500ᵍ
          —        —    de cresson..........    1,500
      Racines de raifort...................    1,000
      Vin blanc.........................    1,000
      Sucre blanc.......................    5,000
```

Piler ensemble le cochléaria et le cresson ; ajouter le vin blanc ; abandonner le tout dans un vase couvert pendant 24 heures ; couper alors le raifort en tranches minces ; le piler immédiatement avec un quart du sucre ; exprimer la pulpe de cresson et de cochléaria ; additionner au besoin le liquide, qui s'en écoule, de vin blanc, de manière à obtenir un poids de 3 kilog. ; y mélanger le raifort et le reste du sucre ; laisser en contact pendant 48 heures en vase clos ; exprimer alors le tout et passer à la chausse avec expression ; filtrer en dernier lieu au papier ; ajouter au sirop ainsi obtenu un cinquième de son poids d'un autre sirop dont la liqueur médicamenteuse a été obtenue en infusant dans s. q. d'eau deux parties d'écorces d'oranges amères zestées et une partie de feuilles sèches de menyanthe ; alcooliser le mélange avec 20 gr. d'alcool à 90° par litre.

En suivant ce procédé, l'on obtient un sirop d'une couleur verdâtre, suffisamment riche en essence antiscorbutique et jouissant d'une conservation convenable, bien qu'il n'ait pas été porté à l'ébullition. Il doit cette dernière propriété à la présence dans sa composition de l'huile essentielle et de l'alcool ajouté, deux substances toxiques pour les ferments.

Si ce n'était la filtration qui occasionne une perte d'essence, dont une partie, la plus fugace, se volatilise pendant l'opération, et dont une autre, la plus pesante, est retenue par le tissu même du papier, le produit ne le céderait certainement pas, au point de vue de la richesse en principes médicamenteux et de la belle apparence, au produit que donne le procédé par distillation.

Essai. — La quantité d'huile essentielle contenue dans le sirop antiscorbutique, et partant, la valeur médicamenteuse de celui-ci, peut être déterminée au moyen d'une solution titrée d'iode dans l'alcool, en présence de la gelée d'amidon.

A cet effet, prendre un volume déterminé de ce médicament, soit 100 centimèt. c.; l'additionner de quelques gouttes de gelée d'amidon; y verser avec précaution de la liqueur titrée, en ayant soin d'opérer lentement et d'agiter souvent. Cesser l'addition quand la couleur bleue devient persistante, l'essence antiscorbutique devant dès lors être considérée comme saturée d'iode. — Déduire du nombre de centimètres cubes employés à la réaction la quantité d'iode; en multipliant par 10, on aura le poids de l'iode susceptible d'être absorbé par un litre de sirop.

Il nous a été démontré, par des essais répétés sur des sirops antiscorbutiques provenant de diverses façons et convenablement préparés, que 100 centimètres cubes de ce médicament peuvent facilement absorber 0,05 d'iode.

Sirop d'iodure de fer :

Pr. : Iode	$4^g 25^c$
Limaille de fer	2
Eau distillée	10
Sirop de gomme	785
Sirop de fleurs d'oranger	200

Mettre l'iode dans un ballon avec l'eau distillée; ajouter la limaille de fer; agiter pour faciliter le mélange des substances, en attendant la réaction; agiter encore quand celle-ci s'est produite, pour achever complétement la décoloration de la liqueur. Filtrer sur le sirop en faisant usage d'un entonnoir dont la queue plonge dans le liquide sirupeux; laver le filtre avec un filet d'eau de fleurs d'oranger; mélanger par agitation, et conserver le sirop, ainsi préparé, à l'abri de la lumière.

Lorsqu'on opère avec des quantités plus faibles que celles qui viennent d'être indiquées, il est nécessaire de chauffer pour activer la réaction. Lorsque, au contraire, on opère avec des quantités relativement considérables, il est prudent de diviser le travail en deux ou plusieurs opérations, en fractionnant les substances, car il ne faut pas oublier que la réaction est d'autant plus violente que la masse des corps en présence est plus forte.

Il importe encore de ne pas mettre un intervalle trop long entre les diverses manipulations, afin d'éviter que le contact prolongé de l'oxygène de l'air ne suroxyde du fer de l'iodure.

Il est surtout très-important d'opérer à la lumière diffuse plutôt qu'à la lumière intense, et de conserver le sirop dans un lieu frais et obscur ou dans des bouteilles colorées en jaune pour ne pas éveiller sous l'action des rayons solaires les propriétés endormies des composants du proto-iodure de fer ; car il faut savoir que ce corps chimique n'est pas arrivé au dernier terme de l'état satisfait ; qu'il tend à gagner cette condition en passant à la forme insoluble d'oxydoïodure de fer.

Remarque. — A la cuisson des sirops effectuée à feu nu, l'on substituerait avantageusement la cuisson à la vapeur surchauffée ; mais à l'impossible nul n'est tenu : il ne dépend pas des pharmaciens exerçants de changer la condition précaire qui leur est faite, condition qui les oblige à posséder un laboratoire dont l'installation est à peine ébauchée et qui, par conséquent, est dépourvu d'appareils compliqués, trop dispendieux, eu égard aux ressources ordinaires que procure l'exercice de la pharmacie honnêtement pratiqué.

CONSERVATION DES SIROPS. — Lorsqu'on a apporté à la préparation des sirops tout le soin désirable et qu'on est ainsi parvenu à leur procurer les qualités requises, il reste encore à se préoccuper de les maintenir le plus longtemps possible sous cet état.

La conservation prolongée des sirops est subordonnée :

1° *A la mise en bouteilles.* — *Les vases qui sont destinés à les contenir seront parfaitement égouttés et séchés.* Humides, ils retiendraient accolés à leur paroi intérieure des germes ferments nombreux que l'air y aurait déposés, et ces germes, venant à être soulevés par le liquide sirupeux pendant la mise en bouteilles, s'accumuleraient à la surface en même temps que les gouttelettes d'eau, s'y développeraient en produisant la fermentation.

Les sirops seront parfaitement refroidis avant d'être embouteillés. Tièdes ou chauds, ils engendreraient dans le goulot des vases des vapeurs aqueuses qui, en se condensant par le refroidissement, décuiraient les premières couches sirupeuses, pendant qu'une certaine raréfaction s'opérerait dans la même atmosphère : deux conditions favorables au développement des fermentations et particulièrement à celle des moisissures.

L'embouteillage sera pratiqué doucement, sans agitation, pour éviter qu'une trop grande quantité de bulles d'air ne soient introduites dans le corps du sirop et n'y déposent comme en captivité les poussières ferments qu'elles portent. Le mieux est d'employer à cette fonction soit une grande capsule à bec, soit un entonnoir dans lequel le liquide est versé sans discontinuité. Le siphon conviendra mieux encore à cet usage que tout autre instrument, si l'on a à embouteiller une quantité considérable de sirop.

2° *A l'étendue de la surface sirupeuse touchée par l'air et au temps que dure le contact.* — Quand les sirops sont d'un emploi peu fréquent, il est surtout nécessaire, pour les maintenir intacts, de les tenir renfermés dans des fioles de faible capacité; l'on arrive ainsi à diminuer l'étendue de leur surface pendant tout le temps que dure le débit; tandis que, s'ils sont contenus dans des bouteilles de litre, par exemple, leur altération augmente nécessairement, en raison de l'étendue de cette même surface et du temps qu'on met à les détailler.

A ce propos, il nous paraît utile d'indiquer certaines précautions que tout praticien doit prendre, s'il se préoccupe d'éviter l'endommagement d'un sirop employé par parties :

La bouteille récipient sera saisie doucement avec la main. Le sirop sera versé dans la fiole à médicament, de façon à faire écouler plus particulièrement les premières couches sirupeuses, puis le vase sera remis en place avec la même attention.

En agissant ainsi, l'on se propose d'éviter le mélange des couches intactes de toute altération avec celles qu'une légère fermentation a déjà impressionnées, et comme ces dernières sont constamment fixées dans la partie supérieure, selon qu'on peut s'en convaincre à simple vue, elles doivent recevoir leur emploi avant les couches inférieures. Toute négligence apportée à cette manière d'opérer aurait pour résultat d'introduire en tous points de la masse les germes ferments des couches supérieures; dès lors, l'altération se ferait partout uniforme.

3° *A l'accès de la lumière et à la température de l'atmosphère, où ils sont déposés.* — Il est certain que la lumière exerce une influence fâcheuse sur les sirops, au point de vue de leur conservation. Ainsi, nous voyons le sirop d'iodure de fer, par exemple, se maintenir intact dans l'obscurité et se colorer dans un lieu éclairé, à la suite de la transformation du protoïodure en oxydoïodure de fer; le miel rosat, les sirops de coquelicots, de violettes, dont la couleur est vive, pâlir dans la même circonstance; tous les sirops déposer, principalement quand ils sont entamés, du sucre de canne ou du glucose cristallisés, et l'on sait par expérience qu'un sirop décuit est susceptible de fermenter promptement.

De même, il est acquis que l'élévation de [la température favorise et active la fermentation dans toute composition sucrée. En conséquence, pour conserver intacts les sirops le plus longtemps possible, il conviendra de les faire séjourner dans une atmosphère plutôt froide que chaude, soit à la cave obscure.

ALCOOLISATION DES SIROPS. — L'on ne doit pas s'exagérer l'importance qui, au point de vue de la conservation des sirops, découle des qualités que leur a procurées une préparation rigoureuse, des soins apportés à la mise en bouteilles et du choix du local où ils sont déposés. Ces médicaments renferment dans leur composition de l'eau, du sucre ; il peut même arriver qu'ils ne soient pas dépourvus complétement de substances albuminoïdes ; ils contiennent toujours une petite quantité de principes minéraux ; ils ont pris le contact de l'air : ces conditions sont plus que suffisantes pour permettre à la fermentation alcoolique de s'y établir à la longue ; elle n'y sera assurément ni prompte, ni active, tant à cause de la nature visqueuse du milieu qu'à cause de l'alimentation insuffisante qu'y rencontrera le ferment ; mais elle n'en détériorera pas moins dans une certaine mesure la substance médicamenteuse. Quant aux moisissures qui, du reste, ne s'implantent qu'à la surface, n'endommagent que les premières couches sirupeuses, elles se développeront certainement au bout d'un certain temps, par suite des variations de température que tout sirop abandonné au repos est susceptible de subir.

Toutefois, il faut distinguer : parmi les diverses espèces de sirops, il y en a dont la conservation est à peu près indéfinie ; il en est d'autres dont elle est plus incertaine. Or, l'on remarque que les premiers ont tous pour véhicule une liqueur fermentée, tandis que les seconds sont particulièrement obtenus avec des liqueurs extractives. Ce fait s'accorde parfaitement avec nos données sur les fermentations : celle d'entre elles qui endommage le plus ordinairement les sirops est la fermentation alcoolique ; et nous avons admis, nous fondant sur l'expérience, qu'un milieu où se sont accomplis les phénomènes physiologiques d'un ferment est par cela même devenu impropre à l'installation du ferment de même espèce, en d'autres termes, au renouvellement des mêmes phénomènes de décomposition : la nature ne revenant jamais sur ses pas.

Si donc, parmi les sirops, ceux de quinquina au vin de Lunel, de groseilles, de framboises, de cerises, de mûres, de coings, de nerprun, etc., résistent mieux à la fermentation alcoolique, c'est sans doute parce que leur véhicule a souffert antérieurement la présence et le développement du ferment levûre et qu'il se trouve par cela même suffisamment saturé d'alcool.

On peut joindre encore à cette catégorie les sirops de baume de Tolu, de sève de pin, de goudron. Mais la cause qui garantit ces derniers de l'altération n'est pas la même que précédemment : elle tient à la présence, dans la composition sirupeuse, de la matière résineuse et de l'huile essentielle.

D'après ces considérations, il semble qu'on devrait conclure au remplacement du véhicule aqueux par un véhicule fermenté, par le vin blanc ou par un vin de liqueur. Le vin blanc de Graves en particulier conviendrait dans la plupart des cas et sans qu'on eût à craindre, visiblement du moins, de modifier d'une façon fâcheuse la nature du principe actif associé au sirop; car s'il arrivait qu'un précipité de la substance médicamenteuse de nature alcaloïdique, par exemple, se formât à la suite d'une réaction, il est présumable qu'il se redissoudrait à la faveur des acides du vin. Il y aurait encore l'avantage, en s'en tenant à cette modification, d'obtenir des sirops plus agréables au goût.

Il est clair d'ailleurs qu'on ne pourrait appliquer ce procédé de préparation à certains sirops, tels que ceux de gomme, de lichen, de consoude, de limaçons, de guimauve, d'orgeat, etc., et en général à tous ceux dans la composition desquels entre une quantité assez considérable de substances gommeuses ou autres incompatibles avec le vin blanc.

Mais à cause de la difficulté qui se présente pour établir un classement exact des sirops susceptibles de recevoir avec avantage le vin blanc pour véhicule; en d'autres termes, à cause de l'incertitude qui existe touchant les réactions pouvant se produire entre les sels naturels du vin et les principes médicamenteux des substances, de façon à modifier sensiblement les propriétés de ces dernières, il nous paraît plus convenable de recourir à un autre moyen exempt de ce défaut, moyen plus simple d'ailleurs et qui ne laisse pas de présenter toutes les garanties de succès; nous voulons indiquer l'*alcoolisation*.

Nous avons appris à considérer l'alcool comme l'agent conservateur par excellence; aussi l'addition d'une quantité, même modique, de ce liquide à une composition sirupeuse donne-t-elle les meilleurs résultats. Ainsi, nous pouvons affirmer, d'après les preuves de chaque jour et que nous constatons depuis longues années, que 15 gr. d'alcool à 80°, mélangés à un litre de sirop capable de supporter cette addition sans se troubler, sont plus que suffisants pour maintenir celui-ci à peu près indéfiniment intact de tout genre d'altération (1). Une seule condition

---

(1) Les sirops de gomme, d'orgeat, sont alcoolisés avec 5 gr. seulement d'alcool, pour éviter la précipitation d'une quantité quelconque de gomme, d'albumine. Cette dose suffit d'ailleurs pour les maintenir fort longtemps intacts.

importe, c'est que le sirop ait été parfaitement clarifié. Si cette qualité ne lui était pas acquise, la fermentation alcoolique serait quand même rendue impossible ou du moins très-difficile; mais la fermentation acide s'y développerait à la faveur des substances albuminoïdes, parenchymenteuses et minérales, selon que le prouve encore l'expérience.

Aucune objection sérieuse, ce nous semble, ne peut être opposée à ce mode de conservation. Par exemple : il n'y a pas lieu de craindre que l'alcool, quand il est employé à une aussi faible dose, exerce la moindre influence fâcheuse sur le malade. Pour être édifié à ce sujet, rappelons-nous que les sirops de quinquina au vin de Lunel et à l'eau, que le sirop d'écorces d'oranges amères, etc., préparés d'après le Codex, contiennent au moins cette dose d'alcool, ce qui n'empêche de les prescrire spécialement pour la médication des enfants.

On remarque que les sirops qui ont subi l'alcoolisation, quand ils possèdent d'ailleurs la concentration requise, déposent du sucre cristallisé, après quelques semaines de repos. La formation de ce dépôt tient évidemment à la présence de l'alcool, dont le pouvoir dissolvant par rapport au sucre est inférieur au pouvoir dissolvant de l'eau. Mais il n'en résulte aucun inconvénient, car il suffit de décanter le sirop qui a déposé pour qu'il se maintienne, dans la suite, indéfiniment sans qu'aucune trace de cristaux de sucre apparaisse.

Certains pharmaciens, au lieu de s'en tenir à l'alcoolisation, préfèrent recuire les sirops que la fermentation a trop visiblement endommagés. Nous ne devons pas hésiter à condamner ce traitement, vu qu'il ne donne, pour ainsi dire, qu'un produit raccommodé, auquel la fermentation et l'ébullition ont enlevé une partie de ses propriétés premières, et que, pour ces motifs, on doit rejeter de l'usage médical.

On se propose aussi quelquefois, quand un sirop est mal réussi, obtenu trouble, de corriger le défaut par la filtration au papier; mais en s'y prenant ainsi, l'on ne réussit qu'à déguiser une préparation défectueuse. Du reste, comme il arrive qu'un sirop mal clarifié contient en dissolution des principes fermentescibles, sa longue exposition à l'air, nécessitée par la filtration, en hâte d'autant l'altération, de manière à le mettre rapidement hors d'emploi.

Remarque. — Si nous avons omis dans ce cours de faire une étude spéciale de certaines préparations pharmaceutiques, telles que saccharures, gelées, pâtes, tablettes, etc., c'est que les données du Codex sur ces questions nous paraissent suffire.

DIVERS ESSAIS PRATIQUES

A L'USAGE DES PHARMACIENS

La simplicité des procédés que nous décrivons ci-après en constitue principalement la valeur. Ils peuvent être appliqués sans qu'il soit besoin d'avoir recours à des appareils compliqués et répondent, par conséquent, à l'installation de nos laboratoires.

ESSAIS PRATIQUÉS SUR LES URINES

Les urines se présentent plus ou moins limpides, avec absence de dépôt.

Dans ce cas, leur caractère morbide peut tenir à la présence :

Du sang. — Leur couleur est rouge, et par le repos, les globules sanguins tendent à se déposer au fond du vase. Examinés au microscope, ces derniers se présentent munis d'une double enveloppe membraneuse, disposée en forme de cercle.

De la graisse. — Les urines sont laiteuses, chyleuses : une couche de graisse s'élève à la surface ; on peut la soustraire au liquide en faisant usage de l'éther. Cette condition est rare chez nous, fréquente dans les pays chauds.

Du pus, de mucus. — Réaction neutre ou alcaline. L'aspect de ces urines est louche.

Le globule de pus diffère du globule sanguin en ce qu'il présente sous le microscope une seule membrane cellulaire.

Le globule du mucus, les cylindres urénifères, les lamelles épithéliales se distinguent sous le même instrument par des caractères particuliers de structure.

L'urine chargée de pus devient filante en présence de l'ammoniaque.

De l'albumine. — Les urines sont aromatiques à l'évaporation. Elles donnent lieu à la formation d'un coagulum à l'ébullition. Toutefois, si elles contiennent une certaine dose de bicarbonates alcalins, l'albumine supporte quand même cette température sans se coaguler ; c'est pourquoi il convient d'ajouter, avant de chauffer, quelques gouttes d'acide acétique, pour saturer, à l'occasion, les alcalis.

Elles précipitent encore par l'addition de quelques gouttes d'acide nitrique ; en ce cas, il faut s'assurer si le précipité n'est pas formé d'acide urique.

De la bile. — Les urines se présentent avec un aspect jaunâtre ou verdâtre. Traitées dans un petit tube par l'éther, ce liquide se teint en jaune ou en vert.

Du sucre. — La quantité des urines est augmentée, ainsi que la densité. Leur saveur est sucrée. Elles dévient à droite le plan de polarisation de la lumière polarisée. Toutefois, si les urines sont à la fois albumineuses et sucrées, les déviations inverses du sucre et de l'albumine se compensent, en sorte que la déviation totale est amoindrie et même peut devenir nulle.

Pour constater la présence du sucre : commencer par filtrer les urines, après s'être assuré qu'elles ne contiennent pas d'albumine ; par les clarifier en les traitant successivement par le sous-acétate de plomb et le carbonate de soude, filtrant après chaque opération, si elles sont albumineuses ; porter, dans les deux cas, le liquide éclairci à l'ébullition en présence de la potasse : il passera à la couleur brune plus ou moins foncée, s'il contient du sucre ; — ou bien le traiter par la liqueur de Fehling : celle-ci sera décolorée et le bioxyde de cuivre amené à l'état d'oxydule rouge déshydraté ; — ou bien encore par la levûre de bière : les urines sucrées entreront en fermentation avec dégagement d'acide carbonique.

Quant au dosage du sucre, il peut être effectué approximativement en suivant les procédés décrits au chapitre du *Glucose.*

Les urines déposent (calculs) :

A. — Le dépôt est combustible sans résidu.
- *Acide urique.*
- *Noyaux d'acide urique.*
- *Oxydes xanthiques.*
- *Cystine.*

B. — Il est incomplétement combustible et laisse après calcination un résidu.
- *Phosphate de chaux.*
- *Phosphate ammoniaco-magnésien.*
- *Urates.*
- *Oxalate de chaux.*

A

ACIDE URIQUE. — Cet acide est ordinairement coloré en jaune brun. Sa cassure est rarement cristalline, souvent terreuse. On le reconnaît à la coloration pourpre, développée par l'ammoniaque dans le résidu rosé que sa dissolution azotique laisse après évaporation.

Même essai pour les urates.

OXYDE XANTHIQUE (acide ureux). — Cet oxyde est blanc, peu soluble dans l'eau, insoluble dans les carbonates alcalins, les alcalis caustiques et l'acide sulfurique.

CYSTINE. — La cystine est une substance incolore, cristalline, insoluble dans l'eau et dans l'alcool, très-soluble dans l'ammoniaque. Sa surface est lisse, luisante, cristalline, arrondie. Son volume, peu considérable. La cystine se reconnaît en la traitant par l'ammoniaque; filtrant, évaporant la dissolution, elle se dépose sous forme de petits cristaux qui, jetés sur des charbons ardents, répandent une odeur alliacée.

B

CALCULS PHOSPHATIQUES .... $\begin{cases} \text{Phosphate de chaux} \\ \quad (\text{CaO})^3, \text{PhO}^5 \\ \text{Phosphate ammoniaco-magnésien} \\ \quad (\text{MgO})^2, \text{AzH}^4\text{O}, \text{PhO}^5 \end{cases}$

Ces calculs sont ordinairement arrondis ou un peu allongés, d'un blanc gris ou d'un jaune pâle. Ils sont entièrement solubles dans les acides chlorhydrique, azotique. Ils laissent après calcination un résidu de phosphate basique qui, repris par l'acide chlorhydrique ou azotique, se dissout.

Pour reconnaître la composition du calcul, étendre d'eau la dissolution acide précédente; filtrer; ajouter un excès de citrate basique d'ammoniaque. S'il se fait un précipité, il sera formé par la substance du calcul lui-même (phosphate ammoniaco-magnésien), les phosphates terreux maintenant leur solubilité dans ce réactif. On pourra le recueillir sur un filtre et, après l'avoir lavé et desséché, en prendre le poids.

Si la liqueur reste claire en présence du même réactif, il y a lieu de soupçonner l'existence du phosphate calcaire; on s'en assurera d'ailleurs en ajoutant à la liqueur un léger excès d'une dissolution de chlorure de magnésium ou d'azotate de magnésie : l'acide phosphorique sera entraîné comme précédemment sous la composition de phosphate ammoniaco-magnésien. Quant à la chaux, elle pourra être précipitée, après filtration, au moyen de l'oxalate d'ammoniaque.

CALCULS D'OXALATE DE CHAUX (dits MURAUX). — Ces calculs sont très-fréquents. Leur surface est ordinairement raboteuse et hérissée d'aspérités, ce qui leur donne une forme analogue à celle des mûres. Ils possèdent ordinairement la couleur fauve, quelquefois noire. Chauffés sur une lame de platine ou dans une capsule, ils se gonflent et se charbonnent, parce qu'ils renferment beaucoup de matières organiques.

Lorsque la calcination a été ménagée, ils dégagent du gaz carbonique au contact d'un acide. Lorsqu'elle a été intense, ils laissent un résidu de chaux caustique qui, dissoute dans de l'eau acidulée, pourra être précipitée par l'oxalate d'ammoniaque. Ces calculs sont solubles sans effervescence dans l'acide chlorhydrique.

PROCÉDÉ SPÉCIAL

Appliqué au dosage de la quinine dans les quinquinas (MACÉ)

Nous indiquons la marche à suivre en prenant un exemple et en commençant par établir les équivalents des composants du sulfate de quinine.

Équivalent de la quinine et de la quinidine	= 2,025 gr.
— de l'acide sulfurique anhydre	= 500
— de huit équivalents d'eau	= 900

Essai. — Pr. : Quinquina pulvérisé.. 33,33
Eau distillée......... 130,00
Acide sulfurique..... 5,00

Porter le mélange à l'ébullition et maintenir celle-ci pendant dix minutes ; filtrer ; laver le résidu à plusieurs reprises avec de l'eau chaude acidulée, de façon à épuiser le quinquina et à obtenir une liqueur qui ne dépasse pas le volume de 150 centimètres cubes :

L'acide sulfurique fait passer les alcaloïdes à l'état de sulfates solubles.

Verser le tout dans une éprouvette allongée ; saturer jusqu'à réaction franchement alcaline, à l'aide d'une solution concentrée de potasse ; ajouter 30 centimètres cubes d'éther éthylique ; boucher et agiter à plusieurs reprises ; laisser reposer :

L'éther surnage en partie et dissout seulement les alcaloïdes quinine et quinidine.

Faire tomber les mousses qui troublent le liquide éthéré, en frappant l'éprouvette sur son support ; décanter l'éther à l'aide d'une pipette dans une petite capsule de verre tarée d'avance ; répéter quatre fois le même traitement par l'éther ; laisser évaporer spontanément.

Lorsque l'évaporation est complétement achevée, ce qui exige ordinairement vingt-quatre heures, essuyer soigneusement les parois extérieures de la capsule et en prendre le poids : la différence des deux pesées représente le poids des alcaloïdes quinine et quinidine avec traces de résine ; le tout complétement soluble dans l'acide sulfurique.

Supposons ce poids 0,76..... 0,76 × 3 × 10 = 22,80 (1), auquel nombre nous ajoutons 1 gramme pour compenser les pertes = 23,80

Nous posons les proportions suivantes, en doublant l'équivalent de la quinine, le sulfate du commerce étant bibasique :

Double équivalent de la quinine, ou 4050,00 : 23,80 :: 500 : x

$$\text{D'où.....} \left\{ \begin{array}{c} SO^3 \\ x \end{array} \right\} = 2,94$$

$$4050,00 : 23,80 :: 900 : y$$

$$\text{D'où.....} \left\{ \begin{array}{c} 8HO \\ y \end{array} \right\} = 5,19$$

$$\text{Total......} \quad 31,93$$

Ce nombre 31,93 représente le sulfate bibasique de quinine à huit équivalents d'eau, ou sulfate de quinine du commerce.

D'où 1,000 gr. de quinquina essayé contiennent 31,93 de sulfate de quinine.

Théorie de la lixiviation par l'éther. — Théoriquement, l'éther est soluble dans l'eau, suivant la proportion de 1 à 9 ; mais il s'en faut que 150 gr. du décocté dissolvent cette quantité, c'est-à-dire à peu près 16 centimètres cubes ; cela tient à ce que le traitement par l'éther se fait ordinairement avant que la liqueur soit complétement refroidie et à ce que l'eau est surchargée de plusieurs principes solubles qui la saturent pour ainsi dire. L'expérience démontre qu'en employant 30 centimètres cubes d'éther, 15 centimètres cubes au moins surnagent après agitation. Ces 15 centimètres cubes décantés, on peut supposer que les 15 autres qui restent retiennent en dissolution la moitié des alcaloïdes solubles (quinine, quinidine), la cinchonine étant complétement insoluble dans l'éther.

Les 30 nouveaux centimètres cubes d'éther qu'on ajoute surnageront ; en les décantant, on enlèvera les deux tiers de la moitié des alcaloïdes, c'est-à-dire qu'il n'en restera plus que 1/6.

Les 30 nouveaux centimètres cubes d'éther surnageront encore ; en les décantant, on enlèvera au milieu les 2/3 des 2/3 de la moitié des alcaloïdes, en d'autres termes, les 2/3 de 1/6, et il en restera 1/18.

Les 30 derniers centimètres cubes surnageront toujours ; décantés, ils emporteront les 2/3 de 1/18 des alcaloïdes. Mais les 2/3 de 1/18

---

(1) En multipliant 0,76 par 3, nous rapportons la quantité de quinine à 100 gr. de quinquina ; en multipliant par 10, nous la rapportons à 1,000 gr.

$= 1/18 \times 2/3 = 2/54$. Si nous nous reportons à l'exemple ci-dessus, nous voyons qu'il ne peut rester dans le décocté que 1/54 de 0,76 d'alcaloïde, ou 0,02 de 0,76; en d'autres termes, une quantité plus faible qu'un centième de quinine.

Observation. — Il est à remarquer que la quinidine étant beaucoup moins soluble dans l'éther que la quinine, se dépose la première et plus spécialement à l'état cristallisé, sur les parois latérales de la capsule; tandis que la quinine, sous un aspect plus résineux, s'attache surtout à la paroi du fond. — Nous avons dû, dans plusieurs essais, constater ce fait, en essayant successivement par l'eau chlorée acidulée par l'acide chlorhydrique et par l'ammoniaque, les diverses parties du dépôt alcaloïdique et particulièrement les cristaux libres. On sait que l'eau chlorée acidulée dissout la quinine et que la dissolution prend une teinte verte par l'ammoniaque, tandis que la quinidine soumise au même traitement ne donne aucune coloration. C'est pourquoi plus le résidu de l'évaporation se présentera cristallisé et supporté par la paroi latérale, plus on devra y soupçonner la présence de la quinidine. D'où il ne faudrait pas conclure cependant que le quinquina soumis à l'essai est de mauvaise provenance et titre faiblement, puisqu'il est admis et démontré que la quinine et la quinidine sont isomères; qu'elles possèdent à peu près les mêmes propriétés thérapeutiques; que même la seule action de la lumière et peut-être de la pulvérisation suffit pour métamorphoser la première substance en la seconde; qu'enfin il est loin d'être prouvé que les acides énergiques et particulièrement l'acide sulfurique, n'opèrent pas sur la quinidine une transformation inverse de celle qu'opère la lumière sur la quinine.

Essai du sulfate de quinine. — Le sulfate de quinine subit assez ordinairement dans le commerce des falsifications coupables. — On reconnaît qu'il est pur quand il se dissout entièrement dans l'eau acidulée par l'acide sulfurique; néanmoins il peut encore contenir, dans cette circonstance, du sucre, de la cinchonine.

S'il contient du sucre, il noircira au contact d'une goutte d'acide sulfurique.

Il peut renfermer 3 1/2 0/0 de sulfate de cinchonine, sans qu'il y ait fraude; si la proportion en a été augmentée, on peut s'en assurer : par exemple en introduisant dans un tube à expérience 1 gr. de sulfate de quinine, 3 centimètres d'eau distillée et trois gouttes d'acide sulfurique. On agite pour opérer la dissolution; puis l'on ajoute successivement 10 centimètres cubes d'éther et 2 centimètres cubes d'ammoniaque. On agite vivement le mélange. Dans le cas où le sulfate de quinine est privé de cinchonine, on obtient deux couches liquides superposées et transparentes. S'il existe de la cinchonine, celle-ci surnage la partie aqueuse en formant une couche très-mince, lorsque la quantité en est faible; plus ou moins épaisse, lorsqu'il y a fraude.

L'amidon qu'on aurait ajouté au sulfate de quinine serait décelé en faisant bouillir un instant avec un peu d'eau un échantillon de ce dernier, laissant refroidir et traitant par une goutte de teinture d'iode : une couleur bleue intense, due à la présence de l'amidon désagrégé apparaîtrait immédiatement.

Les corps gras, s'il en existait, seraient décelés par une tache grasse translucide, que le sulfate de quinine chauffé modérément sur du papier produirait.

La salicine : par la couleur rouge que prendrait le sulfate de quinine au contact de l'acide sulfurique.

PROCÉDÉS D'ANALYSE

Appliqués aux phosphates fossiles

Premier procédé. — Dessécher et à l'occasion pulvériser un échantillon de la matière à analyser; en traiter une quantité déterminée par un poids égal d'acide azotique, et faire digérer pendant dix minutes; ajouter une quantité quadruple d'eau distillée, et faire digérer encore pendant un quart d'heure (il convient de faire digérer plutôt que de faire bouillir, afin d'éviter absolument la transformation des phosphates); filtrer; laver le résidu à quatre reprises avec un peu d'eau distillée chaude; le dessécher en étendant le filtre au-dessus d'une capsule chauffée à la lampe, et en prendre le poids après l'avoir détaché du filtre. Ce poids représente le sable et les sels insolubles.

Traiter la liqueur filtrée, par un excès de citrate basique d'ammoniaque; ajouter s. q. d'une dissolution concentrée d'azotate de magnésie et abandonner au repos pendant six heures.

Dans cette seconde partie de l'opération, l'acide phosphorique est entraîné sous la composition insoluble de phosphate ammoniaco-magnésien, et tous les oxydes métalliques, s'il en existe, autres que la magnésie, sont maintenus en dissolution à l'état de citrates doubles.

Jeter le tout sur un filtre; laver le précipité avec un peu d'eau distillée et le dessécher comme précédemment au-dessus d'une capsule chauffée à la lampe; le détacher du filtre, l'introduire dans une petite capsule tarée d'avance; chauffer au rouge pendant quelques minutes pour opérer la transformation du phosphate ammoniaco-magnésien en pyrophosphate de magnésie; peser la capsule et son contenu après calcination : la différence des deux pesées fait connaître le poids du pyrophosphate de magnésie $(MgO)^2 PhO^5$.

Par une première proportion, déterminer le poids de l'acide phosphorique :

Équivalent du pyrophosphate de magnésie, ou 1402,6 : poids trouvé de cette même substance :: équivalent de l'acide phosphorique ou 900 : x

$x =$ le poids cherché d'acide phosphorique.

Par une deuxième proportion, déterminer le poids de chaux qui se trouvait combiné à la valeur de x, acide phosphorique, dans la substance première :

Équivalent de l'acide phosphorique, ou 900 : valeur de x :: trois équivalents de chaux, ou 1450 : y

$y =$ le poids de la chaux.

D'où $x + y$, ou les valeurs qu'ils représentent, égalent le poids de phosphate basique de chaux contenu dans l'échantillon de matière soumise à l'analyse.

Rapporter le poids des substances insolubles et la valeur de $x + y$ à 100 gr., en posant les proportions suivantes :

p (poids de la matière première) : p (poids des substances insolubles) :: 100 : a.

p (poids de la matière première : $x + y$, représentant le poids de phosphate tribasique de chaux correspondant au pyrophosphate de magnésie) :: 100 : b. — Ajouter un nombre c pour former le nombre 100, c, représentant par différence le poids des substances solubles autres que les phosphates.

D'où $a + b + c = 100$.

Deuxième procédé. — Traiter comme précédemment un échantillon de la matière par l'acide azotique et par l'eau distillée; puis, après avoir filtré, éliminer de la liqueur les acides chlorhydrique et sulfurique appartenant aux sulfates et aux chlorures, en faisant usage successivement d'azotate de baryte et d'azotate d'argent; filtrer; verser alors dans cette même liqueur avec précaution une solution titrée d'azotate acide de bismuth (1), jusqu'à ce que ce réactif ne produise plus de précipité;

---

(1) Cette solution est préparée en dissolvant à chaud une partie de sous-azotate de bismuth pur $(Bi^2 O^5, AzO^5)$ dans quatre parties d'acide azotique de 1,36 de densité; on ajoute à la dissolution trente parties d'eau distillée; on porte à l'ébullition et l'on filtre après le refroidissement.

Chaque centimètre cube ainsi préparé précipitera 7 à 8 milligrammes d'acide phosphorique (CHANCEL).

compter le nombre de centimètres cubes employés, et multiplier par 0,008 : le produit de la multiplication indique une quantité p d'acide phosphorique anhydre.

On détermine par une proportion la quantité de phosphate calcaire correspondant : équivalent PhO⁵ (ou 900) : poids trouvé de PhO⁵ :: trois équivalents CaO (1050) : x

$x =$ le poids cherché de chaux.

D'où $p + x =$ le poids de phosphate calcaire contenu dans l'échantillon.

On peut contrôler l'exactitude de cette première donnée en continuant l'opération de la manière suivante :

Porter un instant la liqueur à l'ébullition ; filtrer ; laver le précipité à l'eau bouillante ; le dessécher avec soin ; le détacher du filtre et en prendre le poids : ce poids représente le phosphate de bismuth sous la composition Bi²O³,PhO⁵.

Pour connaître le poids de l'acide phosphorique, PhO⁵, poser la proportion : équivalent Bi²O³,PhO⁵ (ou 3860) : p, représentant le poids de Bi²O³,PhO⁵ trouvé dans l'expérience :: équivalent PhO⁵ (ou 900) : x

$x =$ la quantité d'acide phosphorique considéré anhydre. — Cette quantité, ainsi que la quantité correspondante de phosphate calcaire doit être la même que celle qui a été trouvée précédemment ; autrement l'analyse ne peut pas être considérée comme rigoureusement exacte.

On termine l'analyse par ce second procédé, en suivant la marche indiquée pour le premier. Dans tous les cas, pour compenser les pertes, il convient de forcer d'un gramme la quantité trouvée de phosphate.

DOSAGE DE L'AZOTE

Contenu dans une substance organique, telle que guano, noir animal.

Commencer par préparer deux solutions titrées : l'une d'acide sulfurique, l'autre de potasse. A cet effet, peser exactement 6,125 d'acide sulfurique monohydraté et pur, l'ajouter à de l'eau distillée de façon à obtenir le volume d'un litre : chaque centimètre cube de cette solution contiendra 0,006125 d'acide sulfurique. — D'autre part, peser 7,0250 de potasse à l'alcool fondu ; en opérer la dissolution dans un litre d'eau distillée : chaque centimètre cube contiendra 0,007025 de potasse. — Ces quantités 0,006125 d'acide sulfurique, 0,007025 de potasse, étant équivalentes pour un même nombre de centimètres cubes, se neutraliseront parfaitement.

Dessécher à l'étuve un échantillon de la matière à analyser, après l'avoir pulvérisée; en introduire 1 gramme, par exemple, dans un tube à essai; ajouter la même quantité de chaux sodée; opérer le mélange; fermer immédiatement le tube avec un bouchon de liége, auquel est adapté un petit tube de verre recourbé (fig. 14); faire pénétrer profondément la seconde courbure dans une fiole de la capacité de 200 centimètres cubes contenant, par exemple, 150 centimètres cubes de la solution acide; chauffer à la lampe, pendant un quart d'heure, le mélange

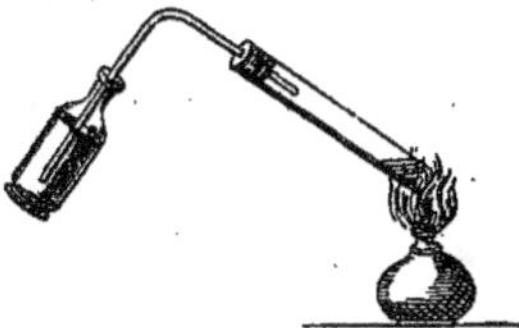

Fig. 14.

des substances solides, en ayant soin pendant tout ce temps de faire tourner sur elle-même la fiole récipient : — L'ammoniaque dégagé se combinera à l'acide sulfurique (1).

A la fin, retirer brusquement l'appareil pour éviter l'introduction du liquide dans le tube.

Rechercher alors quelle quantité d'acide sulfurique a été saturée par l'ammoniaque. Dans ce but, verser avec précaution de la solution alcaline dans la solution acide préalablement colorée par la teinture de tournesol, jusqu'à ce que la couleur rouge vire à la couleur bleue; compter le nombre de centimètres cubes employés; retrancher ce nombre de 150 : la différence représente le nombre de centimètres cubes de la liqueur acide neutralisés par l'ammoniaque. — Multiplier 0,006125 par la différence : le produit de la multiplication indiquera la quantité d'acide sulfurique qui se trouve combiné avec l'ammoniaque.

Poser la proportion :

Équivalent de l'acide sulfurique (SO^3,HO) : p, quantité trouvée du même acide :: équivalent de l'ammoniaque (AzH^4O) : x

$x =$ l'ammoniaque dégagé.

Et pour connaître le poids de l'azote, poser encore la proportion :

Équivalent de l'ammoniaque (AzH^4O) : équiv. de l'azote (Az) :: quantité trouvée de AzH^4O : y

$y =$ le poids de l'azote.

---

(1) L'ammoniaque provient de la combinaison des éléments azote et hydrogène appartenant à la matière organique sous l'action des alcalis chaux et soude. Il se orme en même temps du gaz carbonique qui s'unit à la soude.

Rapporter la valeur de y à 100 grammes de la matière :

p (poids de la matière soumise à l'essai) : $y :: 100 : b$

$b =$ le poids de l'azote contenu dans 100 grammes de la matière soumise à l'essai.

ESSAI QUALITATIF DES EAUX NATURELLES

Destinées à être employées comme boisson.

Une eau naturelle est potable ou ne l'est pas. Elle n'est pas potable, lorsqu'elle contient en excès, soit des carbonates de chaux, soit du sulfate de chaux ou de magnésie (eaux séléniteuses), soit des nitrates, ou bien lorsqu'elle renferme même une faible quantité de matières organiques, ou d'hydrogène sulfuré, ou des sulfites et hyposulfites.

Les réactifs suivants sont usités pour déceler la présence de ces substances :

1º *La teinture alcoolique de bois de campêche.* — Quelques gouttes de cette teinture, qui est rouge, versées dans de l'eau contenant du bicarbonate de chaux, procurent au liquide une couleur violette, due à l'action immédiate de la chaux sur l'hematoxyline de la substance végétale.

2º *La teinture alcoolique de savon.* — Elle détermine la formation de grumeaux (sels gras terreux) dans l'eau qui renferme un excès de sulfate de chaux ou de magnésie.

Elle rend simplement opalescente l'eau qui ne contient qu'une quantité minime de ces dernières substances.

3º *Le chlorure d'or, ou le permanganate de potasse.* — De l'eau colorée en jaune au moyen de quelques gouttes de chlorure d'or prendra, au bout de dix minutes d'ébullition une couleur verte, due à la réduction du chlorure d'or et à la mise en liberté du métal sous l'état d'extrême division, si elle contient des matières organiques en quantité même minime.

La même eau faiblement acidulée par l'acide sulfurique et colorée en rouge cramoisi par une goutte ou deux d'une dissolution de permanganate de potasse, se décolorera presque immédiatement.

4º *La teinture d'iode.* — L'eau qui tient en dissolution de l'hydrogène sulfuré ne bleuira pas immédiatement, si, après l'avoir additionnée d'un peu de gelée d'amidon, on y verse une goutte ou deux de teinture d'iode diluée.

5º *L'acide acétique.* — L'eau qui contient des sulfites, des hyposulfites, troublera à l'ébullition en présence d'un peu de vinaigre, par suite d'un dépôt de soufre. Elle dégagera, en outre, du gaz sulfureux.

6° L'eau qui renferme un léger excès de nitrates, laissera à la suite de l'évaporation un résidu qui fusera sous l'action de la chaleur.

Mais l'on peut, par une expérience très-simple, arriver à se faire une idée suffisamment exacte touchant la valeur d'une eau naturelle employée comme boisson.

Cette expérience consiste à faire bouillir, pendant vingt minutes, de l'eau suspecte dans un ballon qu'on remplit aux trois quarts ; l'on a soin, dès le début, et jusqu'au moment où l'ébullition se prononce, de tenir fermé l'orifice du ballon avec un fragment de papier à filtre, préalablement imbibé de sous-acétate de plomb.

Si le papier noircit (sulfure de plomb), l'eau contient du gaz sulfhydrique.

Si l'ébullition engendre de l'écume, ou si, après le refroidissement, un nuage (espèce de coagulum) couvre la surface de l'eau, celle-ci renferme une quantité trop forte de matières organiques.

Si pendant l'ébullition ou pendant le refroidissement, un trouble se produit, elle contient un excès de carbonates terreux.

Si, en outre, quelques gouttes de teinture de savon déterminent dans un autre échantillon de la même eau la formation de grumeaux, elle est *séléniteuse*, c'est-à-dire qu'elle renferme une trop grande quantité de sulfate de chaux ou de magnésie.

L'eau qui présente l'un quelconque de ces caractères n'est pas potable. Ce qui revient à dire, dans le langage vulgaire, que l'eau qui sent, ou qui écume à l'ébullition, ou qui ne cuit pas les légumes, ou qui ne dissout pas le savon, ne peut convenir aux usages domestiques. Cette appréciation, fondée sur l'expérience, possède, à notre avis, plus de valeur que les données fournies par l'analyse la plus exacte.

———

DOSAGE DE L'ARSENIC

A l'état de sulfure jaune, AsS^3 — et à l'état d'arsenic As.

La substance arsenicale est associée à des matières organiques, boissons, sirops, viscères, etc., ou bien elle fait partie d'une substance minérale.

Dans le premier cas, évaporer les liquides ; les carboniser et les réduire en cendres, en présence d'une petite quantité d'acide azotique et de nitrate de potasse ; reprendre les cendres par l'acide azotique étendu, jusqu'à réaction franchement acide.

Dans le second cas, traiter la substance minérale, préalablement pulvérisée, par un excès d'acide azotique; étendre d'eau distillée et porter à l'ébullition.

Filtrer l'une et l'autre liqueur ainsi obtenue; ajouter acétate de soude et acétate de plomb; neutraliser par la potasse : *formation d'arseniate de plomb.*

Filtrer; dessécher le précipité; l'introduire dans un tube à expérience après l'avoir mélangé avec du charbon en poudre; chauffer à la lampe : *l'arseniate est décomposé, l'acide arsenique réduit et l'arsenic volatilisé, condensé, sous forme d'anneau, à quelque distance en avant.*

Couper le tube immédiatement au-dessus de la matière formant résidu; laver la partie ouverte avec une petite quantité d'acide azotique contenant quelques gouttes d'acide chlorhydrique : *l'arsenic est dissous principalement à l'état d'acide arsenique.*

Introduire la liqueur dans un tube à expérience; étendre d'eau distillée; ajouter une dissolution d'acide sulfureux; boucher le tube et chauffer doucement à la lampe : *l'acide arsenique* AsO^5, *passe à l'état d'acide arsenieux* AsO^3.

Porter à l'ébullition à air libre pour dégager l'excès du gaz sulfureux; laisser refroidir et ajouter s. q. d'une dissolution d'hydrogène sulfuré : *précipitation de sulfure jaune d'arsenic* AsS^3, *mélangé de soufre.*

Jeter le tout sur un filtre; laver le précipité avec de l'eau distillée; changer de récipient après écoulement; laver le filtre à plusieurs reprises avec s. q. d'eau ammoniacale : *tout le sulfure d'arsenic est entraîné en dissolution à l'état de sulfosel; le soufre reste.*

Saturer par un léger excès d'acide chlorhydrique : *le sulfure jaune d'arsenic* AsS^3 *est de nouveau précipité à peu près pur.*

Filtrer encore; dessécher le précipité et en prendre le poids.

Déterminer par une proportion la quantité d'arsenic métallique.

On peut vérifier l'exactitude de cette première donnée, en continuant l'opération comme suit :

Traiter à chaud le sulfure d'arsenic par l'acide azotique : *formation d'acides arsenique et sulfurique.*

Reprendre le produit par l'eau distillée acidulée par l'acide azotique; ajouter une dissolution d'azotate de baryte : *l'acide sulfurique seul est entraîné à l'état de sulfate de baryte insoluble.*

Filtrer; neutraliser la liqueur claire par la potasse : *l'acide arsenique est entraîné sous la composition insoluble d'arseniate de baryte.*

Filtrer; dessécher le précipité et en prendre le poids; déterminer la quantité d'arsenic métallique par la proportion suivante :

Équivalent d'arseniate de baryte : p (poids d'arseniate de baryte trouvé) :: équivalent de l'arsenic : x

$x =$ le poids d'arsenic (As).

PRÉSURE LIQUIDE

Préparation. — Pr. : Caillettes de veau pleines et fraîches.. N° 3.
Vin blanc de Graves................ 6 litres.

Commencer par laver les caillettes pour les débarrasser du sang et des impuretés qui les salissent ; les ouvrir ensuite avec des ciseaux et vider le caillé dans un vase ; placer les membranes stomachiques dans un autre récipient ; ajouter à chacune de ces deux substances 15 grammes de sel marin et 3 litres de vin blanc ; couvrir les vases et laisser en macération pendant six jours dans un endroit frais, en ayant soin de remuer de temps en temps ; après ce laps de temps, racler avec un couteau la pulpe intérieure des caillettes et la délayer dans le vin blanc ; laisser macérer encore pendant vingt-quatre heures ; passer alors les deux liquides au filtre filasse ; les réunir et les clarifier en partie par addition de 100 grammes de sous-acétate de plomb ; filtrer ; précipiter l'excès de plomb par une dissolution concentrée de sous-carbonate de soude, en évitant d'en employer un excès ; filtrer au papier ; ajouter à la liqueur 0,10 de sulfhydrate de soude dissous dans quelques gouttes d'eau, pour achever la précipitation du plomb ; agiter et abandonner la liqueur à la cave pendant quinze jours ; ajouter 15 grammes de charbon de bois pulvérisé et lavé ; filtrer après une heure de contact et conserver en lieu frais.

Une cuillerée à café de cette liqueur fait cailler facilement un litre de lait tiédi.

PEPSINE LIQUIDE

Nous proposons le procédé suivant pour servir à la préparation de cette substance :

Pr. : Caillettes de porcs N° 5.
— de moutons N° 10.
Eau froide............ 10 litres.
Glycérine .... 200 gr.

Laver rapidement les caillettes en les trempant dans l'eau froide ; les diviser en deux fragments et racler la pulpe intérieure après les avoir étendues sur une pierre de marbre ; faire macérer le tout ensemble pendant vingt-quatre heures dans la quantité d'eau et de glycérine prescrite (la glycérine est employée ici dans un but de conservation) ; retirer alors les fragments de caillettes en les pressant avec la main ; les laver encore dans deux litres d'eau froide qu'on réunit ensuite aux premières liqueurs ; abandonner ces dernières à elles-mêmes pendant vingt-quatre heures, en ayant soin de remuer de temps en temps ; passer avec légère expression au filtre filasse, et clarifier le liquide écoulé par le sous-acétate de plomb, jusqu'à cessation de précipité ; filtrer au papier ; précipiter l'excès de plomb par une dissolution concentrée de sous-carbonate de soude ; filtrer encore ; ajouter au liquide 0,50 de sulfhydrate de soude cristallisé ; agiter pour opérer la dissolution, et laisser en repos dans un lieu frais pendant huit jours ; ajouter alors 60 gr. de charbon pulvérisé ; filtrer une dernière fois et évaporer dans le vide jusqu'à consistance sirupeuse.

Mélanger un cinquième de ce liquide à quatre cinquièmes de bon vin de quinquina au malaga ; abandonner au repos dans un lieu frais pendant quinze jours ; filtrer et conserver pour l'usage (1).

On peut constater, en opérant sur la fibrine animale que la pepsine liquide ainsi obtenue possède une action beaucoup plus énergique que la pepsine en poudre.

____

(1) Ce procédé, appliqué à la préparation du vin de pepsine, peut être substitué avantageusement à celui que nous avons décrit au chapitre des vins médicinaux.

TABLE

NOTIONS PRÉLIMINAIRES

NOTICE SUR LES FERMENTATIONS

ÉLECTION, RÉCOLTE ET CONSERVATION
DES SUBSTANCES VÉGÉTALES

SOLUTIONS

PRÉPARATIONS PHARMACEUTIQUES

AYANT POUR BASE LES CORPS GRAS

HUILES ESSENTIELLES

SIROPS

DIVERS ESSAIS PRATIQUES A L'USAGE DES PHARMACIENS

ERRATA

Page 39, ligne 22 : des eaux-mères *lisez* des eaux-mères ou du liquide laveur

Page 48, ligne 19 : qu'on leur donne *lisez* qu'on leur applique

Page 61, ligne 8 : Quant on agit *lisez* Quand on agit

Page 62, ligne 7 : le plus qu'il est possible *lisez* autant que possible

Page 62, à la fin de la page : *ajoutez* ou bien dans un simple ballon en verre, à parois résistantes, qu'on tient fermé pendant la digestion ; mais il importe, dans ce dernier cas, de surveiller attentivement la température pour éviter une explosion.

Page 88, ligne 20 : ainsi l'eau distillée de cannelle *lisez* sous l'influence de la température de l'ébullition, l'eau distillée de cannelle

Page 99, ligne 16 : alcoolée *lisez* alcoolé

Page 110, ligne 1 : On peut constater, en outre, dans la première expérience que la moitié environ *lisez* On peut constater, en outre, que la moitié environ

Page 127, ligne 27 : *supprimez* par un effet d'ébranlement moléculaire

Page 132, ligne 20 : SOLUTION OBTENUE PAR LIXIVIATION *lisez* SOLUTIONS OBTENUES PAR LIXIVIATION

Page 132, ligne 21 : pulvériser la substance *lisez* pulvériser la substance première

Page 133, ligne 17 : SOLUTION PAR DOUBLE DIGESTION *lisez* SOLUTIONS OBTENUES PAR DOUBLE DIGESTION

Page 135, ligne 8 : SOLUTION PAR MACÉRATION *lisez* SOLUTIONS OBTENUES PAR MACÉRATION

Page 135, dernière ligne : SOLUTION PAR DÉCOCTION *lisez* SOLUTIONS OBTENUES PAR DÉCOCTION

Page 136, ligne 3 : matières essentiellement résineuses *lisez* soit de matières riches en principes résineux qu'on a

Page 136, ligne 10 : les deux premières substances s'altèrent profondément à l'ébullition, les dernières passent de l'état soluble à un état moins soluble *lisez* l'extractif, le tannin, sont altérés profondément à l'ébullition, les sels alcaloïdiques passent de l'état soluble à un état moins soluble

Page 136, ligne 24 : l'usage de l'alcool à 60° *lisez* l'emploi de l'alcool à 60°

Page 137, ligne 11 : des liqueurs *lisez* des liqueurs extractives

Page 147, ligne 20 : Mais il est à remarquer *lisez* Il est à remarquer

Page 147, ligne 33 : de sucs non dépurés, évaporé à l'étuve, ou de sucs dépurés, ou encore de liqueurs aqueuses provenant de plantes sèches et évaporées dans le vide *lisez* de sucs non dépurés, évaporés à l'étuve, — ou de sucs dépurés, ou encore de liqueurs aqueuses provenant de plantes sèches, évaporés dans le vide

Page 149, ligne 10 : EXTRAITS HYDRO-ALCOOLIQUES SECS *lisez* EXTRAITS HYDRO-ALCOOLIQUES SECS ET DE CONSISTANCE PILULAIRE

Page 152, ligne 31 : ce qui permet de faire usage du microscope pour établir leur origine *lisez* ce qui permet d'établir leur origine à l'aide du microscope

Page 153, ligne 36 : 2° Que le grain de fécule *lisez* 2° Que ce même grain

Page 155, avant-dernière ligne : la portant à la température de 75°, et précipitant par l'alcool concentré *lisez* la portant à la température de 75° ; filtrant une seconde fois, et précipitant par l'alcool concentré

Page 159, ligne 32 : glucates *lisez* glucosates

Page 159, ligne 11 : glucosides *lisez* glucoside

Page 159, ligne 31 : avec l'oxyde de plomb et aux autres oxydes métalliques *lisez* avec l'oxyde de plomb et autres oxydes métalliques

Page 159, ligne 36 : glucates *lisez* glucosates

Page 167, ligne 36 : pectose *lisez* pectase
Page 222, ligne 36 : Il se solidifie à 4° *lisez* Il se solidifie à — 4°
Page 265, ligne 8 : C^7H^6G *lisez* C^7H^6O
Page 271, ligne 26 : chaux iodée *lisez* chaux sodée
Page 272, ligne 3 : ont la propriété d'empêcher la formation de l'huile essentielle *lisez* empêchent la formation de l'huile essentielle
Page 293, ligne 26 : 180 gr. d'eau à 80° *lisez* 1,000 gr. d'eau à 80°
Page 305, à la fin de la page, *ajoutez* Nota : Il convient d'effectuer la préparation des sirops, autant que possible pendant l'hiver ; en opérant à cette époque, l'on arrive facilement à obtenir des *liqueurs* médicamenteuses parfaitement intactes, tandis que, en opérant pendant les chaleurs de l'été, le temps nécessaire à la filtration de ces mêmes liqueurs, formant la base des sirops, en détermine l'altération dans une certaine mesure.

Typ. Oberthür et fils, à Rennes. — Mon à Paris, rue Salomon-de-Caus, 4.

TYP. OBERTHUR ET FILS, A RENNES

MAISON A PARIS, 4, RUE SALOMON-DE-CAUS

BIBLIOTHEQUE NATIONALE DE FRANC

www.ingramcontent.com/pod-product-compliance
Lightning Source LLC
LaVergne TN
LVHW020609060726
842526LV00003B/661